Bayer-ZNS-Symposium XI

MIT FREUNDLICHER EMPFEHLUNG

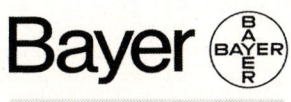

Springer

Berlin
Heidelberg
New York
Barcelona
Budapest
Hongkong
London
Mailand
Paris
Santa Clara
Singapur
Tokio

Alkoholismus als psychische Störung

Herausgegeben von
M. Soyka und H.-J. Möller

Mit 7 Abbildungen und 21 Tabellen

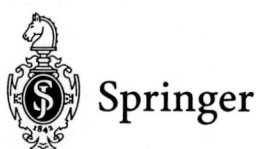 Springer

Bayer-ZNS-Symposium XII
am 15. November 1996 in Leverkusen

PD Dr. med M. SOYKA

Prof. Dr. med. H.-J. MÖLLER
Psychiatrische Klinik und Poliklinik
Nußbaumstraße 7
80336 München

ISBN 3-540-62974-2 Springer-Verlag Berlin Heidelberg New York

Die Deutsche Bibliothek – CIP-Einheitsaufnahme

Alkoholismus als psychische Störung: Grundlagen, Folgestörungen, neue Therapieansätze/ Hrsg.: M. Soyka; H.-J. Möller. – Berlin; Heidelberg; New York; Barcelona; Budapest; Hongkong; London; Mailand; Paris; Santa Clara; Singapur; Tokio: Springer, 1997
  ISBN 3-540-62974-2

Die Wiedergabe von Gebrauchsnamen, Handelsnamen, Warenbezeichnungen usw. in diesem Werk berechtigt auch ohne besondere Kennzeichnung nicht zu der Annhame, daß solche Namen im Sinne der Warenzeichen- und Markenschutz-Gesetzgebung als frei zu betrachten wären und daher von jedermann benutzt werden dürften.

Produkthaftung: Für Angaben über Dosierungsanweisungen und Applikationsformen kann vom Verlag keine Haftung übernommen werden. Derartige Angaben müssen vom jeweiligen Anwender im Einzelfall anhand anderer Literaturstellen auf ihre Richtigkeit überprüft werden.

Umschlaggestaltung: Design & Produktion GmbH, Heidelberg
Typesetting: Michael Kusche, Goldener Schnitt

SPIN: 10556443   25/3135 – 5 4 3 2 1 0 – Gedruckt auf säurefreiem Papier

Begrüßung

R. Grobe-Einsler

Herr Prof. Möller, Herr Dr. Soyka, meine Damen und Herren,

im Namen der Bayer AG begrüße ich Sie herzlich zum diesjährigen ZNS-Symposium. Daß unsere schon traditionelle Veranstaltungsreihe heute erstmals in den Räumen des Bayer-Kommunikationszentrums stattfindet, ist nicht nur Konsequenz des regen Interesses, den das heutige Thema gefunden hat, sondern soll auch den zunehmenden Stellenwert signalisieren, den Bayer der ZNS-Forschung beimißt. Denn auch in der klinischen Forschung ist dieser Sektor gerade in der letzten Zeit stark in den Vordergrund gerückt, worauf wir als forschendes Unternehmen der pharmazeutischen Industrie natürlich reagieren. Als Beispiele möchte ich neue Programme in der Demenzforschung nennen, die mit Nimodipin und unserem Cholinesterase-Inhibitor Medrifonat in großem Stil auch in Deutschland durchgeführt werden. Es sind aber nicht nur diese Programme, die uns beschäftigen. Hinzu kommt eine Fülle an produktbegleitender und konzeptioneller Forschung, wie etwa die Rückfallprophylaxe bei Schizophrenie, die Methodenverbesserung beim Rating oder sozioökonomische Studien. Ein neues Gebiet sind klinische Prüfungen mit Johanniskraut und weiteren Phytopharmaka.

Auch die Suchtforschung, und hier insbesondere der Alkoholismus, war von jeher ein Fokus unseres Interesses, und auch hier verfolgen wir verschiedene Programme, wie zum Beispiel mit Fluanxol. Leider wird auf diesem so wichtigen Gebiet insgesamt noch viel zu wenig getan. Bei der ungeheuren medizinischen, sozialen und ökonomischen Bedeutung der Suchterkrankungen, vor allem des Alkoholismus, ist es schwer verständlich, warum für diesen Forschungsbereich von staatlicher Seite nur unzureichende Mittel zur Verfügung gestellt werden. Aber nicht nur die Politik, sondern auch die Pharmazeutische Industrie ist aufgerufen, sich in dieser Richtung stärker als bisher zu engagieren.

In jüngster Zeit hat die Suchtforschung durch eine Reihe interessanter Erkenntnisse zahlreiche neue Impulse erfahren. Es ist daher sicherlich angemessen und sinnvoll, eine aktuelle Bestandsaufnahme zu versuchen, bisher Erarbeitetes vorzustellen, offene Fragen zu diskutieren und zukünftige Marschrichtungen aufzuzeigen. Ich bin daher zuversichtlich, daß wir einen anregenden und informativen Tag verbringen werden, und ich hoffe, daß es auch ein nutzbringender Tag sein wird.

Mein Dank gilt den Vorsitzenden, den Referenten und allen Helfern für ihren tatkräftigen Einsatz bei der Vorbereitung dieser Veranstaltung. Ich danke Ihnen allen für Ihr Kommen und Ihr Interesse und ich freue mich mit Ihnen auf einen erfolgreichen Verlauf dieses Symposiums.

Vorwort

Alle epidemiologischen Untersuchungen zeigen, daß Alkoholmißbrauch und -abhängigkeit in den westlichen Ländern die mit
Abstand häufigste psychische Störung darstellt. Wurde früher die
Ursache für einen Alkoholismus vor allem im charakterologischen
oder sozialen Bereich gesucht, läßt sich in den letzten Jahren ein
Umdenken feststellen. Alkoholmißbrauch und -abhängigkeit werden heute nicht mehr als nicht zu korrigierende Fehlhaltung, sondern als eine therapiebedürftige Krankheit angesehen. Der Titel
dieses Buches „Alkoholismus als psychische Störung", das die wissenschaftlichen Beiträge des Bayer-ZNS-Symposiums des Jahres
1996 zusammenfaßt, soll dies verdeutlichen.

Nicht nur die diagnostischen Grundlagen bei Alkoholmißbrauch und -abhängigkeit haben sich in den vergangenen Jahren
erheblich geändert, vielmehr ist auch das Verständnis für die
Therapiemöglichkeiten der Alkoholkrankheit deutlich gewachsen.
Neben den neurobiologischen und klinischen Grundlagen und
Korrelaten einer Alkoholkrankheit wird in diesem Buch auch auf
neuere Befunde zur Komorbidität psychischer Störungen mit
Alkoholismus eingegangen, außerdem werden aktuelle psychotherapeutische und pharmakotherapeutische Konzepte zur Behandlung der Alkoholkrankheit beschrieben.

Die, wie die Herausgeber meinen, interessanten und anregenden Beiträge, wie sie in diesem Buch zusammengefaßt wurden,
verdeutlichen, daß die Suchtforschung aus ihrem langen Dornrös-
chenschlaf erwacht ist und innerhalb der Psychiatrie heute eine
wichtige und attraktive Disziplin darstellt. Es ist zu hoffen, daß
sich das Verständnis der Grundlagen und therapeutischen Chancen für die Alkoholkrankheit in den kommenden Jahren noch
erheblich verbreitern wird. Der vorliegende Band soll Anregun-
gen geben, sich sowohl im klinischen wie wissenschaftlichen
Bereich näher mit diesem lange vernachlässigten Aspekt ausein-
anderzusetzen.

München, im Januar 1997

PD Dr. Michael Soyka
Prof. H.-J. Möller

Inhaltsverzeichnis

Mitarbeiterverzeichnis

BANGER, M., Dr. med.
Rheinische Landes- und Hochschulklinik Essen,
Virchowstraße 174, 45147 Essen

CZISCH, P., Dr. med.
Universitätsklinik für Psychiatrie und Psychotherapie
der Universität Tübingen,
Osianderstraße 24, 72076 Tübingen

FICHTER, M., Prof. Dr. med.
Medizinisch-Psychosomatische Klinik Roseneck,
Am Roseneck 6, 83209 Prien am Chiemsee

FREYBERGER, H. J., Priv.-Doz. Dr. med.
Klinik für Psychiatrie und Psychotherapie der Universität Bonn,
Sigmund-Freud-Straße 25, 53105 Bonn

GASTPAR, M., Prof. Dr. med.
Rheinische Landes- und Hochschulklinik Essen,
Virchowstraße 174, 45147 Essen

GOBE-EINSLER, R., Dr. Dr.
Bayer AG, Pharma Deutschland, Medizin,
51368 Leverkusen

LINZ, Monika
Klinik für Psychiatrie und Psychotherapie der Universität Bonn,
Sigmund-Freud-Straße 25, 53105 Bonn

MAIER, W., Prof. Dr. med.
Klinik für Psychiatrie und Psychotherapie der Universität Bonn,
Sigmund-Freud-Straße 25, 53105 Bonn

MANN, K., Prof. Dr. med.
Universitätsklinik für Psychiatrie und Psychotherapie
der Universität Tübingen,
Osianderstraße 24, 72076 Tübingen

MÖLLER, H.-J., Prof. Dr. med.
Psychiatrische Klinik und Poliklinik der Universität München,
Nußbaumstraße 7, 80336 München

MUNDLE, G., Dr. med.
Universitätsklinik für Psychiatrie und Psychotherapie der
Universität Tübingen,
Osianderstraße 24, 72076 Tübingen

ROMMELSPACHER, H., Prof. Dr. med.
Institut für Neuropsychopharmakologie der
Freien Universität Berlin,
Ulmenallee 30, 14050 Berlin

SCHMIDT, L. G., Priv.-Doz. Dr. med.
Psychiatrische Klinik der Freien Universität Berlin,
Eschenallee 3, 14050 Berlin

SCHÜTZ, C. Dr. med.
Psychiatrische Klinik der Universität München,
Nußbaumallee 7, 80336 München

SOYKA M., Priv.-Doz. Dr. med.
Psychiatrische Klinik der Universität München,
Nußbaumallee 7, 80336 München

WIESBECK, G. A., Dr. med.
Psychiatrische Klinik der Universität Würzburg,
Füchsleinstraße 15, 97080 Würzburg

1 Epidemiologie von Alkoholmißbrauch und -abhängigkeit

M. FICHTER

In Ländern mit hohem Alkoholkonsum ist der daraus resultierende wirtschaftliche Schaden erheblich. Epidemiologische Untersuchungen können dazu beitragen, Hochrisikogruppen zu identifizieren, Ursachen für die Entstehung von Alkoholismus zu finden und empirisch fundierte Präventionsmaßnahmen zu entwickeln. In zwei Studien, der Oberbayerischen Verlaufsuntersuchung und der amerikanischen Epidemiological Catchment Area Study, wurden jeweils über 1800 Probanden bevölkerungsbezogener Stichproben hinsichtlich ausgewählter psychischer Erkrankungen untersucht. In beiden Studien war Alkoholmißbrauch und -abhängigkeit die diagnostische Kategorie mit der höchsten Prävalenz (2,9 % in den USA bzw. 3,1 % in Oberbayern). Alkoholmißbrauch und -abhängigkeit waren unter Männern jeweils um ein Vielfaches häufiger als bei Frauen. In der oberbayerischen Studie war zudem Alkoholismus in niedrigen sozialen Schichten deutlich mehr als in höheren sozialen Schichten verbreitet. Eine andere amerikanische Studie (NCS) ergab eine besonders hohe Assoziation zwischen Alkoholmißbrauch und -abhängigkeit einerseits und Manie und Schizophrenie andererseits. Das Vorkommen einer weiteren psychischen Erkrankung war bei Personen mit Alkoholismus mit einer ungünstigen Remissionsrate verbunden.

1.1 Einleitung

Über die Jahrtausende der menschlichen Kultur war Alkohol als Genußmittel mit anregender sowie entspannender Wirkung, aber auch als suchtmachendes Gift bekannt. In einzelnen Kulturkreisen wurde und wird sehr unterschiedlich mit Alkohol umgegangen. Während in islamischen Ländern der Konsum von Alkohol in der Regel verboten ist, ist Alkoholproduktion und -konsumption in westlichen Industrieländern eng mit Wirtschaft und Kultur verquickt. In Ländern mit vergleichsweise permissiver Alkoholpolitik sind wissenschaftliche Ergebnisse zum Schaden, der infolge von Alkoholkonsum entsteht, sehr wichtig. Nur auf dieser Basis können die erforderlichen Gegensteuerungsmaßnahmen sinnvoll geplant und umgesetzt werden. Es gibt verschiedene Blickwinkel, aus denen mögliche alkoholbedingte Schäden betrachtet werden können: Es gibt Schäden durch alkoholbedingte Verkehrsunfälle, Schäden für

Bayer-ZNS-Symposium, Bd. XII
Alkoholismus als psychische Störung
Hrsg. M. Soyka u. H.-J. Möller
© Springer-Verlag Berlin Heidelberg 1997

die Wirtschaft durch krankheitsbedingte Ausfälle und alkoholbedingte Arbeitsunfälle, Kosten im Gesundheitswesen für die Behandlung von Alkoholabhängigen sowie für die Behandlung von Folgekrankheiten (Leberzirrhose, Polyneuropathie etc.) und es gibt die Auswirkungen auf das Leben der Betroffenen sowie der Angehörigen von Alkoholkranken.

Ergebnisse epidemiologischer Studien können uns auch Hinweise geben über Hochrisikogruppen. Sie helfen uns, Faktoren, die die Entstehung von Alkoholismus begünstigen zu identifizieren. Diese Ergebnisse können Eingang finden in sinnvoll konzipierte Präventionsmaßnahmen. Darüber hinaus können sie eine wichtige Hilfe für die Identifikation von Ursachen von Alkoholismus sein. Die traditionelle Trennung von epidemiologischen, biologisch-psychiatrischen und molekulargenetischen Ansätzen für die Identifikation von Ursachen von Alkoholismus wird zunehmend hinfällig und macht einer interdisziplinären Sichtweise Platz. Dies wird sich auch für die Entwicklung künftiger Behandlungsmöglichkeiten positiv auswirken.

1.2 Methodische Fragen

Einer exakten Erfassung der Häufigkeit von Alkoholismus und der Verteilung von Alkoholmißbrauch und -abhängigkeit in verschiedenen Bevölkerungsgruppen ist Grenzen gesetzt. Ein wesentliches Problem bei psychiatrisch-epidemiologischen Feldstudien gerade zum Thema Alkoholismus besteht in einer reliablen Fallidentifikation. Ein beträchtlicher Teil der Menschen mit Alkoholproblemen neigt dazu, diese Probleme herunterzuspielen oder gänzlich zu dissimulieren. Eine reine Fragebogenerhebung würde deshalb eine drastische Unterschätzung der wirklichen Prävalenz ergeben. Auch im offenen, strukturierten oder standardisierten Interview kann ein vorhandenes Alkoholproblem auch bei optimaler Exploration bisweilen nur schwer identifiziert werden. Neben den Antworten des Befragten können verschiedene andere Dinge dazu Aufschluß geben: Vorliegen sekundärer Alkoholfolgekrankheiten, Indizien für jüngst erfolgten Alkoholkonsum („Fahne", Verhaltensauffälligkeiten), Zeichen für zurückliegenden Alkoholkonsum (herumstehende leere Bier-, Wein- oder Schnapsflaschen, veränderte Laborwerte). In jüngster Zeit wurde das kohlenhydratdefiziente Transferrin (CDT) als Indikator für die Diagnostik eines pathologisch erhöhten Alkoholkonsums besonders beachtet (Hornig u. Gottschaldt 1996). Durch eine Operationalisierung diagnostischer Kriterien und durch Entwicklung strukturierter oder standardisierter Interviews, die im einzelnen angeben, wie was zu erfassen ist, konnte in den beiden letzten Jahrzehnten die Reliabilität für psychiatrische Diagnosen generell und die für Alkoholmißbrauch und -abhängigkeit wesentlich verbessert werden. In nahezu allen psychiatrisch-epidemiologischen Untersuchungen zum Alkoholismus wurden bisher die Ergebnisse aus dem Interview mit biologischen Parametern (Sonographie oder Tastbefund der Leber, Erythrozytenvolumen, Transaminasenwerte und andere relevante Befunde aus Blut oder Gewebe) nicht zusammengeführt.

Hier liegt ein Potential für künftige Forschungen für eine Verbesserung der Präzision der Diagnose.

1.3 Indirekte Schätzungen der Häufigkeit von Alkoholabhängigkeit

Verschiedene indirekte Anzeichen lassen darauf schließen, daß Alkoholmißbrauch und -abhängigkeit in westlichen und östlichen Industrieländern weit verbreitet sind. Als Indikator dafür wurden z. B. verwendet der Alkoholverbrauch eines Landes, die Anzahl alkoholbedingter Verkehrstoter und die Häufigkeit körperlicher Folgeschäden erhöhten Alkoholkonsums. Jellinek (1946, 1959) rechnete die Alkoholismusprävalenz von der Mortalität an Leberzirrhose hoch. In der Folgezeit wurde dieses Vorgehen allerdings von verschiedener Seite kritisiert (Pophan 1970; Schmidt u. De Lindt 1970; Whitlock 1974). Lederman (1956) entwickelte auf der Basis einer asymmetrischen Alkoholkonsumverteilung eine Formel, die es erlauben sollte, von einem durchschnittlichen Pro-Kopf-Verbrauch auf die Prävalenzrate von Alkoholismus in der Bevölkerung zu schließen. Für die Bevölkerung der alten Bundesländer der Bundesrepublik Deutschland wurde seinerzeit auf dieser Basis eine Prävalenzrate von 5 % berechnet. Von diesen 5 % der Bevölkerung wurden ca. 36 % des gesamten konsumierten Alkohols getrunken (Solms 1975). Für die westlichen Industrieländer liegen detaillierte jährliche Statistiken über Alkoholproduktion, -verkauf und -konsum vor. Der Konsum von Alkohol gemessen in Liter reinen Alkohols bzw. von Bier, Wein, Schaumwein, Obstwein, Branntwein pro Jahr war in Deutschland traditionell hoch. In der Zeit des Zweiten Weltkrieges ging dieser Konsum drastisch herunter. Seit Ende des Zweiten Weltkrieges war in Deutschland ein bis in die 80er Jahre drastischer Anstieg des Pro-Kopf-Verbrauchs von Alkohol zu verzeichnen. Dieser Gipfel lag in Westdeutschland im Jahr 1980, in den neuen Bundesländern im Jahr 1987. Vermutlich als Folge eines verbesserten Gesundheitsbewußtseins in der Bevölkerung durch bessere Aufklärung über Alkoholfolgen stieg seither der Konsum nicht weiter an. 1950 wurden pro Kopf und Jahr in den alten Bundesländern noch durchschnittlich 38,1 l Bier konsumiert; im Jahr 1983 waren es pro Kopf und Jahr durchschnittlich 148,2 l. Entsprechend stieg auch der durchschnittliche Verbrauch reinen Alkohols pro Kopf und Jahr von 3,3 l im Jahr 1950 auf 12,4 l im Jahr 1980 (Deutsche Hauptstelle gegen die Suchtgefahren 1995). Auf der Basis jüngerer Daten lagen die neuen Bundesländer Anfang der 90er Jahre im Pro-Kopf-Verbrauch reinen Alkohols noch etwas höher als die alten Bundesländer (vgl. Abb. 1).

In den neuen Bundesländern liegt der Anteil von Spirituosen mit 37 % (alte Bundesländer 20 %) vergleichsweise hoch, dafür der an Bier. Wein und Sekt anteilig etwas geringer. Im Pro-Kopf-Konsum von Alkohol liegt Deutschland zusammen mit Frankreich mit 11,5 l pro Jahr an der Weltspitze – ein trauriger Rekord. Im Vergleich dazu liegt der Alkohol-Pro-Kopf-Konsum in Italien bei 8,6 l, in Großbritannien bei 7,3 l, in den USA bei 6,8 l und in Südafrika bei 4,1 l. In der Rangfolge der Länder beim Pro-Kopf-Verbrauch an Bier

Liter pro Kopf

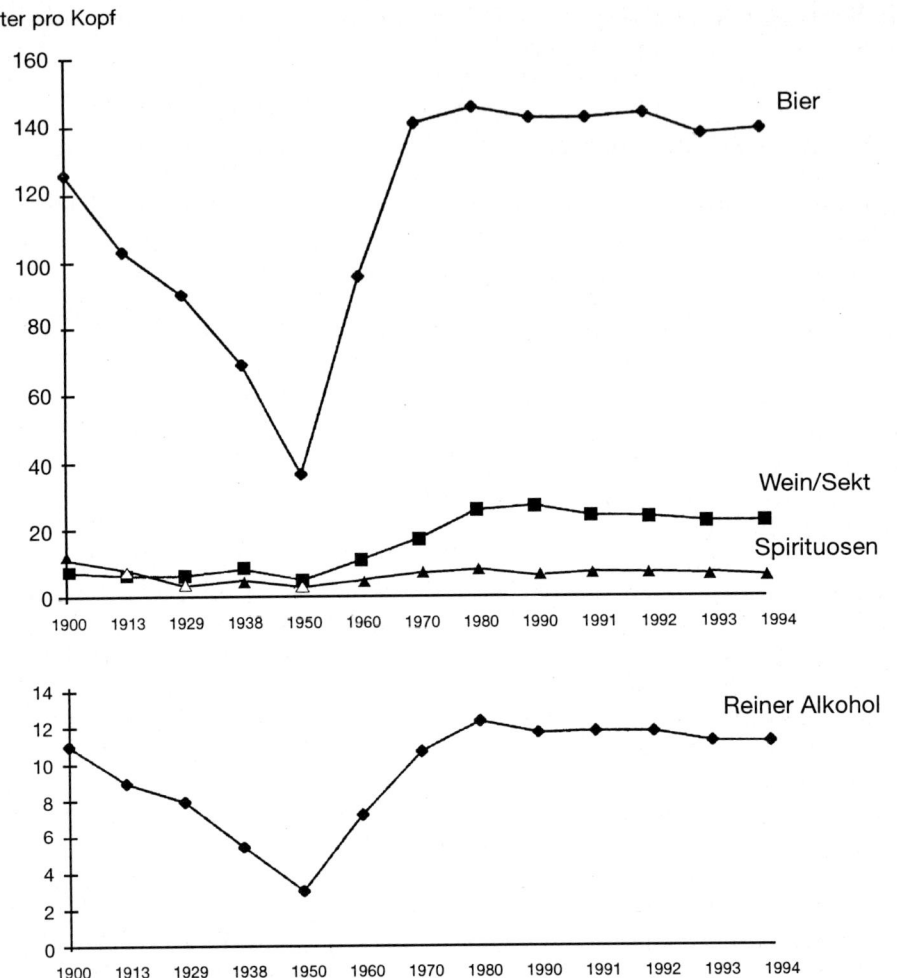

Abb. 1. Jährlicher Alkoholkonsum im Deutschen Reich bzw. in der Bundesrepublik Deutschland und Berlin-West ab 1991 inkl. neue Bundesländer in Litern/Kopf für Bier, Wein, Sekt, Spirituosen und reinem Alkohol von 1900–1994. (Aus Informationsdienst der Deutschen Hauptstelle für die Suchtgefahren 1984 u. Junge 1995, S. 14)

lag Deutschland 1992 (138,1 l) an zweiter Stelle nach der Tschechischen Republik (140 l pro Kopf und Jahr). Die Bundeszentrale für gesundheitliche Aufklärung (1994) befragt im Rahmen ihrer Drogenaffinitätsuntersuchung regelmäßig Jugendliche auch zum Alkoholkonsum (neuerdings auch in den neuen Bundesländern). Langfristig von 1973–1993 war der Alkoholkonsum bei Jugendlichen erfreulicherweise rückläufig, in den letzten Jahren für Spirituosen gleichbleibend (Junge 1995).

1.4 Zur wahren Prävalenz von Alkoholmißbrauch und -abhängigkeit Vergleichende Gegenüberstellung von Ergebnissen der Oberbayerischen Verlaufsuntersuchung (Upper Bavarian Study – UBS) und der Amerikanischen Epidemiological Catchment Area-Studie (ECA)

Epidemiologische Studien über den Anteil an Alkoholikern, die in medizinischen Kliniken, Kreiskrankenhäusern, psychiatrischen Kliniken oder Suchtfachkliniken im Laufe eines Jahres behandelt werden sind zwar für die Versorgungsplanung relevant, lassen aber keine Rückschlüsse auf die wahre Prävalenz von Alkoholismus zu. Bei behandelten Patienten handelt es sich um ausgewählte Stichproben, die für die Bevölkerung nicht repräsentativ sind, zumal die Selektionsbedingungen nicht genau bekannt sind. Als wahre Prävalenz bezeichnet man selektionsfreie Häufigkeitsraten, welche an repräsentativen Bevölkerungsstichproben gewonnen wurden. Die wahre Alkoholismusrate wird in Feldstudien am wenigsten unterschätzt, wenn persönliche Untersuchungen von entsprechend geschulten Ärzten vorgenommen werden und noch zusätzliche Auskünfte von Angehörigen und den behandelnden Ärzten eingeholt werden. Auf diese Weise wurde in der Oberbayerischen Verlaufsuntersuchung, auch „Upper Bavarian Study" genannt, verfahren (Fichter 1990a; Fichter et al. 1989). Etwa zur selben Zeit wie die UBS in Deutschland wurde in den USA die Epidemiological Catchment Area Studie durchgeführt. Beiden Studien ist gemeinsam,

1. daß sie an repräsentativen Bevölkerungsstichproben durchgeführt wurden,
2. daß die Erhebung mit Hilfe strukturierter bzw. standardisierter Interviews erfolgte und daß
3. eine operationale psychiatrische Diagnostik nach DSM-III (American Psychiatric Association 1980) verwendet wurde.

Für den im folgenden geschilderten Vergleich wurden die beiden Studien darüber hinaus vergleichbar gemacht: Es wurden nur Personen im Alter von 18 Jahren und älter untersucht, die kaukasischer Abstammung waren und in einem ländlichen Bereich wohnten. Blazer et al. (1985) berichtete aus Ergebnissen einer vergleichenden Gegenüberstellung von städtischen und ländlichen Regionen über eine höhere Prävalenz von Alkoholmißbrauch bzw. -abhängigkeit in ländlichen Regionen.

Oberbayerische Verlaufsuntersuchung (Upper Bavarian Study – UBS): Die zweite Welle der Untersuchung, auf die hier Bezug genommen wird, wurde in den Jahren 1980–1986 – fünf Jahre nach der ersten Erhebungswelle (Dilling u. Weyerer 1984) – durchgeführt. Auch für diese zweite Welle der UBS wurde neben der Nachuntersuchung der Personen aus der ursprünglichen Stichprobe eine (damit überlappende) repräsentative Bevölkerungsstichprobe untersucht. 1847 Personen der Stichprobe waren 18 Jahre oder älter und bei 1555 von ihnen (84,2 %) konnte eine persönliche Untersuchung durchgeführt werden. Diese dauerte durchschnittlich 116 min pro Probanden. Die Methodik ist andernorts im Detail dargestellt (Fichter 1990a, b; Fichter et al. 1996). Als Untersuchungsinstrument wurde u. a. das semistrukturierte klinischpsychiatrische Interview von Goldberg et al. (1970) sowie der Münchner Alkoholismustest (MALT) nach Feuerlein et al. (1979) verwendet. Für Probanden, bei denen vom ärztlichen Untersucher eine psychiatrische Diagnose nach DSM-III gestellt wurde, wurde zusätzliche eine Schweregradeinteilung von 1–4 (leicht bis sehr schwer) vorgenommen. Aus Gründen der Vergleichbarkeit werden im folgenden die 6-Monats-Strecken-Prävalenzraten sowohl für die deutsche UBS als auch für die amerikanische ECA-Studie dargestellt.

Die *amerikanische ECA-Studie* wurde (von 1980–1984) in fünf Regionen der USA durchgeführt. Zwei dieser Regionen (St. Louis und Durham) waren aufgrund ihrer ländlichen Struktur direkter vergleichbar mit dem Landkreis Traunstein, in dem die UBS durchgeführt wurde. In diesen ländlichen amerikanischen Gegenden der ECA-Studie wurden 1876 Interviews durchgeführt. Die Beteiligungsrate in der gesamten amerikanischen ECA-Studie war mit 76,2 % geringer als in der deutschen UBS. Anders als in der UBS wurden in der ECA-Studie die Interviews nicht von Ärzten in psychiatrischer Ausbildung sondern von Laien durchgeführt, die hinsichtlich der Handhabung des verwendeten Interviews (Diagnostic Interview Schedule – DIS (Robins et al. 1981a, b)) trainiert waren. In beiden Studien wurden bei der weiteren Auswertung mit Hilfe des Programms SUDAAN (Shah 1988) zur Korrektur stratifizierter Stichproben Gewichtungen vorgenommen. 44,4 % der untersuchten Probanden in der UBS (49,1 % in der ECA-Studie) waren Männer, der restliche Anteil Frauen. In der deutschen Stichprobe waren Personen über 65 Jahre (22,3 %) stärker vertreten, als in der amerikanischen Stichprobe (13,3 %). Auch gab es dementsprechend im Landkreis Traunstein mit 13 % mehr Verwitwete als in der ECA-Studie (7 %). Der Anteil der Verheirateten war mit 73,9 % in der amerikanischen Studie deutlich höher als in der Oberbayerischen Verlaufsuntersuchung (58,7 %).

Tabelle 1 gibt eine Übersicht über die in beiden Studien diesseits und jenseits des Atlantik gefundenen 6-Monats-Prävalenzraten für ausgewählte psychische Erkrankungen nach DSM-III. Die Gesamtprävalenz war in den beiden untersuchten ländlichen Gebieten niedriger als in den städtischen Regionen der ECA-Studie: Sie betrug für die ländlichen Regionen der ECA-Studie 13,4 und für den Landkreis Traunstein, Oberbayern, 10,0 %. Dabei werden nach dem Schweregrad-Rating, welches in der ECA-Studie nicht verwendet wurde, Probanden mit leicht ausgeprägten subklinischen Symptomen ausgeschlossen. Würde man jene mit einbeziehen, würde sich für die Oberbayerische Verlaufsstudie eine Prävalenz von 18,5 % ergeben. In der ECA-Studie wurden deutlich mehr Probanden mit Phobie diagnostiziert (5,7 % vs. 0,5 % in der UBS). Wenn man diese ausschließt, gleichen sich die Gesamtprävalenzraten noch näher an: 9,5 % sowohl für die ECA-Studie als auch für die UBS.

Alkoholmißbrauch/-abhängigkeit war die einzelne diagnostische Kategorie mit den höchsten Prävalenzraten: 2,9 % in der amerikanischen ECA-Studie und 3,1 % in der Oberbayerischen Studie. Darüber hinaus gab es noch weitere 2,0 % Catchment Area (ECA) Studie% in der Oberbayerischen Studie, die einen Alkoholmißbrauch aufwiesen, die jedoch von dem untersuchen-

Tabelle 1. Sechs-Monats-Prävalenzraten (in %) für ausgewählte Psychische Erkrankungen nach DSM-III in Oberbayern (UBS) und ländlichen Gegenden in den UCA (ECA) (Aus Fichter et al. 1996)

DSM-III-Diagnose	Oberbayern Upper Bavarian Study (UBS); Gewichtet				Amerikanische ECA Studie nur ländliche Regionen Altersadjustiert bez. UBS Gewichtet	
	Schweregrad 2–4 (deutlich bis sehr schwer)		Schweregrad 1–4 (leicht bis sehr schwer)			
	%	(SE)	%	(SE)	%	(SE)
Mindestens eine der im Diagnostic Interview Schedule (DIS) erfaßten psychischen Erkrankungen	10,0	(0,8)	18,5	(1,0)	13,4	(1,2)
Alkoholabusus/-abhängigkeit	3,1	(0,5)	5,1	(0,6)	2,9	(0,6)
Drogenabusus/-abhängigkeit	0,3	(0,1)	0,7	(0,2)	0,9	(0,3)
Schizophrenie/schizophreniforme Erkrankungen	0,3	(0,1)	0,4	(0,2)	0,4	(0,2)
Affektive Erkrankungen	5,0	(0,6)	6,8	(0,7)	4,1	(0,7)
Kognitive Beeinträchtigung	1,5	(0,3)	5,4	(0,6)	1,1	(0,1)

den Arzt als nicht so gravierend angesehen wurden, als daß diesbezüglich eine Behandlung für erforderlich gehalten worden wäre. Andere Krankheitsgruppen mit relativ hoher Prävalenz waren affektive Erkrankungen (UBS 5,0 %; ECA 4,1 %), Angsterkrankungen (UBS 0,8 %; ECA mit einem hohen Anteil an Phobie von 5,7 % insgesamt 6,7 %) und kognitive Beeinträchtigung (UBS 1,5 % und ECA 1,1 %)

In Tabelle 2 sind die 6-Monats-Prävalenzraten für Alkoholmißbrauch/-abhängigkeit für die beiden Studien für einzelne soziodemographische Merkmale dargestellt. Alkoholmißbrauch/-abhängigkeit war in beiden Studien bei Männern um ein Vielfaches häufiger als bei Frauen. Dies stimmte überein mit anderen Studien. Bezogen auf die Altersverteilung hatte die jüngste Altersgruppe (18–24 Jahre) in der amerikanischen Studie eine erheblich höhere Prävalenzrate für Alkoholmißbrauch/-abhängigkeit als Gleichaltrige in Oberbayern. Dies ist insofern bemerkenswert als in den USA – je nach Staat – Alkohol (zumindest Spirituosen) in speziellen „Liquor-Stores" verkauft werden, die für Minderjährige, d. h. meist Personen unter 21 Jahren, nicht zugänglich sind. Bemerkenswert sind außerdem die geringeren Prävalenzraten für ältere Menschen sowohl in den USA als auch in Oberbayern. Die geringere Prävalenz von Alkoholmißbrauch/-abhängigkeit in diesen höheren Altersgruppen ist vermutlich dadurch zu erklären, daß nicht wenige Betroffene bis zu diesem Alter an den negativen Folgen des Alkoholkonsums verstorben sind. Für die oberbayerische Stichprobe fand sich (ausgenommen die Oberschicht) eine klare Schichtabhängigkeit der Prävalenz von Alkoholmißbrauch/-abhängigkeit: Unterschichten wiesen

Tabelle 2. Sechs-Monats-Prävalenzraten (in %) für Alkoholmißbrauch/-abhängigkeit in Oberbayern (UBS) sowie in ländlichen Gegenden der USA (ECA Studie) nach soziodemographischen Merkmalen (Gewichtet) (Aus Fichter et al. 1996)

	Oberbayern: Upper Bavarian Studie UBS	Amerikanische Epidemiological Catchment Area (ECA) Studie
Geschlecht		
Männlich	10,4	6,5
Weiblich	0,8	0,3
Alter in Jahren		
18–24	1,8	6,3
25–34	7,6	2,1
35–44	9,0	5,4
45–54	6,6	3,1
55–64	5,1	0,3
65 +	1,4	1,1
Soziale Klasse		
1 Oberschicht	5,9	2,9
2 Obere Mittelschicht	0,9	3,2
3 Untere Mittelschicht	2,6	2,7
4 Obere Unterschicht	7,5	5,4
5 Untere Unterschicht	8,3	1,8
Familienstand		
Alleinstehend	4,1	5,8
Verheiratet	6,2	2,7
Verwitwet	1,1	1,2
Geschieden/getrennt	6,4	7,9

deutlich höhere Prävalenzraten auf; das Ergebnis zur Oberschicht ist aufgrund geringer Fallzahl in dieser Gruppe nicht interpretierungsfähig. In der amerikanischen ECA-Studie waren die Prävalenzraten über die fünf Schichten mehr gleich verteilt mit einer Akzentuierung auf der oberen Unterschicht. Hinsichtlich des Familienstandes zeigten beide Studien bei Geschiedenen und getrennt Lebenden die höchsten Prävalenzraten. Ansonsten hatten in den USA Alleinstehende, in Deutschland Verheiratete relativ hohe Prävalenzraten für Alkoholmißbrauch/-abhängigkeit.

Blazer et al. (1988) hatten bereits auf unterschiedlich hohe Prävalenzraten in ländlichen im Vergleich zu städtischen Regionen hingewiesen. Helzer et al. (1988) berichteten über Ergebnisse verschiedener bevölkerungsbezogener epidemiologischer Untersuchungen zur wahren Prävalenz dasselbe Interview verwendet wurde (Diagnostic Interview Schedule) wie in der amerikanischen ECA-Studie. Die Lifetime-Prävalenz für „alcohol disorders" betrug für Alkoholabhängigkeit in St. Louis (USA) ca. 8 %, für Edmonton (Kanada) ca. 12 %, für Puerto Rico ca. 7,9 % und war für Taipei mit ca. 2 % am geringsten. Die geschlechtsspezifischen Prävalenzraten für Männer (bzw. Frauen) betrugen für Alkoholabusus und -abhängigkeit für Männer (bzw. Frauen) in St. Louis 29 % (bzw. 4 %), Edmonton 31 % (bzw. 7 %), Puerto Rico 25 % (bzw. 2 %) und für Taipei 13 % (bzw. 0,7 %). Ergebnisse aus Hong Kong bestätigten niedrigere

Prävalenzraten für ostasiatische Länder. In allen Kulturkreisen bestanden große Unterschiede zwischen den Prävalenzraten für Männer und Frauen. Das mittlere Alter bei Beginn des Alkoholismus betrug für Männer in St. Louis 23 Jahre, in Edmonton 21 Jahre, in Puerto Rico 27 Jahre und in Taipei 25 Jahre. Für Frauen lag das Alter bei Erkrankungsbeginn geringfügig höher (26 bzw. 22 bzw. 29 bzw. 28 Jahre). Im transkulturellen Vergleich zeigt sich, daß zwischen den Kulturen zwar erhebliche Unterschiede in der Prävalenz von Alkoholmißbrauch/-abhängigkeit waren; gleichartig waren die Ergebnisse jedoch hinsichtlich des weit häufigeren Auftretens bei Männern und die Symptome waren über die Kulturen hinweg sehr ähnlich. Alkoholismus ist vergesellschaftet mit einer hohen Scheidungsrate bzw. Trennungsrate. Aus anderen Studien wurden hohe Raten für Alkoholismus für die frühere Sowjetunion, Frankreich, Skandinavien, Irland und Korea berichtet, niedrige dagegen für China, islamische Länder und einige weitere Mittelmeerländer (Frances u. Franklin 1994).

Das *Mortalitätsrisiko* bei Alkoholabhängigen ist um ein Mehrfaches höher als bei alkoholabstinenten Kontrollgruppen. Lebererkrankungen sind in den USA die vierthäufigste Todesursache und hoher Alkoholkonsum trägt massiv zu Lebererkrankungen bei. Alkoholismus ist ein ebenso hoher Risikofaktor für Suizid wie Depression. Das Suizidrisiko ist bei Alkoholikern 60- bis 120mal höher als für Personen ohne eine psychische Erkrankung (Murphy u. Wetzel 1990). Alkoholiker, die einen Suizidversuch machen, haben durchschnittlich schwerere Alkoholprobleme oder eine größere psychiatrische Komorbidität. Auch gibt es Zusammenhänge zwischen Alkoholkonsum und Gewaltverbrechen (Collins 1991). In den USA sterben jährlich 25 000 Menschen an Unfällen, die im Zusammenhang mit Alkoholkonsum stehen; weitere 150 000 zeigen permanente Behinderungen oder Beeinträchtigungen infolge derartiger Unfälle.

Aus der Münchner Follow-up-Studie (Bronisch u. Wittchen 1992), der ebenfalls die DIS als Erhebungsinstrument zugrunde liegt, ergab sich für die Gruppe der 25- bis 44jährigen eine Lebenszeit-Prävalenz von 13 % für das Vorliegen mindestens einer Alkoholdiagnose nach DSM-III. In einer anderen Studie derselben Arbeitsgruppe untersuchten Holly et al. 3021 Jugendliche im Alter von 14–24 Jahren in Stadt und Landkreis München in den Jahren 1994 und 1997. Von den befragten Jugendlichen erhielten 9,7 % aufgrund der DSM-IV-Kriterien die Diagnose Alkoholmißbrauch und 6,2 % die Diagnose Alkoholabhängigkeit. In älteren Geburtskohorten war die Prävalenz höher. Ein frühes Mißbrauchssymptom wurde der Alkoholkonsum in gefährlichen Situationen; ein frühes Abhängigkeitssymptom war der Beginn einer Toleranzentwicklung (Holly et al. im Druck).

Robins et al. (1988) berichteten aus der ECA-Studie eine hohe *Komorbidität* („lifetime") für Alkoholismus („alcohol disorder") und anderen diagnostischen Gruppen und zwar mit antisozialer Persönlichkeit nach DSM-III (relatives Risiko für Männer 11,4 % und für Frauen 23,4 %), Manie oder schizophreniforme Erkrankungen (relatives Risiko für Männer 6,3 % und für Frauen 10,0 %), Drogenabhängigkeit (relatives Risiko für Männer 4,5 % und für Frauen 8,6 %) sowie für Major Depression und Dysthymie (relatives Risiko für Männer 2,5 % und für Frauen 2,9 %). Regier et al. (1990) berichtet aus Ergebnissen der ECA-Studie, daß 53 % der Personen mit Substanzmißbrauch/ -abhängigkeit eine komorbide andere psychische Erkrankung hatten.

1.5 Resümee

In Übereinstimmung mit Daten zum Alkoholkonsum für die Bundesrepublik Deutschland zeigen psychiatrisch-epidemiologische Bevölkerungsstudien relativ hohe Prävalenzraten für Alkoholmißbrauch/-abhängigkeit. Diese sind – in Übereinstimmung mit den klinischen Erfahrungen und der vorliegen- den Literatur – für Männer erheblich höher als für Frauen. Robins et al. (1988) berichteten darüber hinaus besonders hohe Raten bei Personen mit begrenz- ter Schulausbildung. Eine Zunahme der Prävalenzraten wurde für beide Ge- schlechter angenommen und eine Konvergenz des Alters beim Krankheits- beginn für Männer und Frauen beschrieben. Besonderheiten ergaben sich für Resultate bezüglich Negern im Vergleich zu Weißen der ECA-Stichprobe: Neger zeigten hinsichtlich Alkoholmißbrauch/-abhängigkeit eine andere Altersverteilung als Weiße und es fand sich für Neger kein Anhaltspunkt für eine Zunahme der Prävalenzraten. Die Autoren berichteten außerdem über Instabilität von Remissionen, aber auch einer vergleichsweise hohen Rate an Spontanremissionen sowie eine besonders hohe Assoziation zwischen Alkoholmißbrauch/-abhängigkeit und Manie und Schizophrenie. Das Vorkom- men einer anderen psychischen Erkrankung war bei Personen mit Alkoho- lismus mit einer ungünstigeren Remissionsrate verbunden.

Literatur

American Psychiatric Association, Committee on Nomenclature and Statistics (1980) Diagnostic and Statistical Manual of Mental Disorders (DSM-III). Washington, DC
Blazer D, George LK, Landerman R et al. (1985) Psychiatric disorders: a rural/urban comparison. Arch Gen Psychiatry 42: 651–656
Blazer D, Crowell BA, George LK, Landerman R (1988) Urban-rural differences in depressive disorders: does age make a difference? In: Barrett JE, Rose RM (eds) Mental disorders in the community: progress and challenge. The Guilford Press, New York London, pp 32–43
Bronisch T, Wittchen H-U (1992) Lifetime and 6-month prevalence of abuse and dependence of alcohol in the Munich Follow-Up Study. Eur Arch Psychiatry Clin Neurosci 241: 273–282
Collins JJ (ed) (1991) Drinking and crime. Guilford, New York
Deutsche Hauptstelle gegen die Suchtgefahren (1984) Zahlen zur Gefährdung durch Alkohol, Tabak, Rauschmittel und Medikamente im Jahre 1983. Informationsdienst der Deutschen Hauptstelle für Suchtgefahren 34 (1/2): 1–48
Deutsche Hauptstelle gegen die Suchtgefahren (Hrsg) (1995) Jahrbuch Sucht 96. Neuland, Geesthacht
Dilling H, Weyerer S (1984) Prevalence of mental disorders in the small town: Rural region of Traunstein (Upper Bavaria). Acta Psychiatr Scand 69: 60–79
Fichter MM (1990a) Verlauf psychischer Erkrankungen in der Bevölkerung. Springer, Berlin Heidelberg New York Tokyo

Fichter MM (1990b) Prävalenz von Alkoholabusus und -abhängigkeit in der Bevölkerung. In: Fichter MM (Hrsg) Verlauf psychischer Erkrankungen in der Bevölkerung. Springer, Berlin Heidelberg New York Tokyo, S 73–83

Fichter MM, Weyerer S, Dilling H (1989) The Upper Bavarian studies part II: The 5-year follow-up study in Upper Bavaria. Acta Psychiatr Scand 348: 131–140

Fichter MM, Narrow WE, Roper MT et al. (1996) Prevalence of mental illness in Germany and the United States. Comparison of the upper bavarian study and the epidemiologic catchment area program. J Nerv Ment Dis 184 (10): 598–606

Feuerlein W, Küfner H, Ringer C, Antons K (1979) Münchner Alkoholismustest. Beltz, Weinheim

Frances RJ, Franklin JE (1994) Alcohol and other psychoactive substance use disorders. In: Hales RE, Yudolfsky SC, Talbott JA (eds) Textbook of psychiatry, 2nd edn. American Psychiatric Press, Washington, DC, pp 355–410

Goldberg CH, Cooper P, Eastwood RR, Kedward MB, Shepherd M (1970) A standardized psychiatric interview for use in community surveys. Br J Prec Soc Med 24: 18–23

Helzer JE, Canino GJ, Hwu H-G et al. (1988) Alcoholism: A Cross-National Comparison of Population Surveys with the Diagnostic Interview Schedule. In: Rose RM, Barrett J (eds) Alcoholism: origins and outcome. Raven Press, New York, pp 31–47

Holly A, Türk D, Nelson CB, Pfister H, Wittchen H-U (im Druck) Prävalenz von Alkoholkonsum, Alkoholmißbrauch und -abhängigkeit bei Jugendlichen und jungen Erwachsenen. Z Klein Psychol

Hornig UC, Gottschaldt M (1996) Kohlenhydrat-defizientes Transferrin (CDT) als Indikator in der Diagnostik eines pathologisch erhöhten Alkoholkonsums. Sucht 42 (3): 176–180

Jellinek EM (1946) Phases in the drinking history of alcoholics. Q J Stud Alcohol 7: 1–88

Jellinek EM (1959) Estimating the prevalence of alcoholism: Modified values in the Jellinek formula and alternative approach. Q J Stud Alcohol 20: 261 ff

Junge B (1995) Alkohol. In: Deutsche Hauptstelle gegen die Suchtgefahren (Hrsg) Jahrbuch Sucht 96. Neuland, Geesthacht, S 9–22

Lederman S (1956) Alcool, alcoolisme, alcoolisation. Donnes scientifiques de charactere physiologique, economique et social (vol. 29). In: Institut National d'Etudes Demographiques, Traveaux e Doc Cahier (ed), Paris

Murphy GE, Wetzel RD (1990) The lifetime risk of suicide in alcoholism. Arch Gen Psychiatry 47: 383–392

Popham RE (1970) Alcohol and alcoholism. Papers presented at the International Symposium in Memory of Elvin Morton Jellinek, Toronto

Regier DA, Farmer ME, Rae DS et al. (1990) Comorbidity of mental disorders with alcohol and other drug abuse: results from the Epidemiologic Catchment Area (ECA) study. JAMA 264: 2511–2518

Robins LN, Helzer JE, Croughan J, Ratcliff KS (1981a) National Institute of Mental Health Diagnostic Interview Schedule: Its history, characteristics and validity. Arch Gen Psychiatry 38: 38–389

Robins LN, Helzer JE, Croughan J, Williams JBW, Spitzer RL (1981b) NIMH Diagnostic Interview Schedule: Version III (May 1981). NIMH, Rockville, MD

Robins LN, Helzer JE, Przybeck TR, Regier DA (1988) Alcohol disorders in the community: a report from the Epidemiologic Catchment Area. In: Rose RM, Barrett JE (eds) Alcoholism: origins and outcome. Raven Press, New York, pp 15–29

Schmidt W, De Lindt JE (1970) Estimating the prevalence of alcoholism from alcohol consumption and mortality data. Q J Stud Alcohol 31: 957–964

Shah BV (1988) Standard errors program for computing of standardized rates from sample survey data. Research Triangle Institute, Research Triangle Park, NC

Solms H (1975) Die Ausbreitung des Alkoholkonsums und des Alkoholismus. In: Steinbrecher W, Solms H (Hrsg) Sucht und Mißbrauch. Thieme, Stuttgart

Whitlock FA (1974) Liver corrhosis, alcoholism and alcohol consumption. Q J Stud Alcohol 35: 586–605

Diskussion zu Vortrag 1

Von Prof. Dr. M. Fichter

L. G. Schmidt
Wie die Daten für die Bundesrepublik zeigen, scheint die Zahl der Kranken mit dem Trinkkonsum parallel zu gehen. Sie führten aus, daß Alkoholismus mittlerer bis schwerer Ausprägung sowohl in Deutschland als auch in den USA eine Häufigkeit von ca. 3 % aufweist. Das ist erstaunlich, denn in den USA, so war einem Ihrer Dias zu entnehmen, wird pro Jahr und Kopf nur etwa halb so viel Alkohol konsumiert wie in Deutschland, nämlich 6,8 l im Vergleich zu knapp 12 l. Wie erklären sich dann die annähernd gleichen Prävalenzraten?

M. Fichter
Bei all diesen Zahlen muß man berücksichtigen, daß sie nicht auf dem tatsächlichen Konsum beruhen, der ist ja auch kaum direkt meßbar, sondern auf der Produktion. Dadurch kommt eine gewisse Unzuverlässigkeit hinein, die nicht genau einzuschätzen ist. Dennoch ist die Diskrepanz sicher zu groß, als sie sich nur damit erklären ließe. Es wäre beispielsweise denkbar, daß der Alkoholkonsum bei uns gleichmäßiger in der Bevölkerung verteilt ist, so daß trotz hohen Gesamtkonsums die Belastung und damit das Abhängigkeitsrisiko für den Einzelnen nicht so hoch ist.

M. Soyka
Nur als kurze Ergänzung: Besonders erschreckend sind, wie die Studie von Holly et al. gezeigt hat, die hohen Prävalenzraten für Alkoholmißbrauch und -abhängigkeit bei Jugendlichen. In dieser etwa 3000 Jugendliche im Alter von 14–24 Jahren umfassenden Untersuchung wurde eine durchschnittliche Mißbrauchsrate von 9,7 % und eine Abhängigkeitsrate von 6,2 % ermittelt. Den Diagnosen Mißbrauch und Abhängigkeit lag dabei die Definition des DSM-IV zugrunde. Bei Männern war die Prävalenzrate für Alkoholmißbrauch mit 15 % deutlich höher als bei Frauen mit 4,5 %. Die weitere Analyse ergab, daß fast ein Drittel der männlichen Jugendlichen mehr als 60 g Alkohol pro Tag trinkt. Das ist eine exorbitant hohe Rate, die die Prävalenzraten von 2–3 % für Drogenmißbrauch und Drogenabhängigkeit bei weitem übertrifft.

J. Böning
Herr Fichter, Sie haben im Zusammenhang mit der relativen Bevorzugung harter alkoholischer Getränke in den östlichen Bundesländern vom „skandi-

navischen Trinkmuster" gesprochen. Dabei sollte man allerdings folgendes berücksichtigen: Die Weinkultur der typischen südwestlichen Weingebiete, also etwa Franken, Baden-Württemberg, Rheinhessen, Pfalz oder das Gebiet Mosel-Saar-Ruwer, ist auch als Geselligkeitspotential in Ost- oder Mitteldeutschland in dieser Form nicht vorhanden. Darüber hinaus hat möglicherweise auch der sozialistische Import der Wodka-Philosophie den Trinkstil geformt, so daß dieses Phänomen nicht unbedingt etwas mit unserer norddeutschen Phänotypologie zu tun haben muß.

N. N.
Ihre Untersuchung bezog sich auf eine ländliche Region. Gibt es ähnliche Zahlen auch für städtische Wohngebiete, und wenn ja, wie sehen sie im Vergleich dazu aus?

M. Fichter
Nach einer Übersicht von Blazer et al. (1985) schien Alkoholabusus oder -abhängigkeit in ländlichen Regionen häufiger zu sein. Die oberbayerische Verlaufsuntersuchung kann Angaben nur für eine ländliche Region machen. Nach den Ergebnissen der neuen amerikanischen „National Comorbidity Study – NCS" (Anthony et al. 1994) fand sich kein Unterschied zwischen großstädtischen, städtischen und ländlichen Regionen hinsichtlich der Häufigkeit von Alkoholismus. Nicht so sehr der Wohnort scheint von Bedeutung, sondern andere Faktoren wie Verfügbarkeit von Alkohol, soziale Strukturen und Werthaltungen. Dafür sprechen auch transkulturelle Unterschiede. Alkoholismus ist z. B. in Taipee erheblich weniger verbreitet als in Edmonton oder St. Louis (Blazer et al. 1988). Für Deutschland gibt es bis dato keine Studien, die für die Frage Von Stadt-Land-Unterschied aussagekräftig sind.

M. Gastpar
Diese Information ließe sich aber den Daten des Zensus der Bundesregierung entnehmen, der bereits zweimal durchgeführt wurde. Mit diesen sehr repräsentativen Daten kann man eine solche Stadt-Land-Analyse sicherlich durchführen. Diese Daten liegen ja von der ganzen Bundesrepublik vor, sie müßten eben nur unter diesem Aspekt ausgewertet werden.

C. Schütz
In den USA werden in der „National household survey on drug abuse" jedes Jahr etwa 30 000 Personen repräsentativ für die USA befragt. Danach ist der Alkoholkonsum in Großstädten mit mehr als 1 000 000 Einwohnern am höchsten und in Städten mit 50 000 bis 1 000 000 Einwohnern am niedrigsten. Kleinstädte unter 50 000 Einwohner, diese entsprechen der ländlichen Gegend, liegen dazwischen.

N. N.
Ihre Ergebnisse zeigen, daß Alkoholmißbrauch und -abhängigkeit in den sozialen Unterschichten etwas stärker verbreitet sind. Haben Sie die Daten viel-

leicht auch nach dem Beschäftigungsstand der Teilnehmer analysiert, ob sie also in Arbeit standen bzw. arbeitslos waren?

M. Fichter
In diesem Zusammenhang ist auch eine Untersuchung von Interesse, die wir zur Zeit mit Obdachlosen durchführten, die ja ebenfalls arbeitslos sind. Das Alkoholproblem ist in dieser Bevölkerungsgruppe sehr groß. Bei mehr als 60 % besteht eine Alkoholabhängigkeit, und fast alle Untersuchten haben eine psychiatrische Diagnose.

L. G. Schmidt
Wir haben alkoholkranke Berliner Obdachlose mit seßhaften Alkoholkranken verglichen. Dabei zeigte sich, daß bei den alkoholkranken Obdachlosen doch eine Akkumulation negativer Risiken besteht. Sie sind hinsichtlich der Schulbildung und der Berufsausbildung benachteiligt und auch die familiäre Alkoholismusanamnese ist erheblich ungünstiger. Es handelt sich also um eine ausgesprochene Negativgruppe, deren Leben in vielerlei Hinsicht benachteiligt ist.

N. N.
Sieht man von chronischen psychischen Erkrankungen wie den Angsterkrankungen oder Phobien einmal ab, so ist, wie Sie gezeigt haben, die häufigste psychische Komorbidität bei Alkoholismus die ausgesprochen kurzphasige Manie. Wie erklärt sich das?

M. Fichter
Ich könnte spekulieren, aber im Grunde habe ich für diese Zahlen aus der amerikanischen „National Comorbidity Study – NCS" keine plausible Erklärung.

Literatur zur Diskussion

Anthony JC, Warner LA, Kessler RC (1994) Comparative epidemiology of dependence on tobacco, alcohol, controlled substances, and inhalants: Basic findings from the National Comorbidity Survey. Exp Clin Psychopharmacol 2 (3): 244–268

Blazer D, George LK, Landerman R et al. (1985) Psychiatric disorders: a rural/urban comparison. Arch Gen Psychiatry 42: 651–656

Helzer JE, Canino GJ, Hwu HG, Bland RC, Newman S, Yeh EK (1988) Alcoholism: A cross-national comparison of population surveys with the diagnostic interview schedule. In: Rose RM, Barrett JE (eds) Alcoholism: Origins and outcome. Raven Press, New York

2 Gibt es eine Suchtpersönlichkeit?

G. A. WIESBECK

> „Hat man Charakter, so hat man auch sein typisches Erlebnis,
> das immer wieder kommt."
>
> *(Nietzsche 1868)*

Eine umfangreiche Literatur widmet sich dem Zusammenhang von Persönlichkeit und Sucht. Die meisten Untersuchungen zur Persönlichkeit Alkoholabhängiger basieren auf Ergebnissen des Minnesota Multiphasic Personality Inventory (MMPI), die auf erhöhte Skalenwerte für „Depression" und „Psychopathie" deuten. Anderen Studien zufolge unterschieden sich Alkoholiker von Gesunden durch erhöhtes „sensation seeking", also einem verstärkten Bedürfnis nach „arousal". Weniger untersucht ist bislang die Frage, ob es zum Alkoholismus prädisponierende Persönlichkeitsmerkmale gibt. Insgesamt läßt sich das Persönlichkeitsprofil entgifteter Alkoholabhängiger nicht mit ausreichender Schärfe gegen das Gesunder bzw. anderer psychisch Kranker abgrenzen. Die Ausbildung der unterschiedlichen Verhaltensaspekte süchtigen Trinkens (und dessen Therapierbarkeit) wird möglicherweise bestimmt von einer Wechselwirkung bestimmter Persönlichkeitseigenschaften mit Umgebungsfaktoren und/oder biologischer Vulnerabilität.

2.1 Persönlichkeit, Temperament, Charakter

Die drei Ausdrücke werden im allgemeinen synonym verwendet, haben im engeren Sinne jedoch eine unterschiedliche Bedeutung. Unter „Temperament" verstehen viele Persönlichkeitspsychologen eine biologisch fundierte Verhaltens- und Erlebnisdisposition, die sich schon kurz nach der Geburt zeigt. „Charakter" (griech. für „eingekerbtes Zeichen") steht für das Muster regelmäßig wiederkehrender, individualtypischer Verhaltens- und Erlebensweisen, die durch Entwicklung und Lebenserfahrung (also durch das Zusammenwirken von Individuum und Umwelt) mitgeformt werden. Beide zusammen, Temperament in Interaktion mit Charakter, formen die Persönlichkeit (Zimbardo 1988).

Persönlichkeit ist das, was das Verhalten und Erleben eines Individuum charakterisiert, die Summe psychologischer Merkmale, die zu unterschied-

Bayer-ZNS-Symposium, Bd. XII
Alkoholismus als psychische Störung
Hrsg. M. Soyka u. H.-J. Möller
© Springer-Verlag Berlin Heidelberg 1997

lichen Zeiten und in verschiedenen Situationen zu dennoch konsistenten, für den Betreffenden typischen Verhaltens- und Erlebensweisen führt.

Die Forschung der letzten 20 Jahre hat ergeben, daß Persönlichkeitseigenschaften zu einem beträchtlichen Ausmaß vererbbar sind (Costa u. McCrae 1995). Insbesondere die Dimensionen „Neurotizismus" und „Extraversion" scheinen durch Umgebungsfaktoren nicht beeinflußbar zu sein. Zahlreiche Longitudinalstudien zur Persönlichkeit des Erwachsenen haben gezeigt, daß der durchschnittliche Ausprägungsgrad einer Persönlichkeitseigenschaft mit dem Alter weder wesentlich zu- noch abnimmt, und daß die verschiedenen Eigenschaften bei ein und derselben Person die gleiche Rangordnung im Laufe des Lebens innebehalten. Lebenserfahrungen jenseits der 30 haben wenig Auswirkungen auf die Persönlichkeit (Costa u. McCrae 1995).

Persönlichkeit geht einher mit konsistentem Verhalten und Erleben und ist in ihren Grundzügen vererbbar. Auch süchtiges Verhalten ist in gewisser Weise konsistent und – zumindest beim Alkoholismus – genetisch mitbedingt. Die Vermutung lag nahe, daß zwischen beiden Phänomenen eine Verbindung bestehen könnte, daß ein mehr oder weniger bestimmter Persönlichkeitseigenschaften ihren Träger im Sinne eines Risikofaktors zur „Toxikophilie" prädestinierten. Die begriffliche Zusammenfassung von „Sucht" und „Persönlichkeit" wäre dann zugleich Ausdruck der begründeten Vermutung, daß über die rein sprachliche Verknüpfung hinaus ein interdependenter, vielleicht sogar kausaler Zusammenhang zwischen beiden Phänomenen existieren könnte.

Eine umfangreiche Literatur widmet sich diesem Zusammenhang (Cloninger et al. 1995; DeJong et al. 1993; Dufeu et al. 1993; Tarter 1988; Cox 1983, 1987; Küfner 1981; Kryspin-Exner 1981; Barnes 1980). Der vorliegende Beitrag beschränkt sich daher auf die Darstellung empirischer Ergebnisse mit dem Schwerpunkt Alkoholismus und er beleuchtet die dem Autor gestellte Frage aus vier unterschiedlichen, willkürlich-sinnvoll gewählten Perspektiven:

1. Unterscheidet sich der Alkoholabhängige in seiner Persönlichkeit von anderen?
2. Gibt es eine prämorbide, d. h. zur Alkoholabhängigkeit prädisponierende Persönlichkeit?
3. Welche aktuellen, auf Persönlichkeitsmerkmalen beruhenden Typologieversuche sind derzeit in Diskussion? Und
4. Wie ist der Stellenwert der gestörten Persönlichkeit?

2.2 Die Alkoholikerpersönlichkeit

Die Suche nach der Alkoholikerpersönlichkeit hat Feuerlein bereits 1975 als „Sackgasse" bezeichnet. Trotz intensiven Bemühens war es über Jahrzehnte hinweg mit den verschiedensten item- und clusteranalytisch gewonnenen Skalen nicht gelungen, Alkoholiker in ihrem Persönlichkeitsmuster von Gesunden oder anderen klinischen Gruppen statistisch gesichert zu trennen. Keller brachte das Ergebnis dieser Suche mit folgenden Worten auf den Punkt

(Keller´s Law): „The investigation of any trait in alcoholics will show that they have more or less of it" (Keller 1972).

So ergab beispielsweise eine Metaanalyse von 14 Untersuchungen mit dem Minnesota Multiphasic Personality Inventory (MMPI) an 21 verschiedenen Alkoholikerstichproben gegenüber Gesunden zwar deutlich erhöhte Skalenwerte für „Depression" und „Psychopathie". Die Abgrenzung gegenüber Drogenabhängigen und anderen psychiatrischen Gruppen gelang jedoch nicht (Küfner 1981). In einer Literaturzusammenfassung zur Alkoholikerpersönlichkeit kam Barnes (1979) für den 16 Personality Factor Fragebogen von Catell zu dem Ergebnis, daß sich Alkoholiker zwar von Gesunden durch erhöhte Angstwerte und größere emotionale Unreife unterscheiden, gegenüber Neurotikern hingegen gelang eine Trennung nicht (Barnes 1979). Die Untersuchung Alkoholabhängiger mit dem Freiburger Persönlichkeitsinventar (FPI) ergaben z. T. widersprüchliche Befunde. So fand z. B. Klages (1985), daß sich längerfristig abstinente Alkoholiker von Gesunden durch erhöhte Aggressivität unterscheiden. Pfrang u. Schenk (1982) hingegen kamen zu dem Schluß, das FPI messe z. T. das Alkoholentzugssyndrom, Alkoholiker unterschieden sich nach längerer Abstinenz vom Durchschnittsbereich der Eichstichprobe nicht. Diese Auffassung wird durch neuere Untersuchungen bestätigt. So fanden beispielsweise Fichter u. Frick (1992) bei 100 Alkoholabhängigen zum Zeitpunkt der stationären Aufnahme extreme Stanine-Werte (i.e. 1 bzw. 9) in den Skalen „Depressivität", „Emotionale Labilität" (21 %) „mangelnde Gelassenheit" (14 %), überstarke Gehemmtheit (14 %) und „Aggressivität" (12 %). Die mittleren Stanine-Werte aller FPI-Skalen unterschieden sich 6 Wochen nach Behandlungsende jedoch nicht mehr von 54 % der Normstichprobe – was wiederum ein Beleg für die genannte Tatsache ist, daß Persönlichkeitsmessungen, die zeitlich zu nahe am Entgiftungszeitpunkt liegen, weniger die Persönlichkeit des Süchtigen und vielmehr dessen Entzugssyndrom widerspiegeln.

Die moderne Suchtforschung interessiert sich zunehmend für neurobiologisch fundierte Persönlichkeitstheorien. So postulierte Zuckerman beispielsweise „sensation seeking" als ein biologisch fundiertes Persönlichkeitsmerkmal, welches das charakteristische Bedürfnis eines Individuums nach Anregung („arousal") widerspiegele (Zuckerman 1969). Alkoholabhängige sollen sich durch erhöhte Level an „sensation seeking" auszeichnen (Kraft u. Rise 1994). Weitere Untersuchungen mit Zuckermans „sensation seeking scale" zeigten, daß chronische Alkoholiker selbst nach jahrelangem schwerem Alkoholkonsum auf den Sensation-seeking-Unterskalen „boredom susceptibility" und „disinhibition" deutlich höher lagen als nichtabhängige Kontrollen (Kilpatrick et al. 1982). Ein ähnliches Ergebnis fand unsere Arbeitsgruppe beim Vergleich von Alkoholabhängigen mit sorgfältig parallelisierten Kontrollpersonen. Allerdings handelte es sich bei dieser Stichprobe um Patienten eines Veteran´s Administration Center (Krankenhaus für ehemalige Soldaten) und antisoziale Persönlichkeitsstörung war kein explizites Ausschlußkriterium. Zuckerman selbst schreibt, daß sich unter Alkoholabhängigen mit hohen Sensation-seeking-Werten überzufällig häufig antisoziale Persönlichkeiten finden (Zuckerman 1994).

Von Knorring et al. (1985) klassifizierten Alkoholiker nach Alter bei Beginn schweren Trinkens und anhand fehlender (Typ I) oder vorhandener (Typ II) antisozialer Verhaltensweisen. In einer schwedischen Stichprobe hatten die Typ II-Alkoholiker signifikant höhere Sensation-seeking-Werte als die Typ I-Alkoholiker (Oreland et al. 1988). Die Arbeitsgruppe um Anthenelli und Schuckit konnte denn auch zeigen, daß zwischen der Typ II-Klassifikation und der Diagnose „Antisoziale Persönlichkeitsstörung" eine Konkordanzrate von 73 % besteht (Anthenelli et al. 1994), so daß sich Untersuchungen, die Alkoholiker als „high sensation seekers" beschreiben, vermutlich durch einen hohen Anteil antisozialer Persönlichkeiten in ihrer Stichprobe auszeichnen.

Wie sehen die Ergebnisse aus, wenn man die Unterscheidung nach Schuckit von primärem und sekundärem Alkoholismus zugrunde legt und Patienten mit einer antisozialen Persönlichkeitsstörung ausschließt? Eine Untersuchung unserer Arbeitsgruppe konnte zwischen primär Alkoholabhängigen mit negativer Familienanamnese und gesunden Kontrollpersonen in diesem Fall keinen Unterschied nachweisen. Allerdings zeigten die Alkoholabhängigen signifikant erhöhte Werte auf der Sensation-seeking-Unterskala „boredom susceptibility" (Anfälligkeit für Langeweile) – und dies galt sowohl für Abhängige *mit* als auch für solche *ohne* familiäre Alkoholismusbelastung (Wiesbeck et al. 1996).

In jüngster Zeit hat sich insbesondere Cloninger mit dem Zusammenhang zwischen Alkoholismus und Persönlichkeit beschäftigt. Seine neurobiologisch orientierte „psychosoziale Persönlichkeitstheorie" ging ursprünglich von drei genetisch unabhängigen Persönlichkeitsmerkmalen aus, die er als „novelty seeking" (Neugierverhalten), „harm avoidance" (Schadensvermeidung) und „reward dependence" (Belohnungsabhängigkeit) benannte und mit den Neurotransmittern Dopamin, Serotonin und Noradrenalin biologisch assoziierte (Cloninger 1987; Tabelle 1). Später erweiterte er diese Theorie zum „psycho-

Tabelle 1. Die drei hauptsächlich beteiligten Hirnsysteme, welche die Stimulus-Response Charakteristika einer Person beeinflussen (zit. nach Cloninger 1987)

Hirnsystem und verknüpfte Temperamentsdimension	Neuromodulator	Relevanter Stimulus	Verhaltensresponse
Verhaltensaktivierung (Suche nach neuen Eindrücken, *„novelty seeking"*)	Dopamin	Neuartigkeit Aussicht auf Belohnung bzw. potentielle Erleichterung von Strafe oder Monotonie	Exploratives Verhalten, appetitive Annäherung
Verhaltenshemmung (Schadensvermeidung, *„harm avoidance"*)	Serotonin	Signale für Bestrafung, Neuartigkeit oder frustrierende Nichtbelohnung	Passive Vermeidung/ Löschung
Aufrechterhaltung von Verhalten (Belohnungsabhängigkeit, *„reward dependence"*)	Noradrenalin	Signale für Belohnung oder Beendigung von Bestrafung	Löschungsresistenz

biologischen Persönlichkeitsmodell von Temperament und Charakter", bestehend aus 4 Temperaments- und 3 Charakterdimensionen (Cloninger et al. 1993). Die 4 postulierten Temperamentsdimensionen („novelty seeking, harm avoidance, reward dependence, persistence") – genetisch unabhängig und hereditär zwischen 50 und 65 % – sollen biologisch fundierte Verhaltens- und Erlebensweisen darstellen, die sich im frühen Kindesalter manifestieren. Ihnen gegenüber stehen 3 Charakterdimensionen („self-directedness, cooperativeness, self-transcendence"), die erst im Laufe der Lebensgeschichte ausreifen.

Ende der 80er Jahre wurde anhand einer repräsentativen Stichprobe nicht hospitalisierter Erwachsener (n = 997) der Zusammenhang zwischen den oben genannten Temperamentsdimensionen und dem Alkoholtrinkverhalten untersucht. Alkoholkonsumenten (n = 837) unterschieden sich von Abstinenten (n = 160) durch signifikant höhere Scores in der Persönlichkeitsdimension „novelty seeking". Unterteilte man die Stichprobe in Altersklassen und nach Geschlecht, so korrelierte „novelty seeking" signifikant positiv mit Alkoholismus bei Männern unter 30 Jahren. „Harm avoidance" hingegen korrelierte positiv mit Alkoholismus bei Männern und Frauen über 50. Ein ähnlicher Zusammenhang zeigte sich zwischen Temperament und Schwere des Krankheitsbilds (gemessen anhand der Anzahl der Symptome). Wiederum korrelierte „novelty seeking" positiv bei Männern unter 30 mit der Schwere des Alkoholismus und hohes „harm avoidance" und niedriges „reward dependence" bei Männern und Frauen über 50. Cloninger zog aus diesen Befunden die Schlußfolgerung, daß das genetische Risiko für Alkoholismus, sich in der Tat z. T. in Grundzügen der Persönlichkeit widerspiegeln könne, dergestalt, daß einzelne Aspekte (Beginn, Aufrechterhaltung, Beendigung) süchtigen Trinkens mit bestimmten Persönlichkeitsdimensionen verknüpft sind.

Eine Untersuchung von Dufeu et al. (1993) weist in eine ähnliche Richtung. Gesunde und Alkoholkranke unterschieden sich zwar nicht in den Persönlichkeitsdimensionen „novelty seeking" und „reward dependence". Mittelwertvergleiche der Dimension „harm avoidance" ergaben jedoch hochsignifikant höhere Ausprägungen bei den Alkoholikern vor der Entgiftung. Bei einer Nachuntersuchung 6 Monate später, zeigte dieselbe Stichprobe hingegen signifikant erniedrigte Werte. Die Dimension „harm avoidance" scheint demnach mit dem Aspekt „Intoxikation" assoziiert zu sein (Dufeu et al. 993).

Läßt sich demnach doch eine „Alkoholikerpersönlichkeit" beschreiben und waren frühere vergebliche Versuche vielleicht nur das Ergebnis ungeeigneter Meßinstrumente? Unsere Würzburger Arbeitsgruppe ging dieser Frage nach, indem sie 25 sicher abstinente alkoholabhängige Männer in ihrer 6. Woche nach Entgiftung sowie 25 nach Alter, Bildung und Geschlecht parallelisierte Kontrollen mit Cloningers „temperaments and character inventory" (TCI) untersuchte. Dabei zeigte sich, daß sich auch mit dem TCI keine Persönlichkeitsunterschiede zwischen Alkoholikern und Gesunden finden lassen, sofern man potentiell konfundierende Entzugsphänomene vermeidet und beide Gruppen sorgfältig parallelisiert (Weijers u. Wiesbeck, in Vorb.).

Zusammenfassend lassen sich diese Befunde dahingehend interpretieren, daß sich das Krankheitsbild „Alkoholismus" zwar noch immer nicht in einem suchttypischen Persönlichkeitsprofil widerspiegelt, daß aber einzelne Aspekte alkoholabhängigen Trinkverhaltens mit bestimmten Persönlichkeitsdimensionen assoziiert sein könnten. Unterschiedliche Dimensionen der Persönlichkeit beeinflussen offensichtlich in unterschiedlicher Weise den Beginn, die Aufrechterhaltung und die Beendigung süchtigen Trinkens.

2.2.1 Persönlichkeit mal Substanzeffekt

Eine weitere, allerdings nicht verbreitete Forschungsstrategie, besteht in der Untersuchung der Interaktion zwischen individuellen Persönlichkeitsmerkmalen und spezifischen Alkoholeffekten. Dem zugrunde liegt die Annahme, daß ein bestimmtes Verhalten nicht durch die Persönlichkeit allein, sondern besser durch die Interaktion der Persönlichkeit mit Umgebungsvariablen erklärt wird. So stellte McDougall bereits 1929 die Hypothese auf, daß der Alkohol erst in Interaktion mit bestimmten Persönlichkeitseigenschaften seine Wirkung entfaltet. Auch andere Autoren schlugen in der Folgezeit die Untersuchung „Persönlichkeit mal Substanzwirkung" als lohnende Forschungsstrategie vor (McDonald 1967; Eysenck 1957).

Levenson et al. (1987) definierten eine High-risk- und eine Low-risk-Gruppe aufgrund von Persönlichkeitsprofilen in der MacAndrew Alcoholism Scale und aufgrund familiärer Belastung. Sie fanden, daß eine der potentiellen „reinforcing" Eigenschaften des Alkohols, nämlich die Abschwächung physiologischer Streßreaktion, bei High-risk-Personen stärker ausgeprägt war, als bei Low-risk-Kontrollen und sie kamen zu der Schlußfolgerung, daß sich individuelle Differenzen in der Konnotation positiver Effekte nach Alkoholkonsum z. T. über Persönlichkeitsvariablen formierten.

Eine ähnliche Strategie benutzten de Wit u. Bodker (1994). Gesunde Probanden bekamen im Blindversuch die Möglichkeit, bei wiederholten Versuchen Alkohol oder Plazebo zu trinken. Personen, die sich für Alkohol entschieden, wurden im Gruppenvergleich jenen gegenübergestellt, die Plazebo bevorzugten. Beide Gruppen unterschieden sich nicht in ihrem Persönlichkeitsprofil (TPQ, EPI, SSS)!

Unsere Würzburger Arbeitsgruppe untersuchte den Zusammenhang zwischen Persönlichkeit (TPQ) und der neurobiologischen Ansprechbarkeit auf den selektiven Dopaminagonisten Apomorphin. Dabei fand sich eine signifikant positive Korrelation zwischen Substanzwirkung und der Novelty-seeking-Subdimension „impulsiveness/reflection" (Wiesbeck u. Böning 1996). Insgesamt läßt sich feststellen, daß es noch zuwenige Untersuchungen mit dieser Forschungsstrategie gibt, so daß ein wertendes Urteil noch nicht gefällt werden kann.

2.3 Zur Sucht prädisponierende Persönlichkeitsmerkmale

Die Frage nach der krankmachenden Persönlichkeit ist nahezu so alt wie die geschriebene Geschichte der Medizin (Aretaeus von Kappadokien,

50–130 n. Chr., „De causis et signis morborum"). Untersuchungen zur Persönlichkeit Suchtkranker stehen vor der Schwierigkeit, daß nach Beginn der Suchtentwicklung nicht mehr zwischen Ausgangspersönlichkeit und krankheitsimmanenter Persönlichkeitsveränderung differenziert werden kann. Antezendenzen und Konsequenzen der Abhängigkeit sind so nicht zu trennen. Empirische Erhebungen zu prämorbiden Persönlichkeitsmerkmalen Abhängiger sollten daher vor dem Beginn der Suchterkrankung begonnen und als prospektiv angelegte Längsschnittuntersuchung durchgeführt werden. Im Vergleich zur fast unüberschaubaren Fülle an Untersuchungen zur Alkoholikerpersönlichkeit post festum, existieren – verständlicherweise – nur wenige Prospektivstudien zur präalkoholischen Persönlichkeitsstruktur.

In der älteren deutschsprachigen Literatur werden zu diesem Thema übereinstimmend drei prospektive Studien zitiert (Übersicht: Wanke 1987). Es sind dies die Veröffentlichungen von Kammeier et al. (1973), Loper et al. (1973) und Hoffmann et al. (1974), welche Fragebogenuntersuchungen aus der Collegezeit bei Alkoholikern und Kontrollen auswerteten und signifikant erhöhte Werte auf den Skalen „Psychopathie" und „Hypomanie" für Alkoholabhängige beschrieben. Auch die „Oakland Growth Study" wird hier häufig zitiert: Unter 52 Männern, deren Entwicklung über 30 Jahre hinweg verfolgt worden war, entwickelten 6 eine Alkoholabhängigkeit. Diese 6 zeichneten sich gegenüber den anderen durch ein hohes Maß an Impulsivität aus (Jones 1968).

In einer Studie mit großer Fallzahl (n = 432) aus den 70er Jahren wurden Jugendliche im Alter zwischen 12 und 15 Jahren prospektiv 4 Jahre lang untersucht. Die Jugendlichen, welche ein problematisches Trinkverhalten entwickelten, zeigten folgende antezendenten Persönlichkeitsmerkmale: geringe Erfolgserwartung und geringe Leistungsbereitschaft, erhöhte Toleranz für Negativverhalten wie z. B. Lügen, Stehlen und Aggression, geringere Negativwahrnehmung des Trinkens (Jessor u. Jessor 1975, 1977).

Erwähnenswert ist, daß bei all diesen Untersuchungen Ängstlichkeit, Depressivität oder mangelndes Selbstwertgefühl als antezendete Persönlichkeitseigenschaften eines späteren Alkoholismus *nicht* gefunden wurden. Übereinstimmend hingegen wurde eine Risikopersönlichkeit beschrieben, die sich durch ein aggressives, delinquentes, hyperaktives, impulsives Verhalten auszeichnete, das auf vorschnelle Gratifikation ausgerichtet war – ein Verhalten also, das überdeutlich an die Beschreibung der antisozialen Persönlichkeitsstörung (ASPD) erinnert.

Unter den jüngeren Prospektivstudien sind insbesondere die Untersuchungen von Cloninger zu erwähnen. In seiner Stockholmer Adoptionsstudie wurden 862 Männer untersucht, die im Kindesalter von Nichtverwandten adoptiert worden waren (Cloninger et al. 1981). Informationen über die biologischen Eltern und über die Umgebung, in der die Kinder aufwuchsen, wurden in Beziehung gesetzt zu Unterschieden im Alkoholismusrisiko. Dabei kristallisierten sich zwei Alkoholismusformen (Typ 1/Typ 2) mit unterschiedlicher genetischer und Umgebungsbelastung heraus. Beide Typen sollen sich durch das Alter bei Beginn schweren Trinkens, durch den Verlauf der Erkran-

kung, das Ansprechen auf Therapie und auch in ihren Persönlichkeitsmerkmalen unterscheiden. Typ 2-Alkoholiker sollen sich durch hohes „novelty
seeking" und niedriges „harm avoidance" und „reward dependence" auszeichnen, Typ 1-Alkoholiker hingegen sollen durch hohe Level an „harm avoidance"
gekennzeichnet sein.

Diese Hypothese wurde in einer prospektiven Longitudinalstudie anhand
von 624 Kindern überprüft, die in den 50er Jahren in einer 2-Jahres-Periode
ins Adoptionsregister aufgenommen wurden. Evaluationen erfolgten bei 431
Personen im 11. und 27. Lebensjahr. Unter den 233 Jungen wurde bei 30 im
Alter von 27 ein Alkoholismus diagnostiziert, hingegen nur bei 2 der 198 Mäd-
chen. Dabei stellte sich ein Zusammenhang heraus zwischen der Persönlich-
keitsbeurteilung im 11. Lebensjahr und dem Alkoholismusrisiko im 27. Das
höchste Risiko ergab sich für Männer mit Eigenschaften der antisozialen
Persönlichkeit: hohes „novelty seeking", geringes „harm avoidance" und geringes „reward dependence". Weitere Analysen zeigten, daß das Alkoholismusrisiko in nichtlinearer Beziehung zu den Abweichungen vom Persönlichkeits-
durchschnitt standen. Das Risiko stieg exponentiell mit der Abweichung vom
Mittelwert in jeder der drei Dimensionen. Cloninger kommt zu dem Schluß,
daß heritable Temperamentsdimensionen Einfluß haben auf den Beginn, die
Aufrechterhaltung und die Beendigung des Alkoholismus. Wobei er betont,
daß es wichtig sei, diese 3 Phasen der Abhängigkeit zu unterscheiden (Cloninger et al. 1988). Cloninger hat vorgeschlagen, daß Temperamentsmerkmale
einen möglichen Mediator zischen genetischer Belastung und klinischer
ÖManifestation sein könnten. Persönlichkeitseigenschaften zeigen typischerweise einen Hereditätsfaktor um ca. 50 %, so daß genetische Einflüsse und
Umgebungsfaktoren in etwa gleichem Maß für die Entwicklung adaptiver Persönlichkeitsmerkmale beitragen könnten.

Eine weitere probate Forschungsstrategie in diesem Zusammenhang ist
die Untersuchung nichtabhängiger Probanden mit und ohne familiärer
Alkoholismusbelastung. Das Rational für solche *High-risk-Studien* gründet
auf der Tatsache, daß Kinder eines alkoholabhängigen Elternteils gegenüber
familiär unbelasteten Kontrollen ein bis zu 5fach erhöhtes Risiko („high risk")
tragen, selber abhängig zu werden – selbst dann, wenn sie nach der Geburt
adoptiert wurden und ihre biologischen Eltern nie kennengelernt haben. Etwa
ein Drittel aller Alkoholiker haben alkoholabhängige Verwandte, sind also
familienanamnestisch positiv. High-risk-Forschung kann also über einen
beträchtlichen Anteil von Alkoholikern eine Aussage treffen.

Schuckit untersuchte 33 gesunde junge Männer, deren Väter unter einer
schweren Alkoholabhängigkeit litten (High-risk-Probanden) und verglich sie
mit 33 gematchten Kontrollpersonen ohne Alkoholismus im familiären Um-
feld. Alle 66 Probanden füllten Cloningers TPQ aus. Schuckit argumentierte,
daß sich Cloningers Hypothese zufolge die High-risk-Probanden von den
Kontrollen durch höheres „novelty seeking" und niedriges „harm avoidance"
und „reward dependence" unterscheiden müßten. In keiner der 18 Haupt- und
Subskalen fand sich jedoch ein Unterschied zwischen beiden Gruppen. Der
Nachweis gelang ihm nicht, daß die durch Cloningers TPQ bestimmten

Persönlichkeitseigenschaften Mediatoren des genetischen Alkoholismusrisikos
sein könnten (Schuckit et al. 1990).

Mit ähnlichem Forschungsansatz untersuchte Schuckit bei 32 High-risk-
Probanden und 32 gematchten Kontrollen mit Hilfe des Eysenck-Persönlich-
keitsinventars die Dimensionen Extraversion und Neurotizismus. Auch hier
fand er keinen Unterschied zwischen den beiden Gruppen (Schuckit 1983).

2.4 Typologieversuche zur Alkoholikerpersönlichkeit

Unüberschaubar ist die Fülle an (heuristischen, empirischen, clusteranalytischen) Typisierungsversuchen (Tabelle 2). Eine der ersten Typologien
stammt von Knight (1937) der einen „essentiellen" („early onset, personality
disorder, poor prognosis") von einem „reaktiven" („late onset, good early
adjustment") Alkoholismus unterschied – eine Unterscheidung, die sich in
Cloningers Typologie wiederfindet. Die wohl bekannteste Typologie ist die
von Jellinek (1960), die sich an Trinkverhaltensmustern und Abhängigkeitsformen orientiert, aber keine ausreichende prädiktive Validität besitzt. Einerseits erwies sich die Typenzuteilung als nicht ausreichend zeitstabil, da es mit
Progression des Abhängigkeitssyndroms zu einer Entdifferenzierung kommt.
Andererseits ist der „Mischtyp" zwischen Gamma- und Delta-Alkoholismus
besonders häufig. Für wissenschaftliche Untersuchungen wird die Jellinek-
Typologie daher nicht mehr verwendet, gleichwohl erfreut sie sich in der
Patientenschulung noch großer Beliebtheit. Andere Klassifikationen unterscheiden zwischen familiärem und nichtfamiliärem Alkoholismus (Penick et
al. 1978). Die Typologien von Partington u. Johnson (1969) sowie die von
Morey et al. (1984) basieren auf der clusteranalytischen Auswertung standardisierter Persönlichkeitsinventarien.

In jüngster Zeit hat die Typologie Cloningers einige Popularität erlangt.
Der Typ 1-Alkoholismus, die weitaus häufigste Form, soll sich durch späten
Beginn, durch Kontrollverlust und Schuldgefühle auszeichnen. Typischerweise
soll er sich erst nach längerem extensivem Trinken im Erwachsenenalter entwickeln. Im Gegensatz hierzu ist der Typ 2-Alkoholismus durch frühen Beginn
schweren Trinkens charakterisiert und soll häufig mit impulsiv-aggressivem
Verhalten (körperlicher Auseinandersetzungen, rücksichtsloses Fahrverhalten)
einhergehen (Cloninger et al. 1981).

Die Einteilung Schuckits in „primären" und „sekundären" Alkoholismus
beruht auf dem Prinzip der Komorbidität (Schuckit 1985) wohingegen
Cloninger für seine Typ 1-/Typ 2-Typologie Persönlichkeitsmerkmale, antisoziales Verhalten und Abhängigkeitsformen zuhilfe nimmt. Schuckit zählt
denn auch zu einem der prononciertesten Kritiker der Typologie Cloningers.
Er vertritt die Auffassung, daß der Typ 2 nach Cloninger keinen Alkoholismus im eigentlichen Sinne darstelle, sondern ein ganz anderes Krankheitsbild widerspiegele, das sich als „antisoziale Persönlichkeitsstörung" ausreichend valide und reliabel diagnostizieren lasse und darüberhinaus einem
anderem Vererbungsmodus gehorche. (Sekundärer) Alkohol- und Drogen-

Tabelle 2. Einige Typologieversuche der Alkoholabhängigkeit

Autor	Subtypen	Merkmale
Knight (1937)	„essential"	Beginn im jungen Erwachsenenalter, häufig in Verbindung mit einer Persönlichkeitsstörung, schlechte Prognose
	„reactive"	Später Beginn, lange Zeit gute soziale Anpassung, relativ gute Prognose
Jellinek (1960)	Alpha	Streß-, Konflikt- und Erleichterungstrinken
	Beta	Gewohnheitstrinken mit Gewebeschäden, aber noch ohne körperliche Abhängigkeit
	Gamma	Exzessiver Trinker mit starker psychischer und (meist auch) körperl. Abhängigkeit, trinkt mit Kontrollverlust
	Delta	„Spiegeltrinker" mit ausgeprägter körperlicher und psychischer Abhängigkeit, abstinenzunfähig
	Epsilon	Episodischer Trinker („Quartalssäufer")
Partington u. Johnson (1969)	Typ 1	Antisozial, emotional instabil, kognitive desorganisiert
	Typ II	Geringfügig antisozial, moderate Denkstörungen
	Typ III	Neurotisch, sozial stabil, stetiges Trinken
	Typ IV	Geringfügig antisozial, Problemverdrängung
	Typ V	Geringfügig antisozial und neurotisch, häufige Trinkexzesse
Penick et al. (1978)	Familiär	Familiäre Belastung mit Alkoholismus, früher Beginn, schwere soziale und psychische Probleme
	Nichtfamiliär	Keine familiäre Alkoholismusbelastung, später Beginn, weniger schwere Probleme
Cloninger et al. (1981)	Typ I	„Milieu limited", später Beginn, trinkt mit Kontrollverlust und Schuldgefühlen, niedrige genetische Belastung, rel. gute Prognose. Persönlichkeitsmerkmale: Niedriges „novelty seeking", hohes „harm avoidance" und „reward dependence"
	Typ II	„Male limited", früher Beginn bei Männern mit antisozialen Zügen, hohe genetische Belastung, schlechte Prognose. Persönlichkeitsmerkmale: Hohes „novelty seeking", niedriges „harm avoidance" und „reward dependence"
Schuckit (1985)	Primär	Der Alkoholismus tritt zuerst auf, eventuell gefolgt von einer andere psychische Erkrankungen (z. B. Depression)
	Sekundär	Alkoholismus in der zeitlichen Nachfolge einer anderen psychischen Erkrankung (z. B. einer antisozialen Persönlichkeit)
Lesch (1985)	Typ 1	Trinkt Alkohol zur Vorbeugung des Entzugs (biologisches „craving")
	Typ 2	Persönlichkeitsstörungen führen zu Angst und Kontaktscheu, Alkohol schafft Erleichterung (psychologisches „craving")
	Typ 3	Trinkt Alkohol zur Selbstmedikation bei Zyklothymien oder Oligophrenien
	Typ 4	Körperlicher und/oder psychische Schäden bereits vor dem 14. Lebensjahr nachweisbar

konsum sei ein häufiges Symptom dieser Störung. Eine trinkende Person mit einer antisozialen Persönlichkeitsstörung als Alkoholiker zu bezeichnen, so Schuckit, sei deshalb genauso unlogisch wie einem depressiven Kokainisten im Entzug die Diagnose einer unabhängigen affektiven Störung zuzuerkennen.

Lesch unterscheidet nach Vorgeschichte, Verlauf und klinischem Bild vier verschiedene Alkoholismustypen (Lesch 1985). Der Typ 1 trinkt Alkohol zur Vorbeugung des Entzugssyndroms (biologisches „craving"). Beim Typ 2 führen Persönlichkeitsstörungen zu Angst und Kontaktscheu, wobei die Wirkung des Alkohols als erleichternd empfunden wird (psychologisches „craving"). Der Typ 3 verwendet den Alkohol zur Selbstmedikation bei Zyklothymien oder Oligophrenien. Beim Typ 4 bestehen körperliche und/oder psychische Vorschäden, die bereits vor dem 14. Lebensjahr nachweisbar sind, so daß dem gesellschaftlichen Trinkzwang nicht widerstanden werden kann.

Jede dieser Typologien hat ihre Vor- und Nachteile, jede beschreibt dem Kliniker vertraute Aspekte alkoholsüchtigen Verhaltens. Keine dieser Typologien hat sich allerdings bislang unangefochten durchsetzen können.

2.5 Persönlichkeitsstörung und Alkoholismus

„In der Tat lehrt die klinische Erfahrung, daß die meisten Säufer geborene Psychopathen sind und außer ihrer Trunksucht noch andere Zeichen einer ererbten nervösen Anlage aufweisen ... Hyper- und dysthyme, ängstliche, hysterische, erregbare, weichliche oder einfach haltlose Psychopathen ... finden sich hier zusammen." So beschrieb Oswald Bumke (1948) in seinem *Lehrbuch der Geisteskrankheiten* den Zusammenhang zwischen Psychopathie und Alkoholismus – und charakterisierte damit die traditionelle Auffassung seines Faches, wonach eine wie auch immer geartete psychopathisch gestörte Persönlichkeit und „Trunksucht" offensichtlich Hand in Hand gingen. Dieser klinische Eindruck mag auch heute noch so sein. So schreibt Gunderson beispielsweise: „... 60 to 70 percent of alcoholic persons have personality disorders" (Gunderson u. Phillips 1995).

Die wissenschaftliche Überprüfung dieses Eindrucks leidet allerdings unter der mangelnden Gültigkeit und Zuverlässigkeit der Diagnose „Persönlichkeitsstörung". Von den elf verschiedenen Störungen, die in DSM-III-R aufgeführt werden, weisen die meisten eine mangelnde Trennschärfe sowohl im diagnostischen Randbereich zum Gesunden als auch untereinander auf. Nur die antisoziale Persönlichkeitsstörung (Soziopathie) verfügt über ein akzeptables Maß an diagnostischer Validität und Reliabilität (Schuckit 1989).

In amerikanischen Behandlungsprogrammen erfüllen zwischen 5 und 20 % aller männlichen Alkoholiker die Kriterien einer antisozialen Persönlichkeitsstörung, wohingegen andere Achse-II-Störungen bei Alkoholikern (außer im Intoxikations- oder Entzugsstadium!) nicht in vermehrtem Maße vorhanden sein sollen (Schuckit 1995). Bei Gefängnisinsassen soll die Prävalenz sogar bei 40–80 % liegen (Schuckit 1989).

Die antisoziale Persönlichkeitsstörung ist durch ein Verhaltensmuster charakterisiert, das bereits vor dem 15. Lebensjahr zu schweren Problemen in fast allen Lebensbereichen führt. Hierzu gehören Probleme zu Hause (wiederholtes Weglaufen, unkorrigierbares Verhalten), Probleme in der Schule (häufiges Bestraftwerden, Sitzenbleiben), Probleme mit Gleichaltrigen (häufige Kämpfe,

Waffengebrauch) und Probleme mit der Polizei (Stehlen, Gewalttätigkeiten, Promiskuität). Dieses antisoziale Verhaltensmuster setzt sich ins Erwachsenenalter hinein fort und mündet nicht selten in eine *sekundäre* Alkoholproblematik ein, die dann allerdings einen anderen Verlauf nimmt als bei Abhängigen ohne diese Persönlichkeitsstörung. Die Prognose gilt dann als besonders ungünstig.

Die Prävalenz der antisozialen Persönlichkeit wird auf etwa 1–3 % bei Männern und auf unter 0,5 % bei Frauen geschätzt mit einem Geschlechtsverhältnis von ca. 5 : 1. Mehrere Autoren konnten zeigen, daß Träger einer solchen antisozialen Persönlichkeit gegenüber Kontrollpersonen ein (bis zu 21fach) erhöhtes Risiko besitzen, eine Drogen- oder Alkoholabhängigkeit zu entwickeln (Cadoret et al. 1985; Kandel et al. 1984; Donovan et al. 1983; Monnelly et al. 1983). Harford u. Parker (1994) konnten auf Daten des National Longitudinal Survey zurückgreifen, ein jährlicher Überblick über eine repräsentative Stichprobe junger Erwachsener in den USA, die 1979 mit 12 686 Personen (Alter: 14–21 Jahre) begonnen wurde. Sie konnten zeigen, daß antisoziales Verhalten im Jahre 1980 signifikant mit Alkoholabhängigkeit im Jahre 1989 assoziiert war. Weitere Ergebnisse dieser Untersuchung waren: Antisoziales Verhalten war unabhängig vom Status der Herkunftsfamilie und war nicht assoziiert mit einer positiven Familienanamnese für Alkoholismus (Harford u. Parker 1994).

Die meisten Wissenschaftler sehen in der (primären) Alkoholabhängigkeit und der antisozialen Persönlichkeit mit (sekundärem) Alkoholismus trotz zahlreicher Gemeinsamkeiten zwei unterschiedliche Krankheitsbilder, die sich nicht nur im klinischen Querschnitt, sondern auch in der Prognose und im Vererbungsmodus unterscheiden.

2.6 Schlußfolgerung

Die Forschung der letzten Jahrzehnte hat gezeigt, daß es *die* spezifische Ausgangspersönlichkeit mit süchtiger Grundhaltung nicht gibt und – vorausgesetzt man kontrolliert die konfundierenden Variablen „Entzugssyndrom" und „Antisoziale Persönlichkeitsstörung" – daß sich Alkoholabhängige in Ihrem Persönlichkeitsprofil von Gesunden bzw. anderen psychisch Kranken mit nur ungenügender Trennschärfe abgrenzen lassen. Noch immer gilt der Satz, daß sich im Vorfeld des Alkoholismus „die gesamte Systematik der Neurosenlehre und der medizinisch-psychologischen Charakterlehre und Typologie nebst einer beträchtlichen Anzahl durchschnittlicher Charaktere" wiederfindet (Wieser 1972). Dies sollte aber nicht dazu führen, persönlichkeitspsychologische Aspekte süchtigen Verhaltens außer Acht zu lassen. Vielleicht sind es bestimmte Persönlichkeitseigenschaften in Interaktion mit Umgebungsfaktoren und/oder biologischer Vulnerabilität, die für unterschiedliche Verhaltensaspekte süchtigen Trinkens (und seine Behandelbarkeit) mit verantwortlich sind.

Literatur

Anthenelli RM, Smith TL, Irwin MR, Schuckit MA (1994) A comparative study of criteria for subgrouping alcoholics: the primary/secondary diagnostic scheme versus variations of the type 1/type 2 criteria. Am J Psychiatry 151: 1468–1474

Barnes GE (1979) The alcoholic personality; a reanalysis of the literature. J Stud Alcohol 40: 571–634

Barnes GE (1980) Characteristics of the clinical alcoholic personality. J Stud Alcohol 41: 894

Bumke O (1948) Lehrbuch der Geisteskrankheiten, 7. Aufl. Springer, Berlin Göttingen Heidelberg

Cadoret RJ, O'Gorman TW, Troughton E, Heywood E (1985) Alcoholism and antisocial personality: interrelationships, genetic and environmental factors. Arch Gen Psychiatry 42: 161–167

Cloninger CR (1986) A unified biosocial theory of personality and its role in the development of anxiety states. Psychiatric Developments 3: 167–226

Cloninger CR (1987) Neurogenetic adaptive mechanisms in alcoholism. Science 236: 410–416

Cloninger CR, Bohman M, Sigvardsson S (1981) Inheritance of alcohol abuse: cross-fostering analysis of adopted men. Arch Gen Psychiatry 38: 861–868

Cloninger CR, Sigvardsson S, Bohman M (1988) Childhood personality predicts alcohol abuse in young adults. Alcoholism 12: 494–505

Cloninger CR, Svrakic DM, Przybeck TR (1993) A psychobiological model of temperament and character. Arch Gen Psychiatry 50: 975–990

Cloninger CR, Sigvardsson S, Przybeck TR, Svrakic DM (1995) Personality antecedents of alcoholism in a national area probability sample. Eur Arch Psychiatry Clin Neurosci 245: 239–244

Costa PT, McCrae RR (1995) Theories of personality and psychopathology: approaches derived from philosophy and psychology. In: Kaplan HI, Sadock BJ (eds) Comprehensive textbook of psychiatry, 6th edn, vol I. Williams & Wilkins, Baltimore, pp 507–519

Cox WM (1983) Identifying and measuring alcoholic personality characteristics. Jossey-Bass, San Francisco

Cox WM (1987) Personality theory and research. In: Blane HT, Leonard KE (eds) Psychological theories of drinking and alcoholism. Guilford Press, New York, pp 55–89

DeJong, CAJ, van den Brink W, Harteveld FM, van der Wielen EGM (1993) Personality disorders in alcoholics and drug addicts. Compr Psychiatry 34: 87–94

Donovan JE, Jessor R, Jessor SL (1983) Problem drinking in adolescence and young adulthood: A follow-up study. J Stud Alcohol 44: 109–137

Dufeu P, Kuhn S, Schmidt LG (1993) Charakteristische Persönlichkeitsstruktur bei Alkoholabhängigen? Therapiewoche 43: 320–326

Eysenck HJ (1957) Drugs and personality, I: Theory and methodology. J Ment Sci 103: 119–131

Feuerlein W (1975) Alkoholismus – Mißbrauch und Abhängigkeit. Thieme, Stuttgart

Fichter MM, Frick U (1992) Therapie und Verlauf von Alkoholabhängigkeit. Auswirkungen auf Patient und Angehörige. Springer, Berlin Heidelberg New York Tokyo

Gunderson JG, Phillips KA (1995) Personality disorders. In: Kaplan HI, Sadock BJ (eds) Comprehensive textbook of psychiatry, 6th edn, vol II. Williams & Wilkins, Baltimore, pp 1425–1462

Harford TC, Parker DA (1994) Antisocial behavior, family history, and alcohol dependence symptoms. Alcohol Clin Exp Res 18: 265–268

Hoffmann H, Loper RC, Kammeier ML (1974) Identifying future alcoholics with MMPI alcoholism scales. Quart J Sub Abuse 35: 490–498

Jellinek EM (1960) The disease concept of alcoholism. Hillhouse, New Haven

Jessor R, Jessor SL (1975) Adolescent development and the onset of drinking. A longitudinal study. J Stud Alcohol 36: 27–51

Jessor R, Jessor SL (1977) Problem behavior and psychosocial development: A longitudinal study. Academic Press, New York

Jones MC (1968) Personality correlates and antecendents of drinking patterns in adult males. J Consult Clin Psychol 32: 2

Kammeier ML, Hoffmann H, Loper RG (1973) Personality characteristics of alcoholics as college freshmen and at time of treatment. Q J Stud Alcohol 34: 390

Kandel DB, Raveis VH, Kandel PI (1984) Continuity in discontinuities: Adjustment in young adulthood of former school absentees. Youth and Society 15: 325–352

Keller M (1972) The oddities of alcoholics. Q J Stud Alcohol 33: 1147–1148

Kilpatrick DG, McAlhany D, McCurdy L, Shaw DL, Roitzsch JC (1982) Aging, alcoholism, anxiety, and sensation seeking: An exploratory investigation. Addict Behav 7: 97–100

Klages U (1985) Ein Vergleich von Alkoholismus-Patienten längerfristig abstinenten Alkoholikern und Normalpersonen auf dem Freiburger Persönlichkeits-Inventar. Z Klin Psychol 15: 53–59

Knight RP (1937) The dynamics and treatment of chronic alcohol addiction. Bulletin of the Menninger Clin 1: 233–250

Knorring L von, Palm U, Andersson H (1985) Relationship between treatment outcome and subtype of alcoholism in men. J Stud Alcohol 46: 388–391

Kraft P, Rise J (1994) The relationship between sensation seeking and smoking, alcohol consumption and sexual behavior among Norwegian adolescents. Health Educ Res 9: 193–200

Kryspin-Exner I (1981) Persönlichkeitsvariablen des Alkoholikers. In: Knischewski E (Hrsg) Alkoholismus-Therapie, Vermittlung von Erfahrungsfeldern im stationären Bereich. Nicol, Kassel, S 45–48

Küfner H (1981) Zur Persönlichkeit von Alkoholabhängigen. In: Knischewski E (Hrsg) Alkoholismus-Therapie, Vermittlung von Erfahrungsfeldern im stationären Bereich. Nicol, Kassel, S 23–40

Lesch OM (1985) Chronischer Alkoholismus – Typen und ihr Verlauf. Eine Langzeitstudie. Thieme, Stuttgart

Levenson RW, Oyama ON, Meek PS (1987) Greater reinforcement from alcohol for those at risk: parental risk, personality risk, and sex. J Abnorm Psychol 96: 242–253

Loper RG, Kammeier ML, Hoffmann H (1973) MMPI characteristics of college freshman males who later became alcoholics. J Abnorm Psychol 82: 159–162

McDonald RL (1967) The effects of personality type on drug response. Arch Gen Psychiatry 17: 680–686

McDougall W (1929) The chemical theory of temperament applied to introversion and extraversion. J Abnorm Soc Psychology 24: 293–309

Monnelly EP, Hartl EM, Elderkin R (1983) Constitutional factors predictive of alcoholism in a follow-up of delinquent boys. J Stud Alcohol 44: 530–537

Morey LC, Skinner HA, Blashfield RK (1984) A typology of alcohol abusers: Correlates and implications. J Abnom Psychol 93: 408–417

Oreland L, Hallman J, Knorring LV von, Edman G (1988) Studies on monoamine oxidase in relation to alcohol abuse. In: Kuriyama K, Takeda A, Ishii H (eds) Biomedical and social aspects of alcohol and alcoholism. Elsevier Science Publishers, Biomedical Division, New York, pp 207–210

Partington JT, Johnson FG (1969) Personality types among alcoholics: Q J Stud Alcohol 30: 21–34

Penick E, Read MR, Crowley PA, Powell BJ (1978) Differentiation of alcoholics by family history. J Stud Alcohol 39: 1944–1948

Pfrang H, Schenk J (1982) Die Auswirkungen des Alkohol-Entzugs-Syndroms auf das Selbstbild Alkoholabhängiger im Freiburger Persönlichkeitsinventar (FPI) bei der Aufnahme und im Verlauf der Therapie. Arch Psychiatr Nervenkr 232: 489–500

Schuckit MA (1983) Extroversion and neuroticism in young men at higher or lower risk for alcoholism. Am J Psychiatry 140: 1223–1224

Schuckit MA (1985) The clinical implications of primary diagnostic groups among alcoholics. Arch Gen Psychiatry 42: 1043–1049

Schuckit MA (1989) Drug abuse and alcoholism newsletters, vol XVIII, 7: How relevant are personality diagnoses? Vista Hill Foundation, San Diego

Schuckit MA (1995) Alcohol-related disorders. In: Kaplan HI, Sadock BJ (eds) Comprehensive textbook of psychiatry, 6th edn, vol I. Williams & Wilkins, Baltimore, pp 775–790

Schuckit MA, Irwin M, Mahler HIM (1990) Tridimensional personality questionnaire scores of sons of alcoholic and nonalcoholic fathers. Am J Psychiatry 147: 481–487

Tarter RE (1988) Are there inherited behavioral traits that predispose to substance abuse? J Consult Clin Psychol 56: 189–196

Wanke K (1987) Zur Psychologie der Sucht. In: Kisker KP, Lauter H, Meyer JE, Müller C, Strömgren E (Hrsg) Psychiatrie der Gegenwart, 3. Aufl., Bd 3: Abhängigkeit und Sucht, Springer, Berlin Heidelberg New York Tokyo, S 19–52

Wiesbeck GA, Boening J (1996) Dopaminerge Aktivität und verhaltensbiologische Persönlichkeitsmerkmale Alkoholabhängiger im „drug challenge"-Paradigma. In: Mann K, Buchkremer G (Hrsg) Sucht. Fischer, Stuttgart Jena New York, S 67–76

Wiesbeck GA, Wodarz N, Mauerer C, Thome J, Jakob F, Boening J (1996) Sensation seeking, alcoholism and dopamine activity. Eur Psychiatry 11: 87–92

Wieser S (1972) Familienstruktur und Rollendynamik bei Alkoholikern. In: Kisker KP, Meyer JE, Müller C, Strömgren E (Hrsg) Psychiatrie der Gegenwart, Bd II/2, Klinische Psychiatrie 2, 2. Aufl. Springer, Berlin Heidelberg New York

Wit H de, Bodker B (1994) Personality and drug preferences in normal volunteers. Int J Addict 29: 1617–1630

Zimbardo PG (1988) Psychologie, 5. Aufl. Springer, Berlin Heidelberg New York Tokyo

Zuckerman M (1969) Theoretical formulations. In: Zubeck JG (ed) Sensory deprivation: fifteen years of research. Appleton-Century, New York, pp 407–432

Zuckerman M (1994) Behavioral expressions and biosocial bases of sensation seeking. Cambridge University Press

Diskussion zu Vortrag 2

Von Dr. G. A. Wiesbeck

L. G. Schmidt

Für Schuckit sind die Wirkungen von Alkohol auf biologische Systeme entscheidend. Die Art und Weise, wie beispielsweise belohnende, entängstigende oder auch adversive Wirkungen von Alkohol im Gehirn erlebt werden, steuert das Verhalten, Persönlichkeitsmerkmale spielen dagegen kaum eine Rolle. Die Nosologiespezifität der Persönlichkeitsvariablen ist also sehr gering.

Die Art des therapeutischen Zugangs hängt davon ab, wie die Persönlichkeitsstruktur konfiguriert ist, das zeigen ja auch die Studien von Monelly. Je mehr dissoziale Persönlichkeitsmerkmale bestehen, um so mehr ist „social skill training" indiziert. Herrschen dagegen ängstlich-depressive Merkmale vor, so ist eher ein interpersonaler, interaktioneller Zugang geboten. Die Persönlichkeitsdimension spielt also in der Therapie wahrscheinlich eine größere Rolle als in der Ätiologie.

H.-J. Möller

Sie haben gesagt, es gibt keine Suchtpersönlichkeit, wohl aber Persönlichkeitsfaktoren, die zum Alkoholismus prädisponieren. Das Dilemma ist nur, daß sich diese Faktoren dann aber bei Personen, die später Alkoholiker werden, doch anhäufen müßten.

G. A. Wiesbeck

Das Problem der antezedenten und konsequenten Persönlichkeitsunterschiede mag hier eine Rolle spielen. Nach Auffassung von Cloninger ist es keine abgrenzbare Grundpersönlichkeit, die zur Sucht bzw. zum Alkoholismus prädestiniert. Aber vielleicht sind es einzelne Persönlichkeitsdimensionen, die mit unterschiedlichen Aspekten des Trinkverhaltens assoziiert sind, also z. B.) mit Beginn, Aufrechterhaltung, Häufigkeit, Menge und Beendigung des Trinkens. Das wird zur Zeit diskutiert, gesichert ist es nicht.

J. Böning

Cloninger ist inzwischen der Auffassung, daß selbst bei den von ihm definierten Charakterdimensionen, die man ja als kulturspezifischen Prägungseinfluß interpretieren muß, gewisse genetische Mitdeterminanten existieren, bei den Temperamentsdimensionen natürlich sehr viel mehr. In deutscher Tradition, auch aus tiefenpsychologisch-analytischer Sicht, sprechen wir doch immer noch vom oralen Typus, von Narzißmus. Das sollte man nicht so einfach von der Hand weisen. Ich glaube, es handelt sich um antezedente Störungen, die bearbeitet werden müssen. Im Grunde wäre es jetzt notwendig, eine übergreifende Theorie zu entwickeln, wie sich diese vielleicht mit den psychophysiologischen, neurobiologisch orientierten Modellen integrieren lassen.

Noch ein Kommentar zur Entstehung und Aufrechterhaltung süchtigen Verhaltens: Wir können heute anhand neurobiologischer Fakten, beispielsweise über das Reward-System, recht gut erklären, warum das menschliche Gehirn so reagiert. Genauso gut läßt sich aber die Entwicklung einer Suchtpersönlichkeit auch über die Formierung dieses Systems erklären. Es gibt Untersuchungen von Herrn Herz und seiner Arbeitsgruppe, die auf eine bidirektionale Tonusstörung im opioidergen System hinweisen. Das heißt, möglicherweise ist für das Drogensuchtverhalten eine primäre, biochemisch bedingte Toxophilie verantwortlich. Es ist also nicht ausgeschlossen, daß doch etwas auf neurobiochemisch-genetischer Ebene vorhanden ist, das sich aber in einer anderen Persönlichkeitsdimension bisher noch nicht sicher abbilden läßt.

W. Zieglgänsberger
Direkt dazu: Wir arbeiten unter anderem mit speziellen, auf Ängstlichkeit gezüchteten Rattenstämmen. Anders als normale Ratten trinken diese ängstlichen Ratten sofort und bereitwillig Alkohol. Dieses Verhalten paßt durchaus zu Untersuchungen, etwa von Wittchen et al., wonach ängstliche Jugendliche deutlich häufiger zu Alkohol greifen. Auch die Studie von Holly et al. zeigt klar, daß dabei nicht nur Impulsivität, sondern auch Angst und Psychoaffektivität eine Rolle spielen.

H.-J. Möller
Wobei aber interessanterweise eine besonders hohe Komorbidität nicht mit der generalisierten Angststörung besteht, sondern mit der sozialen Phobie.

W. Zieglgänsberger
Richtig, das scheint auch bei den Eltern schon so zu sein.

3 Neurobiologische Grundlagen der Alkoholabhängigkeit

H. Rommelspacher

Familien-, Adoptions-, Zwillings- und Hochrisikostudien belegen eine Prädisposition zur Alkoholabhängigkeit. Akut führt Alkohol zu einer Förderung der GABA-Wirkung auf GABA$_A$-Rezeptoren und einer Hemmung von Glutamat-NMDA-Rezeptoren sowie spannungsabhängiger Kalziumkanäle vom L-Typ. Weitere empfindliche Strukturen sind die transmembranale Signaltransduktion, wobei die Übertragung der Dopaminwirkung über Dopaminrezeptoren auf die Adenylatzyklase besonders gut untersucht worden ist. Akute Alkoholapplikation führt zu einer Bahnung dieser komplexen Proteininteraktionen, während chronische Alkoholintoxikation diese erschwert. Auf Verhaltensebene führt eine akute Einnahme von Alkohol vor allem zu einer Stimulierung des mesolimbischen Belohnungssystems und somit zur Aktivierung motivationaler Schaltkreise. Damit werden ursprünglich neutrale Reize, die im Zusammenhang mit der Alkoholeinnahme stehen, mit den Wirkungen des Alkohols verknüpft. Auf neuronaler Ebene spielen Sensitivierungs- und Desensitivierungsprozesse, darunter die durch Adaptation verminderte Stimulierbarkeit GABAerger Mechanismen, eine dominierende Rolle. Damit wäre erklärbar, daß die Kontrolle über die Beendigung von Trinkepisoden im Laufe der Entwicklung von abhängigem Verhalten verloren geht.

3.1 Einleitung

Bei der Suche einer Definition der Alkoholabhängigkeit stößt man zwangsläufig auf die beiden maßgeblichen Diagnostik-Manuale, nämlich das diagnostische und statistische Manual der psychischen Störungen, das von der amerikanischen Psychiatrischen Gesellschaft herausgegeben wird (DSM-IV) und die ICD-10-Klassifikation der psychischen und Verhaltensstörungen der Weltgesundheitsorganisation (WHO). Auch unter Berücksichtigung der Intention der Autoren, eine gut operationalisierbare Liste von Kriterien aufzustellen, wobei Vorstellungen zu den Ursachen psychischer Erkrankungen eine untergeordnete Rolle spielen, ist es bemerkenswert, daß das Vorhandensein einer Toleranz in beiden Manualen als erstes Kriterium aufgeführt ist. Als zweites Kriterium ist ein physiologisches Entzugssyndrom erwähnt, und erst dann

Bayer-ZNS-Symposium, Bd. XII
Alkoholismus als psychische Störung
Hrsg. M. Soyka u. H.-J. Möller
© Springer-Verlag Berlin Heidelberg 1997

werden die Kriterien der psychischen Abhängigkeit aufgelistet. Zwar gibt es zunehmend Hinweise aus der Grundlagenforschung für eine enge Verzahnung zwischen dem Entzugssyndrom und der psychischen Abhängigkeit, doch erleichtert es die Transparenz der Darstellung, wenn auch weiterhin als Leitfaden an die klassischen Trias, nämlich der Toleranz, des körperlichen Entzugs und der psychischen Abhängigkeit im Zusammenhang mit den Grundlagen der Abhängigkeit festgehalten wird.

3.2 Disposition zur Abhängigkeit

Epidemiologische Untersuchungen zeigen, daß Nachkommen von Alkoholkranken eine erhöhtes Risiko haben, selbst alkoholkrank zu werden. Dies ist durch Familien-, Zwillings- und Adoptionsstudien gut belegt.

3.2.1 Familienuntersuchungen

Schon in den 70er Jahren wurde durch Familienuntersuchungen ein familiär gehäuftes Risiko für Alkoholabhängigkeit gezeigt. Beispielhaft sei nur eine Untersuchung von Dawson et al. erwähnt (1992). Die Autoren konnten bei einer Stichprobe von 23 152 Alkoholkonsumenten, von denen 12,1 % alkoholabhängig waren, feststellen, daß das Risiko, abhängig zu werden, um so größer ist, je mehr Generationen von der Alkoholkrankheit betroffen sind. Das Risiko war 1,91fach höher als das Risiko der Allgemeinbevölkerung, wenn in der Elterngeneration Alkoholismus bekannt war. Wenn nur in der Großelterngeneration Alkoholismus vorkam, war das Risiko 1,51fach höher. Wenn in zwei Generation in der Aszendenz Alkoholkranke waren, stieg das Risiko auf das 2,79fache.

3.2.2 Zwillingsuntersuchungen

Zwillingsuntersuchungen mit monozygoten und dizygoten Zwillingspaaren belegen ebenfalls einen hohen genetischen Anteil für Alkoholabhängigkeit. Eine Metaanalyse ergab einen genetischen Anteil bei männlichen Personen von etwa 50 % und bei weiblichen Personen von etwa 25 %.

3.2.3 Adoptionsstudien

Adoptionsstudien wurden vor allem in Schweden durchgeführt. Nur solche Personen wurden einbezogen, die in den ersten Lebensmonaten von Nichtblutsverwandten adoptiert worden waren. Die Analysen ergaben, daß bei Söhnen von alkoholkranken biologischen Eltern das Risiko, alkoholkrank zu werden, vierfach erhöht ist. Interessant ist auch die Bestätigung für die im klinischen Alltag häufig gemachte Beobachtung, daß Alkoholprobleme in der

Elterngeneration ein höheres Risiko für Drogenabhängigkeit zur Folge haben (Übersicht bei Rommelspacher 1995).

3.2.4 „High-risk"-Studien

Aufschlußreich sind auch Untersuchungen von Söhnen alkoholkranker Väter, sog. „High-risk"-Studien. Diese Studien wurden durchgeführt, um biologische Charakteristika in der Jugend (Alter 18–25 Jahre) zu finden, die mit dem Risiko, später alkoholkrank zu werden, korrelierten. Um den Einfluß von Alkohol während der Schwangerschaft als konfundierende Variable auszuschalten, wurden in die meisten Studien nur die Nachkommen alkoholkranker Väter einbezogen.

Etwa 40 % dieser Söhne („Väter positiv Söhne", Vp S) reagierten auf einen Probetrunk von Ethanol (0,7 ml/kg und einen zweiten von 1,1 ml/kg Körpergewicht) weniger intensiv als eine Vergleichsgruppe (Vn S). Dies betraf die subjektiven Empfindungen, betrunken zu sein, die Standunsicherheit, bestimmte EEG-Wellen (Amplitude der P_{300}-Welle der akustisch evozierten Potentiale im EEG; „latency") und mehrere Hormone, (geringerer Anstieg von ACTH, Prolaktin, Kortisol nach Ethanol; „blunting"). Bei den entsprechenden Untersuchungen wurden vergleichbare Reaktionen auch bei den Töchtern von alkoholabhängigen Vätern beobachtet. Interessanterweise scheint die Reaktion auf den Tranquilizer Diazepam zwischen den Gruppen nicht unterschiedlich zu sein. Die Befunde wurden dahingehend interpretiert, daß die verminderte Reaktion auf Ethanol ein Schutzmechanismus des Körpers ist. Allerdings könnte dadurch auch das Risiko steigen, größere Mengen an alkoholischen Getränken zu konsumieren, um dieselben Wirkungen zu erleben wie genetisch unbelastete Jugendliche mit einer vergleichsweise niedrigen Alkoholmenge. Die sog. Risiko-Söhne erleben weniger Warnsignale, die ihnen anzeigen, daß es an der Zeit ist, mit dem Trinken aufzuhören. Diese Situation könnte zu Gewohnheitstrinken und Toleranzentwicklung beitragen, was wiederum in einen Teufelskreis zu höherem Alkoholkonsum führen würde. Sollten sich diese Personen Gruppen anschließen, die häufig in großen Mengen alkoholische Getränke konsumieren, würde dies zu einer weiteren Verschärfung des individuellen Alkoholproblems führen.

In einer Nachuntersuchung nach 10 Jahren zeigte sich, daß die Personen mit verminderter Ethanolempfindlichkeit signifikant häufiger alkoholkrank geworden waren als die Kontrollpersonen. Aus diesen Befunden geht hervor, daß nicht jeder Sohn eines alkoholkranken Vaters Alkoholiker werden muß. Die 20 % unempfindlichster Söhne aus beiden Gruppen zusammengenommen hatten eine mehr als 50 %ige Wahrscheinlichkeit, alkoholkrank zu werden. Der Test kann ein Hinweis sein, um Betreffende entsprechend zu beraten (Schuckit u. Smith 1996).

Diese Schlußfolgerungen legen die Frage nahe, ob es weitere Indikatoren gibt, die Ausdruck eines erhöhten Risikos sind, abhängig zu werden. Dazu sei auf eine eigene Übersichtsarbeit hingewiesen (Rommelspacher 1995).

3.2.5 Persönlichkeitscharakteristika

Besonders bemerkenswert sind Befunde zur Rolle der Persönlichkeit. Ein hoher genetischer Anteil (von etwa 70 %) besteht bei Männern, bei denen süchtiges Verhalten bereits während der Pubertät aufgetreten ist. Für die meisten Untersucher sind diese Personen ein besonderer Alkoholikertypus (Typ 2 nach Cloninger 1995). Weitere Besonderheiten dieses Typus sind:

- Die Umwelt beeinflußt die Häufigkeit (Inzidenz) des Alkoholismus nicht, jedoch den Schweregrad.
- Schwere Alkoholprobleme treten immer wieder auf. Die Betroffenen empfinden häufig Alkoholverlangen. Wenn sie getrunken haben, sind sie oft in Streitereien und Schlägereien verwickelt und geraten auch mit der Polizei in Konflikt.
- Sie sind leicht aufbrausend und probieren viele Substanzen neben dem Alkohol bezüglich deren euphorisierenden Wirkungen aus.
- Körperliche Entzugserscheinungen sind relativ wenig ausgeprägt, im Einzelfall nicht einmal nachweisbar. Selten sind auch Schuldgefühle wegen ihres Alkoholismus und Angst vor der Abhängigkeit.
- Die Persönlichkeit ist durch einen hohen „novelty seeking score" (das Bedürfnis, ständig Neues zu erleben) und einen geringen „harm avoidance score" (Ausweichen vor Schwierigkeiten, wenig optimistisch, eher furchtsam und besorgt, zu gesellschaftlichem Konformismus neigend) gekennzeichnet.

3.3 Ethanol und Membranlipide

Trotz ausführlicher Untersuchungen des primären Angriffsorts von Ethanol an Zellmembranen ist ein exklusiver Mechanismus bisher nicht bekannt. Da Ethanol anästhetische Wirkungen hat, wurde lange angenommen, daß seine Wirkungen ähnlich wie die der Anästhetika zustandekommen. Sowohl Ethanol wie auch andere Anästhetika wie beispielsweise Halotan, Diaethyläther, 4-Hydroxybuttersäure, Butanol und Xenon sind kleine Moleküle, die sich von ihrer chemischen Struktur her nicht ähneln. Deshalb wird angenommen, daß die Störungen der Ordnung neuronaler Membranlipide zur Wirkung von Ethanol beiträgt. Zudem könnte er einen Einfluß auf die Lipidzusammensetzung der Membranen haben, Eigenschaften einzelner Lipide verändern, die Funktion von Membranproteinen ändern, die Signalübertragung beeinflussen, die Funktion von Ionenkanälen modulieren oder in die Expression von Rezeptoruntereinheiten eingreifen. Neuere Untersuchungen weisen auch auf einen intraneuronalen Angriffspunkt an Membran-nahen Enzymen hin (Adenylatcyclase, Proteinkinase C). Modulierende Effekte wurden auch im Bereich der Zellkerne gefunden (Erhöhung der Transkriptionsrate des Streßproteins GRP 78). Die Veränderungen im Bereich der Lipidschicht der Membranen nach chronischer Alkoholexposition sind gering, und es gibt keine Befunde, die belegen würden, daß diese Veränderungen die Funktion von Membranproteinen in vivo entscheidend beeinflussen. Allerdings sind die Auswirkungen von Störungen der Lipidschicht auf einzelne Proteine sehr unterschiedlich. Beispielsweise haben sie keinen meßbaren Einfluß auf die Kalzium/Magnesium-ATPase (Lee 1991). Andererseits ist die Funktion von Rezeptoraktivierten Natriumkanälen mit der Ordnung der Lipidschicht korreliert, nicht jedoch die Funktion von Kalziumkanälen (Harris u. Bruno 1985). Bei der Bewertung dieser Befunde sollte bedacht werden, daß der Anstieg der Temperatur um weniger als 1 °C eine Veränderung der Ordnung der Lipide auslöst, die ähnlich ausgeprägt ist wie die durch üblicherweise erreichbare Konzentrationen von Ethanol oder Narkosemittel, ohne daß dies zu einer Intoxikation bzw. Narkose führen würde (Pang et al. 1980; Franks u. Lieb 1982). Nach heutigem Kenntnisstand muß davon ausgegangen werden, daß die Wirkungen von Ethanol nicht durch Veränderungen der Membranlipide erklärt werden können. Auch die nach chronischer Alkoholeinnahme nachweisbaren Veränderungen der Verteilung von Lipiden zwischen der inneren und äußeren Schicht der Membran sind zwar beschrieben, ihre Rolle für die chronischen Effekte von Ethanol sind jedoch unklar. Zu Einzelheiten dieser Effekte sei auf die Übersichtsarbeit von Mohring u. Shoemaker (1995) hingewiesen. Diese Beobachtungen stützen also die Hypothese, daß Ethanol nicht über einen primären Mechanismus wie beispielsweise die Opioide über Opioidrezeptoren wirkt. Da es keinen „Alkohol-Rezeptor" gibt, ist es nicht weiter verwunderlich, daß niedrige Konzentrationen von Ethanol mehrere verschiedene Mechanismen mit etwa der gleichen Wirksamkeit beeinflussen. Wir können heute davon ausgehen, daß besonders die Ionenkanäle empfindlich auf Ethanol reagieren, daß andererseits auch G-Protein-gekoppelte Rezeptoren, deren Aktivierung vergleichsweise langsamer erfolgt, Angriffsstellen für Ethanol sind.

3.4 Wirkungen von Ethanol auf Rezeptoren

Obgleich lange angenommen wurde, daß – wie oben ausgeführt – Ethanol unspezifisch auf die Lipidmembran von Nervenzellen wirkt, wurde immer deutlicher, daß Ethanol durchaus eine selektive Wirkung hat. Eine solche Selektivität wird am deutlichsten bei Konzentrationen von Ethanol unter 50 mmol/L, was einer Blut- oder Gehirnkonzentration von unter 3 ‰ entspricht. Das γ-Aminobuttersäure (GABA$_A$)-Rezeptorsystem, der N-Methyl-D-Aspartat (NMDA)-Subtyp des Glutamat-Rezeptors und das dopaminerge System im limbischen Vorderhirn sind besondere Beispiele für die selektive Interaktion von Ethanol mit definierten Hirnstrukturen. An diesen Beispielen sind die Effekte sowohl von akuten wie auch von chronischen Effekten von Ethanol und deren funktionelle Konsequenzen besonders genau untersucht worden.

3.4.1 GABA$_A$-Rezeptoren

Ursprünglich wurde die Wirkung von Ethanol auf die Funktion von GABA$_A$-Rezeptoren deshalb untersucht, weil die Verhaltenseffekte nach Ethanolgabe,

Barbituraten und Benzodiazepinen besonders ähnlich waren (z. B. Anxiolyse, Sedierung und Schlaf). Es wurde deshalb angenommen, daß Ethanol, wie die anderen Substanzen, die Wirkung von GABA auf Rezeptorebene verstärken würde. Nachdem die methodischen Voraussetzungen geschaffen waren, wurde insbesondere untersucht, ob die Unterschiede in den Wirkungen der drei oben genannten Modellsubstanzen damit erklärbar wären, daß sie eine Präferenz für jeweils eine bestimmte Zusammensetzung des GABA$_A$-Rezeptors hätten. Niedrige Konzentrationen von Ethanol beeinflussen GABA$_A$-Rezeptoren wahrscheinlich vorwiegend dadurch, daß sie die Phosphorylierung einer langen Form (alternativ gespliced) der γ_{2L}-Untereinheit stimuliert. Verglichen mit der Kurzform, der γ_{2S}-Untereinheit, bildet diese eine zusätzliche Konsenssussequenz von acht Aminosäuren, die einen Serinrest enthält, der durch die Proteinkinase C (PKC) phosphoryliert werden kann. Dieser bemerkenswerte Befund führte zu der Schlußfolgerung, daß eine Ausschaltung der PKC die Verhaltenseffekte von Ethanol blockieren könnte. Diese Hypothese wurde von der Gruppe von Harris geprüft am Beispiel einer Null-mutanten Maus, die die γ-Isoform der PKC nicht exprimierte (Abb. 1). Dazu muß man wissen, daß von den bisher bekannten 11 Isoformen der PKC die γ-Isoform als einzige ausschließlich in neuronalem Gewebe vorkommt (Liu 1996). Diese Maus-Mutanten zeigten eine verminderte Empfindlichkeit gegenüber den Ataxie-induzierenden Effekten von Ethanol wie auch den Hyperthermie-auslösenden Effekten. Die Reaktion auf Flunitrazepam und Pentobarbital waren unverändert. Interessanterweise war auch der GABA-induzierte Chloridflux nicht beeinflußt.

Letzterer Befund kommt insofern nicht überraschend, als der verstärkende Effekt von Ethanol auf die GABA-Rezeptorfunktion nicht über eine Interaktion mit den Bindungsstellen für GABA, die Barbiturate, die Benzodiazepine oder die Neurosteroide erfolgt, da – wie bereits oben angeführt – Konzentrationen von über 100 mmol/L erforderlich sind, um an den Neurotransmitter-Bindungsstellen bzw. an allosterischen Bindungsstellen Effekte zu beobachten.

Zur molekularen Biologie der GABA$_A$-Rezeptoren sei erwähnt, daß der Ligand-gekoppelte Ionenkanal aus mindestens fünf unterschiedlichen Untereinheitsfamilien (α, β, γ, δ und ϵ) besteht. Bisher sind sechs α, vier β, vier γ und zwei ϵ Subtypen sowie mehrere Splice-Varianten beschrieben. Auch wenn die genaue Zusammensetzung unter in vivo Bedingungen im Einzelfall unbekannt ist, zeigen doch *In-situ*-Hybridisierungsuntersuchungen, daß eine große Anzahl von Untereinheitsubtypen des GABA-Rezeptors existiert, die für multiple Isoformen des Rezeptors sprechen.

Die Phosphorylierung der GABA$_A$-Rezeptoruntereinheiten modifiziert offenbar die Funktion des Rezeptors. Mehrere Untereinheiten enthalten Konsensussequenzen für Kinasen in zytoplasmatischen Schlingen zwischen der 3. und 4. transmembranalen Region für die cAMP-abhängige Proteinkinase (PKA), die PKC, die CA^{2+}/Calmodulinabhängige Proteinkinase II und die Proteintyrosinkinase, Abb. 1). Sämtliche β-Untereinheiten enthalten eine PKA-Phosphorylierungsstelle (β1, Serin-409; β2, Serin-410; β3, Serin-408; β4, Serin-423) in einer PKA-Konsensussequenz. Dies konnte sowohl mit Antikörpern

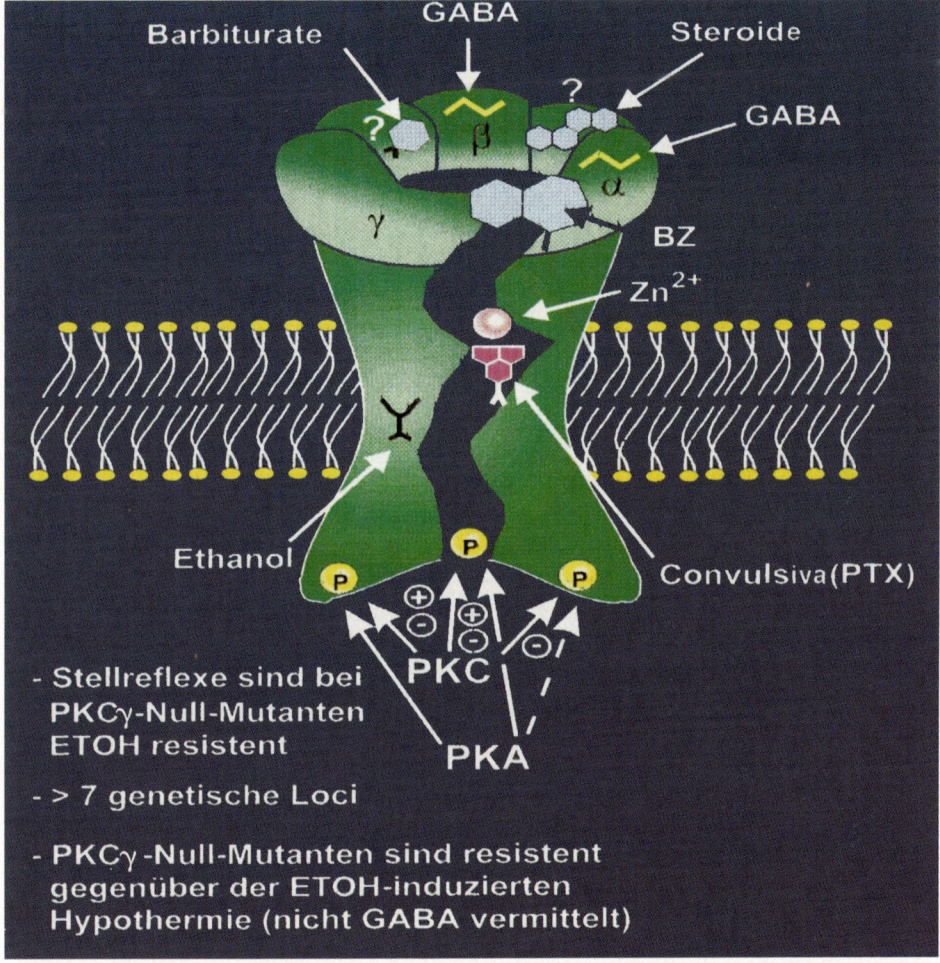

Abb. 1. Wirkungen von Ethanol auf den GABA$_A$-Rezeptorkomplex. Dargestellt ist der in die neuronale Membran eingebettete Ionenkanal. Dieser besteht in der Regel aus fünf Untereinheiten (2α, 2β, 1γ). GABA interagiert mit Bindungsstellen an den α- und β-Ketten, die Barbiturate innerhalb des Ionenkanals, die Benzodiazepine (BZ) am Übergang zwischen α- und γ-Untereinheit, Zink und die Konvulsiva (Pentylentetrazol, PTX) im Ionenkanal und die Neurosteroide wahrscheinlich im Bereich der α-Untereinheit. Ethanol interagiert mit der γ-Untereinheit, wobei es eine Präferenz für eine lange Variante hat (γ_{2L}). Zu Einzelheiten s. Text.

gezeigt werden als auch durch Punktmutationsexperimente, bei denen ein Alanin- gegen Serinaustausch vorgenommen worden war.

Die γ_2-Untereinheit kann sowohl durch die PKC als auch die Ca^{2+}/Calmodulin-abhängige Proteinkinase II, allerdings nicht durch die PKA am Serin-327 der zytoplasmatischen Schlinge phosphoryliert werden. PKC kann auch α_4, α_5, α_6 und ε-Untereinheiten phosphorylieren. Die funktionellen Konsequenzen einer Phosphorylierung durch die PKA hängt von den Unterein-

heiten ab. Beispielsweise ist eine Phosphorylierung der β_1-Untereinheit am
Serin-409 Rest mit einer Verminderung des GABA-induzierten Chloridfluxes
beschrieben. Dies ist in Abbildung 1 durch entsprechende Symbole angedeu-
tet. Andererseits führt eine Phosphorylierung in zerebellären Purkinjezellen
zu einem verstärkten Chloridflux. Die PKC phosphoryliert β_1, γ_{2S} und γ_{2L}-Un-
tereinheiten an intrazellulären Serinresten wie dies mit gerichteten Mutage-
nese-Untersuchungen gezeigt werden konnte. In Xenopus-Eizellen führte eine
PKC-Aktivierung durch Phorbolester zu einer abgeschwächten GABA-Rezeptorfunktion. Eine detaillierte Untersuchung zeigte, daß sowohl eine Serin-
Untereinheit der β_2-Kette als auch der γ_{2S}-Untereinheit für diese Effekte verantwortlich war. Andererseits konnte gezeigt werden, daß ein rekombinanter
α_1-β_1-γ_{2L} GABA-Rezeptor durch die PKC aktiviert wurde.

Da die Ethanol-verstärkenden Effekte auf den GABA$_A$-Rezeptor regional
unterschiedlich waren (zerebraler Kortex und Kleinhirn, nicht jedoch der
Hippocampus; Allan u. Harris 1986) und auch eine heterogene Verteilung spezifischer GABA-Rezeptoruntereinheiten beschrieben ist, wurde die erforder-
liche Zusammensetzung der Ethanol-empfindlichen GABA-Rezeptoren durch
Expressionsexperimente untersucht. Diese Untersuchungen führten zu der
Schlußfolgerung, daß die Ethanolempfindlichkeit an die γ_{2L}-Untereinheit
gekoppelt ist. Außerdem konnten sie zeigen, daß die Ethanolempfindlichkeit
von einer Phosphorylierung der γ_{2L}-Untereinheit abhängt. Andererseits gibt
es Befunde, die zeigen, daß in menschlichen embryonalen Nierenzellen
(HEK 239 Zellen) oder in Xenopus-Eizellen die die GABA-Funktion-ver-
stärkenden Effekte von Ethanol nicht an diese Splice-Variante (γ_{2L}) gekoppelt sind. Diese Beobachtungen warfen die Frage auf, ob der Grad der
Phosphorylierung eines Rezeptors die Wirksamkeit einer exogen zugeführ-
ten Substanz wie dem Alkohol entscheidend beeinflußt. Wenn dieses Prinzip zutrifft, könnte es auch auf exzitatorische Aminosäurentransmitter-Re-
zeptoren wie den NMDA-Rezeptor zutreffen, der ebenfalls durch PKA und
PKC phosphoryliert wird. Darauf wird später noch eingegangen. Bemerkenswert an den Befunden von Harris et al. (1995) sind in diesem Zusammenhang auch die Beobachtungen, daß der GABA-induzierte Chloridstrom
wie auch die Modulierung durch Benzodiazepine und Barbiturate in der
PKC-Null-mutanten Maus nicht beeinflußt waren. Allerdings muß auch die
Frage gestellt werden, warum nicht andere Isoformen der PKC stellvertre-
tend für die PKCγ bei den Null-mutanten Mäusen die Funktion der PKC-
Isoform übernehmen. Außerdem ist überraschend, daß gezielt der Serin
343-Rest wichtig für die Ethanolfunktion ist, während der benachbarte Serin
327-Rest und die in der β-Untereinheit nachweisbaren Serinreste schein-
bar für diese Effekte von Ethanol nicht relevant sind. Außerdem ist unklar,
ob Ethanol die PKC direkt aktiviert, was viele Befunde ausschließen, oder
ob zusätzliche intrazelluläre Proteine für die Effekte wichtig sind. Zuletzt
soll nochmals darauf hingewiesen werden, daß der Effekt der Phosphorylierung eines Serinrests nicht vorausgesagt werden kann. Sowohl eine Hemmung als auch eine Aktivierung der Rezeptorfunktion sind denkbar und
müssen im Einzelfall herausgefunden werden (Macdonald 1995).

Dieses Beispiel wurde ausführlich dargestellt, um zu zeigen, daß Studien selbst mit hochaktuellen Methoden und klaren Befunden trotzdem wenig zum Verständnis der Wirkung des Ethanols beitragen können. Außerdem zeigt diese Studie exemplarisch, daß alle Versuche, die Wirkung von Ethanol monokausal zu erklären, unbefriedigend verlaufen.

Obgleich die Mechanismen, über die Ethanol die Funktion des $GABA_A$-Rezeptors verstärkt, kontrovers diskutiert werden, besteht allgemeine Übereinstimmung darüber, daß in einigen Neuronen niedrige Konzentrationen von Ethanol die Wirkung verstärken können. Deshalb kann davon ausgegangen werden, daß das $GABA_A$-Rezeptorsystem sich an eine chronische Ethanolintoxikation adaptiert, was zu Veränderungen der Eigenschaften der Rezeptoren führt. Obgleich man prognostizieren würde, daß eine Abnahme der $GABA_A$-Funktion zur Übererregbarkeit führt und damit Symptome des Alkoholentzugs auslösen würde, gibt es wenig Evidenzen für eine Abnahme der Zahl der $GABA_A$-Rezeptoren oder der Stimulierbarkeit durch Agonisten in Tieren, die chronisch mit Alkohol behandelt worden sind. Elektrophysiologische Studien legen eher nahe, daß eine chronische Alkoholintoxikation nicht mit einer verminderten GABA-Inhibition assoziiert ist (Whittington et al. 1992). Auf der anderen Seite gibt es überzeugende Hinweise für eine Beteiligung des $GABA_A$-Rezeptorkomplexes an Mechanismen der Toleranz gegenüber Ethanol. Eine Untersuchung zeigte, daß die Verstärkerwirkung von Ethanol auf den GABA-stimulierten Cl^--Flux deutlich vermindert ist (Tabakoff et al. 1996). Eine der am häufigsten gemachten Beobachtungen ist eine Abnahme der mRNA und des α_1-Proteins des $GABA_A$-Rezeptors, das eine Schlüsselrolle für die Empfindlichkeit gegenüber Ethanol spielen dürfte (Mhatre et al. 1993). Veränderungen in der Expression einer Reihe anderer $GABA_A$-Rezeptor-Untereinheiten wurde in verschiedenen Hirnregionen nach chronischer Ethanolgabe beschrieben (Tabakoff et al. 1996). Unklar ist allerdings, wie diese Veränderungen die Rezeptorstöchiometrie beeinflussen und wie die Stöchiometrie die Reaktion auf GABA und Ethanol beeinflußt.

3.4.2 NMDA-Rezeptoren

NMDA-Rezeptorenantagonisten wirken sedativ/Schlaf anstoßend, anxiolytisch, führen zu kognitiven Defiziten und generalisieren für Ethanol in „drug discrimination"-Experimenten. Deutliche hemmende Effekte von Ethanol auf den NMDA-Rezeptor-gesteuerten Ionenkanal wurden ab Konzentrationen von 10–20 mmol/L nachweisbar. Die hemmende Wirkung von Ethanol war abhängig von der Hirnregion, wie dies schon beim $GABA_A$-Rezeptor gefunden worden war. Außerdem zeigte es sich, daß Neurone einer bestimmten Hirnregion unterschiedlich empfindlich auf Ethanol reagierten. Da andererseits bekannt ist, daß die Zusammensetzung des NMDA-Rezeptors variiert, wurde geschlossen, daß die Wirkung von Ethanol auf NMDA-Rezeptoren von der Zusammensetzung mit bestimmten Untereinheiten abhängt. Studien an Xenopus-Eizellen, die die mRNA für NR1-Splice-Varianten oder für NR1-, NR2a-, NR2b-,

NR2c- oder NR2d-Untereinheiten exprimierten, zeigten, daß sowohl NR1- als auch NR2-Unterheiten die Empfindlichkeit von NMDA-Rezeptoren gegenüber Ethanol beeinflussen. Koltchine et al. (1993) zeigten, daß homomere NR1b-Rezeptoren, die sich durch eine 21-Aminosäurensequenz im Bereich des N-Terminus auszeichnen, empfindlicher gegenüber Ethanol sind als NR1a-Rezeptoren, die diese Aminosäurensequenz nicht aufweisen. Auf der anderen Seite konnte gezeigt werden, daß unabhängig von der NR1a- oder NR1b-Untereinheit die NR2-Rezeptoren die Wirksamkeit ebenfalls beeinflussen, und zwar waren NR2a- und NR2b-Untereinheiten empfindlicher als die heteromeren Rezeptoren, die mit NR1/NR2c- oder NR1/NR2d-Untereinheiten zusammengesetzt waren (Buller et al. 1995). Außerdem konnte gezeigt werden, daß die Empfindlichkeit der Kombination NR1/NR2b höher ist als die der NR1/NR2a-Kombination. Die Ethanolempfindlichkeit von NMDA-Rezeptoren könnte also durch deren Reaktion auf Ifenprodil vorausgesagt werden, das selektiv auf Rezeptoren mit der NR2b-Untereinheit wirkt.

Diese und andere Untersuchungen mit endogenen und rekombinanten NMDA-Rezeptoren haben gezeigt, daß die Wirkung von Ethanol nicht über eine Interaktion mit spezifischen Bindungsstellen des NMDA-Rezeptorenkomplexes erfolgt (NMDA, Glutamat-Bindungsstelle, Zn^{2-}, Mg^{2+}, Polyamine, Bindungsstellen von kanalblockierenden Substanzen). Die Interaktion mit der Glyzin-Bindungsstelle, die vor allem an den Körnerzellen des Kleinhirns gezeigt wurde, wird kontrovers diskutiert. In Untersuchungen mit rekombinanten NMDA-Rezeptoren konnte gezeigt werden, daß Ethanol offenbar auch an mehreren Stellen mit dem NMDA-Rezeptorkomplex interagiert (Buller et al. 1995). Die Interaktion mit der Glyzin-Bindungsstelle bzw. die Fähigkeit von Glyzin, die Ethanol-induzierte Inhibition aufzuheben, könnte nicht nur mit der Stoechiometrie der NMDA-Rezeptoren in diesen Hirnregionen zusammenhängen, sondern auch von Besonderheiten der Signaltransduktion abhängen.

Chronische Behandlung von Tieren mit Ethanol führt zu einer Zunahme der Bindungsstellen für NMDA-Rezeptorliganden (Glutamat und Dizoclipine) im Gehirn. An Primärzellkulturen von Körnerzellen aus dem Kleinhirn konnte gezeigt werden, daß chronische Behandlung mit Ethanol zu einer signifikanten Erhöhung des Kalziumeinstroms führt, ohne daß der EC_{50}-Wert für NMDA verändert wäre. Dies wurde mit Primärzellen aus anderen Regionen bestätigt und spricht für eine Adaptation der neuronalen NMDA-Rezeptoren an die chronische Hemmung durch Ethanol. Bei der Untersuchung der Zusammensetzung der NMDA-Rezeptoren wurde ein Anstieg von NR1-Protein im Hippocampus und im Cerebellum von Ratten gefunden. Außerdem wurde auch das NR2a-Protein im Hippocampus und im Kortex erhöht gefunden (Snell et al. 1996). Bemerkenswerterweise wurden keine Veränderungen der mRNA-Rezeptor-Untereinheiten nachgewiesen.

Interessanterweise korrelieren die Veränderungen der NMDA-Rezeptoren mit Veränderungen der Empfindlichkeit gegenüber den Ethanolentzugskrämpfen (Tabakoff et al. 1996). Da allerdings auch die Zahl der spannungsabhängigen Kalziumkanäle vom L-Typ während des Entzugs erhöht ist, dürften erst quantitative Trait-locus-Analysen von Genen aufdecken, welche Rolle die einzelnen Faktoren für die Entzugskrämpfe spielen.

3.4.3 Spannungsabhängige Kalziumkanäle vom L-Typ

Chronische Exposition von neuronalen Zell-Linien (PC12) führte zu einer Erhöhung der Zahl der Dihydropyridin-sensitiven Kalziumkanäle. Inhibitoren der PKC verhinderten diese Ethanol-induzierte Zunahme der Kalziumkanäle. Analysen der Befunde zeigten, daß die PKC und PKC-Isozyme in diesen Zellen zugenommen hatten und daß die Veränderungen der Zahl der Kalziumkanäle mit einer Zunahme der PKC-vermittelten Phosphorylierung einhergingen. Ethanol aktivierte die Enzyme nicht direkt, noch erhöhte Ethanol die Konzentration von Diacylglycerol, das die PKC aktiviert (Messing et al. 1991). Weitere Untersuchungen zeigten, daß die δ-PKC für diese Effekte verantwortlich ist, während die ϵ-PKC-Isoform die neurale Differenzierung fördert, was im Auswachsen von Neuriten zum Ausdruck kommt. Bei der Wirkung der ϵ-PKC handelt es sich um eine Verstärkung des NGF-induzierten Neuritenwachstums und der MAP-Kinase-Aktivierung (Hundle et al. 1995). Auch diese Befunde unterstreichen die Bedeutung von Membran-nahen aber Rezeptor-unabhängigen intrazellulären Effekten von Ethanol. Interessanterweise bleibt es aber unklar, wie Ethanol die Induktion der PKC-Isoenzyme auslöst, nachdem eindeutig durch mehrere Arbeitsgruppen ausgeschlossen worden ist, daß es sich um eine direkte Aktivierung handelt (Machu et al. 1991).

3.5 Das mesolimbische Belohnungssystem (Abb. 2)

3.5.1 Aktivierung und Hemmung

Die Zunahme der NMDA-Rezeptoren in abhängigen Tieren kann neben der Übererregbarkeit während der Entzugskrämpfe auch andere zerebrale Funktionen modulieren. Beispielsweise konnte gezeigt werden, daß NMDA-Rezeptoren die Dopaminausschüttung im Nucleus accumbens und anderen Hirnregionen beeinflussen. Die systemisch applizierten NMDA-Rezeptorantagonisten führten zu einem Anstieg der Dopaminausschüttung im Nucleus accumbens. Dies spricht dafür, daß Glutamat über NMDA-Rezeptoren eine chronisch inhibitorische Kontrolle über die Dopaminausschüttung im Nucleus accumbens ausübt, und daß Blockade dieser Rezeptoren diese Kontrolle aufhebt. Interessant ist, daß während des Ethanolentzugs die Feuerrate und die Zahl der spontan aktiven dopaminergen Neurone im ventralen Tegmentum signifikant vermindert sind. Gleichzeitig kommt es zu einer verminderten Ausschüttung von Dopamin im Nucleus accumbens (Diana et al. 1993). Die verminderte Ausschüttung im Nucleus accumbens wurde durch die Verabreichung von Ethanol oder Dizozilpine (NMDA-

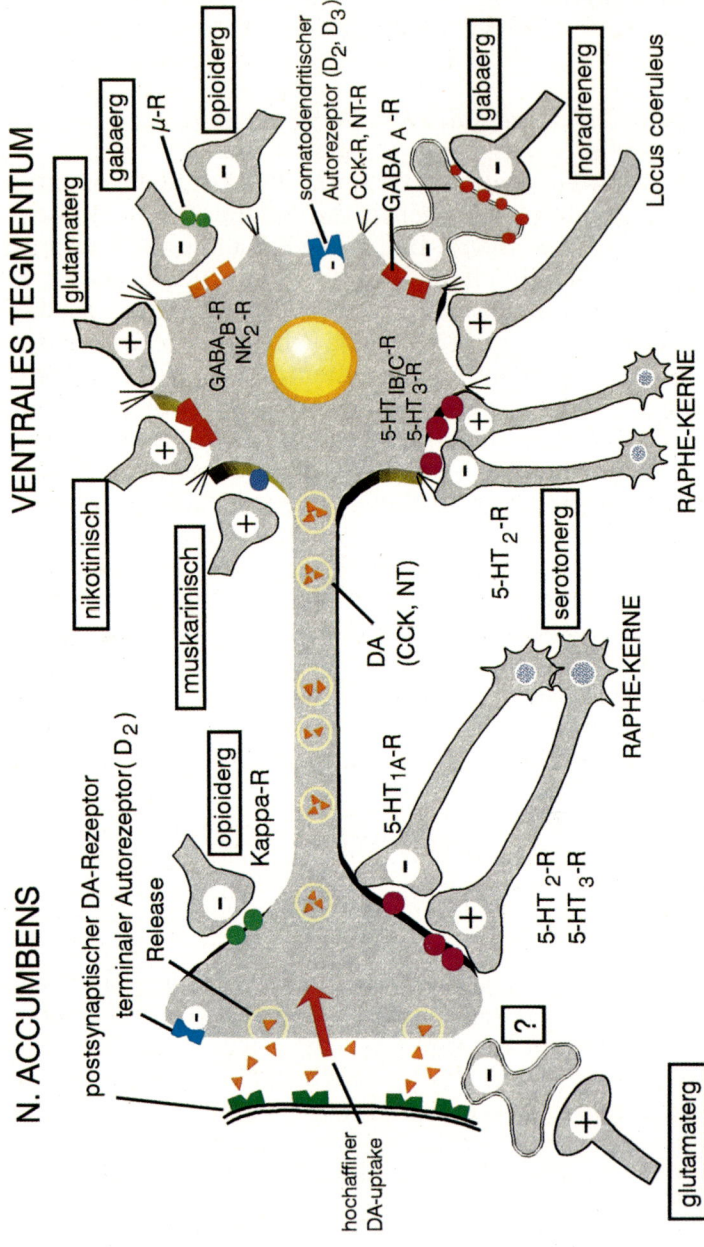

Abb. 2. Modulierung der Aktivität mesolimbischer Neurone durch andere Neurone. In der Abbildung sind dopaminerge Neurone dargestellt, deren Zellkern im ventralen Tegmentum liegen (A10) und die kranial projizieren. Beispielhaft ist ein Neuron zwischen dem Tegmentum und dem Nucleus accumbens schematisch gezeichnet. Die dopaminergen Neurone bilden das Grundgerüst der mesolimbischen Neurone. Außer den dargestellten Neuronentypen und Rezeptoren gibt es auch cholinerge Neurone, die über nikotinische Rezeptoren die dopaminergen Neurone stimulieren können. Außerdem sind muskarinische Rezeptoren an den dopaminergen Dendriten beschrieben.

Rezeptor-Antagonist, synonym: MK 801) rückgängig gemacht. Die Zunahme der NMDA-Rezeptoren im Gehirn während der chronischen Ethanolintoxikation könte auch zu einer Zunahme der chronischen Inhibition der Dopaminausschüttung führen.

Allerdings ist ziemlich eindeutig belegt, daß die Kontrolle über die Alkoholeinnahme nicht nur durch glutamaterge Mechanismen vermittelt werden, sondern daß auch serotonerge und $GABA_A$-Rezeptorsysteme über Interaktion mit der Dopaminausschüttung im Nucleus accumbens zusätzliche die Alkoholeinnahme kontrollieren. Beispielsweise führt eine Injektion von Muscimol direkt in den Nucleus accumbens, wodurch $GABA_A$-Rezeptoren stimuliert werden, zu einer frühen Beendigung der Alkoholselbstverabreichung, während die Initiierung oder Aufrechterhaltung der Ethanolverstärkung nicht beeinflußt wird. Eine Abnahme der $GABA_A$-Funktion in chronisch behandelten Tieren könnte also die Fähigkeit vermindern, die Ethanoleinnahme zu beenden. In präferierenden Ratten wurde beobachtet, daß die Ethanolselbstverabreichung eine größere Ausschüttung von Dopamin im Nucleus accumbens auslöste als in Wistar-Ratten (Weiss et al. 1993).

Auf die Anatomie des Belohnungssystems und die grundlegenden Beobachtungen sei hier nicht eingegangen, da zahlreiche Übersichtsarbeiten zu diesem Thema im deutschsprachigen Raum in den letzten Jahren erschienen sind (z. B. Rommelspacher 1995). Auf zwei Aspekte sei hier besonders hingewiesen, und zwar zum einen, daß dieses System von nahezu sämtlichen Suchtstoffen aktiviert wird und daß diese Aktivierung kein pathologischer Vorgang ist wie ihn süchtiges Verhalten darstellt. Süchtiges Verhalten wird im besten Fall induziert. Zum anderen scheint rasche Wiederholung zu einer Erschöpfung des Systems zu führen, was in einer exponentiellen Abnahme der Dopaminausschüttung im Bereich der Nervenendigungen, die im Nucleus accumbens gut untersucht werden können, zum Ausdruck kommt. Diese Erschöpfung kann sogar bis auf subbasale Aktivitäten gehen (Kopulationsuntersuchungen bei Ratten; Philipps, persönliche Mitteilungen). Die Stimuli alleine würden nie zu süchtigem Verhalten führen, wenn nicht weitere Faktoren der Disposition – wie sie oben beschrieben worden sind („Risikofaktoren") –, Faktoren der Umwelt und Lernvorgänge hinzukommen.

3.5.2 Funktion

3.5.2.1 Motivation

Das mesolimbische Belohnungssystem wird durch Vorgänge, die sich im Vorfeld der tatsächlichen Drogeneinnahme abspielen, besonders aktiviert (appetitive oder prodromale Phase). Dazu gehören beispielsweise Erinnerungen an die Drogenwirkung, die Rituale im Zusammenhang mit der Beschaffung (Stammkneipe, Schnapsregal im Supermarkt, Fernsehsessel, bestimmte Bekannte), aber auch negative Erlebnisse wie Depressionen während des Entzugs und die sozialen Folgen des Mißbrauchs. Die *Motivation,* zum Alkohol oder zur Droge zu greifen bzw. sich den nichtstofflichen Süchten hinzugeben, ist also die zentrale Funktion des dopaminergen Systems. Unter Motivation versteht man das zielgerichtete Verhalten eines Organismus, um die Umgebung zu kontrollieren im Hinblick auf seine eigenen Bedürfnisse. Ein fundamentaler Aspekt für Motivation ist das Lernen der Beziehung zwischen biologisch wichtigen Reizen und Hinweisreizen auf diese biologisch relevanten Reize. Durch den Prozeß des Lernens wird dem Organismus klar, welche Reize im Sinne des Ziels nützliche Reize sind. Er lernt, schädliche Reize zu vermeiden und lernt, nutzlose Reize nicht zu beachten. Die Reize können also positiv sein und damit positive Verstärker („positive reinforcement") oder negative Stimuli („negative reinforcement"). Sie können unkonditioniert (primär) oder konditioniert sein, d. h. das Ergebnis vom Lernen einer Assoziation mit einem primären motivationalen Stimulus oder mit dem Ergebnis einer motivierten Antwort. Unter dem Begriff der inzentiven Stimuli werden all die positiven Reize zusammengefaßt, die dazu führen, ein bestimmtes Ziel wie beispielsweise die tatsächliche Einnahme der Droge zu erreichen. Diese Zusammenhänge wurden deshalb dargestellt, um zu erklären, daß das im folgenden zu besprechende dopaminerge Belohnungssystem wahrscheinlich nicht für die eigentliche Belohnung maßgeblich ist, sondern für die vorbereitende Phase der Drogeneinnahme, in der also die inzentiven Stimuli eine große Rolle spielen.

Diese motivationale Rolle des mesolimbischen Systems dürfte für die Entwicklung von Abhängigkeit besonders bedeutsam sein. Eine weitere Funktion des mesolimbischen Belohnungssystems dürfte die Verstärkung von relevanten Stimuli sein. Motivation kann ja als ein Prozeß betrachtet werden, der zu einer hierarchischen Ordnung unter den Stimuli führt und zu einer Auswahl der relevantesten, die dann für Lernprozesse in hippocampalen und kortikalen Hirnabschnitten genutzt werden. So werden zielgerichtete Handlungsentwürfe geschaffen. Dieser Prozeß der Stimulusselektion betrifft wahrscheinlich die Verstärkung von Unterschieden verschiedener Reize. Die Funktion der mesolimbischen dopaminergen Nervenbahnen scheint außer der Übertragung und Verstärkung der inzentiven Stimuli die Verknüpfung mit entsprechenden Handlungen zu sein (Bahnen zum ventralen Pallidum).

Ein überzeugender Hinweis für einen Zusammenhang zwischen den verhaltensverstärkenden Eigenschaften von Suchtstoffen und bestimmten neuronalen Systemen kann unter den Bedingungen der Selbstapplikation studiert werden. Ratten vermindern die Selbstapplikation von Ethanol, wenn sie mit Dopaminrezeptor-Antagonisten wie beispielsweise mit dem D_1-Rezeptorantaponisten SCH 23390, und den $D_{2/3}$-Antagonisten Fluphenazin und Haloperidol vorbehandelt worden sind. Studien mit Dopaminrezeptor-Agonisten komplizieren die Zusammenhänge allerdings erheblich. Beispielsweise führt die Vorbehandlung mit dem Dopaminrezeptor-Agonisten Bromocriptin und mit Amphetamin zu einer Verminderung der konditionierten Ethanolzufuhr.

3.5.2.2 Sensitivierung

Ein weiterer Aspekt für die Entwicklung von Abhängigkeit und die Rolle des mesolimbischen dopaminergen Systems in diesem Zusammenhang ist die *Sensitivierung* („behavioural sensitization"). Darunter versteht man die Beobachtung, daß nach wiederholter Applikation von Drogen eine qualitative aber auch quantitative Veränderung der Wirkungen zu beobachten ist. Zu den qualitativen Veränderungen ist die Wirkung von wiederholter Applikation von Opiaten zu rechnen, die zu stereotypen Reaktionen bei Ratten führt, was Opiate üblicherweise nicht tun. Zu den quantitativen Veränderungen gehört die Beobachtung, daß der maximal erzielbare Effekt bezüglich bestimmter Verhaltensänderungen wie beispielsweise der motorischen Aktivierung größer wird. Offenbar spielt Dopamin für die Induktion der Sensitivierung eine erhebliche Rolle. Eine solche Sensitivierung kann nicht nur durch abhängigmachende Substanzen ausgelöst werden, sondern auch durch Streß, der zu einer vermehrten Ausschüttung von Dopamin im präfrontalen Kortex führt. Es wurde beobachtet, daß die autosomalen D_2-Rezeptoren, die die Ausschüttung von Dopamin aus der Präsynapse vermindern, herunterreguliert werden. Damit würde pro Impuls mehr Dopamin freigesetzt. Allerdings scheint dieser Effekt nach einigen Tagen zu verschwinden und andere Mechanismen für die Sensitivierung verantwortlich zu sein. Eine weitere Rolle dürfte der Dopamintransporter spielen, dessen Konzentration nach Absetzen von Kokain kurzfristig ansteigt (3 Tage) und dann langfristig, d. h. über Wochen, erniedrigt ist. Dies würde bedeuten, daß die Ausschüttung normal üblicher Dopaminmengen einen stärkeren Effekt hat, da weniger Transporterkapazität für die Rückaufnahme in die Präsynapse zur Verfügung steht. Auch postsynaptische Mechanismen dürften eine Rolle spielen, wie Stimulierungen der Dopaminagonisten gezeigt haben, die unter Bedingungen der Sensitivierung eine verstärkte Stimulierbarkeit der Adenylatzyklase zeigen konnte. Dies könnte an einer Veränderung des Musters der G-Proteine liegen, die eine verstärkte Rolle bei der Signalübertragung durch die neuronale Membran ausüben. Für die Entwicklung von Abhängigkeit könnte diese Sensitivierung insofern von Bedeutung sein, als Substanzen mit Abhängigkeitspotential bei wiederholter Einnahme das Belohnungssystem sensitivieren, so daß die Einnahme der Droge einen zunehmend größeren Verstärkereffekt hat.

3.5.2.3 Entzugssyndrom

Als weiterer Faktor für die Aufrechterhaltung von Abhängigkeit gilt das Entzugssyndrom, da es als negativer Verstärkermechanismus aufgefaßt werden kann. Besonders die Opiate sind diesbezüglich gut untersucht worden. Es konnte außerdem gezeigt werden, daß Entzug von Ethanol und Benzodiazepinen zu anxiogenen Reaktionen bei Versuchstieren führt. Die Stärke der anxiogenen Reaktionen nimmt nach wiederholten Entzügen zu. Alle Hinweise sprechen dafür, daß im Entzug eine allgemeine Abnahme des Einflusses positiv-motivierender Stimuli besteht. Funktionell läßt sich dieser Zustand damit erklären, daß die Ausschüttung von Dopamin beispielsweise im Nucleus accumbens unter diesen Bedingungen vermindert ist, wie dies bei den Tieren, die körperlich von Ethanol abhängig waren, gezeigt werden konnte (Rommelspacher et al. 1992). Dies führt auch zu einer Erhöhung der Schwelle für die intrazerebrale Applikation von Drogen. Die Gabe von Neuroleptika blockiert ebenfalls die dopaminerge Übertragung, was als ein anhädonischer Zustand auf motivationaler Ebene aufgefaßt wird. Diese und andere Befunde haben zu der Folgerung geführt, daß der Entzug ein negativ-motivationaler Stimulus ist (Markou u. Koob 1991).

3.6 Die Rolle des endorphinergen Systems für die Alkoholabhängigkeit

Nicht erst seit dem Einsatz von Naltrexon als Rückfallprophylaktikum bei Alkoholabhängigen besteht großes Interesse an den Wechselwirkungen zwischen Alkohol und Opioid-Peptiden. Schon Anfang der 80er Jahre wurden mögliche Interaktionen untersucht (Übersicht bei Herz 1996). Die Ergebnisse der Wirkung einer *akuten* Injektion von Ethanol auf die Konzentration von β-Endorphin waren allerdings eher widersprüchlich. Eine Studie fand einen Anstieg, während eine andere keinen Effekt auf die Konzentration von β-Endorphin im Hypothalamus nachweisen konnte. In-vitro-Studien zeigten allerdings wiederholt, daß Alkoholzugabe zu Zellkulturen eine Freisetzung von β-Endorphin und dem adrenokortikotrophen Hormon (ACTH) auslöst. Auch die Konzentration anderer Opioid-Peptide wie die des Methionin-Enkephalins steigt nach einer akuten Injektion von Ethanol im Gehirn an. Die Konzentration der dritten Gruppe der Endorphine, nämlich des Dynorphins, scheint nach diesen frühen Untersuchungen durch Ethanol unbeeinflußt zu bleiben.

Chronische Verabreichung von Ethanol führt zu einer Abnahme der β-Endorphinkonzentration in der Hypophyse. Möglicherweise liegt dieser Effekt von Ethanol an einer verminderten Biosynthese von β-Endorphin. Um dies zu bestimmen, wurden die mRNA-Konzentrationen für die Vorstufe der β-Endorphine, nämlich das Proopiomelanocortin (POMC), gemessen. In den meisten Studien ergab sich eine Abnahme der mRNA-Konzentrationen, insbesondere in der Hypophyse und im mediobasalen Hypothalamus. Überraschenderweise wurde auch bei Tieren, die den Alkohol nicht inhalierten wie die der ersten Gruppen, sondern oral einnahmen, eine Zunahme der Vorstufe POMC gefunden. Möglicherweise können diese widersprüchlichen Befunde mit weiteren Faktoren wie dem Streß während der Verabreichung oder durch den Streß des zwischenzeitlichen Alkoholentzugs erklärt werden. Die Wirkungen einer chronischen Applikation von Ethanol führten konsistent zu einer Abnahme der Enkephalinspiegel in mehreren Hirnregionen. Unter diesen Umständen war auch Dynorphin und β-Neo Endorphin in bestimmten Hirnregionen vermindert.

In den meisten humanpharmakologischen Untersuchungen wurde eine Verminderung des Plasma-β-Endorphinspiegels bei Alkoholkranken gefunden. Diese normalisierten sich etwa 5 Wochen nach Absetzen.

Auch im Liquor wurden erniedrigte β-Endorphinkonzentrationen gemessen sowie erniedrigte Konzentrationen von Enkephalin (State-marker-Funktion der Opioid-Peptide). Personen mit bekanntem Alkoholismus hatten niedrigere β-Endorphinkonzentrationen im Blutplasma als solche ohne derartige Vorgeschichte. Dies würde einen gewissen genetischen Zusammenhang zwischen Alkoholismus und erniedrigten Konzentrationen von Opiaten nahelegen (Trait-marker-Funktion der Opioid-Peptide). Bei Probanden mit einer Alkoholismus-positiven Familienanamnese verursachte eine niedrige Dosis von Ethanol (0,5 g/kg) einen geringen Anstieg der Plasma-β-Endorphinkonzentrationen. Allerdings sollte auch hier bedacht werden, daß Streß zu einer Ausschüttung von β-Endorphin führt, was die Interpretation solcher Befunde erschwert. Inwieweit die erniedrigten Konzentrationen der Opioid-Peptide das Verlangen nach Alkohol verstärken, ist eine interessante, aber bisher offene Frage.

Bezüglich der direkten Wirkung von Ethanol auf Opioid-Rezeptoren sind die Befunde nicht einheitlich. Unter In-vitro-Bedingungen hatte der δ-Rezeptorsubtyp eine höhere Sensitivität gegenüber den hemmenden Effekten von Ethanol als der μ-Rezeptorsubtyp. Unter „pseudophysiologischen" Bedingungen war andererseits der μ-Rezeptorsubtyp im Striatum der Maus empfindlicher gegenüber den hemmenden Effekten von Ethanol als der δ-Rezeptor. Diese Ergebnisse deuten darauf hin, daß der μ-Rezeptor unter In-vivo-Bedingungen empfindlicher gegenüber Ethanol ist als der δ-Subtyp, was in dem sog. μ-δ-shift zum Ausdruck kommt. Dies bedeutet, daß nach chronischer Alkoholintoxikation die Zahl an δ-Rezeptoren in verschiedenen Hirnregionen zunimmt, während die der μ-Rezeptoren eher erniedrigt ist. Diese Zusammenhänge wurden auch in neuronalen Zell-Linien (NG 108-15) in Kultur untersucht. Dabei wurde eine deutliche Zunahme der δ-Rezeptoren gefunden und eine signifikante Bahnung der Opiat-induzierten Hemmung der Adenylzyklase nachgewiesen.

Es gibt gute Hinweise darauf, daß die euphorisierende Wirkungen des Ethanols durch eine Aktivierung endorphinerger Neurone, die vom Nucleus arcuatus zur ventralen Haube (VTA) und zum Nucleus accumbens projizieren, ausgelöst werden. Deshalb spielen endorphinerge Mechanismen bei Überlegungen zur Entwicklung von psychischer Alkoholabhängigkeit eine zentrale Rolle. Die bisherigen Befunde sollen in mehreren Hypothesen zusammengefaßt werden:

1. Die Opioid-Kompensationshypothese
Beobachtung:
- Mittlere und hohe Dosen von Opioiden (z. B. Morphin, Met-Enkephalin) vermindern die freiwillige Alkoholeinnahme.
- Alkoholeinnahme führt zur Ausschüttung von körpereigenen Opioiden (Endorphinen) im Gehirn.

- Alkoholkranke haben nach den meisten Studien eine verminderte Konzentration von β-Endorphin (Plasma, Liquor, Trend bei Enkephalin).
Folgerung:
- Alkohol kann ein Defizit an körpereigenen Opioiden kompensieren.

2. Alkohol-Überschuß(„surfeit")-Hypothese
Beobachtung:
- Alkohol führt zur Ausschüttung der Endorphine im Gehirn.
- Alkohol-präferierende Mäuse (C57 BL/6) haben höhere Konzentrationen von β-Endorphinen im Hypothalamus als Alkohol-verschmähende Mäuse (DBA/2).
Folgerung:
- Die Ausschüttung der Endorphine verstärkt den Wunsch nach weiterem Alkohol, zuletzt nach exzessiven Mengen.

3. Opioid-„response"-Hypothese
Alkoholeinnahme führt erst unter dem Einfluß weiterer Faktoren über die Freisetzung von Endorphinen zu einem Verstärkereffekt.

4. „Spannungen-Abbau"(„tension reduction")-Hypothese
Beobachtung:
- **Nach** Streßsituationen nehmen Ratten vermehrt Alkohol zu sich.
- Streß führt zu vermehrter Freisetzung von Endorphinen im Gehirn und ins Blut.
Folgerung:
- Die Endorphinfreisetzung ist von einem Endorphindefizit gefolgt, währenddessen das Alkoholverlangen zunimmt.

5. „Opioidempfindlichkeit gegenüber Alkoholgabe"-Hypothese
Beobachtung:
- Alkohol-präferierende Mäuse (C57 BL/6) reagieren auf Alkoholgabe mit einer höheren Ausschüttung von β-Endorphinen aus dem Hypothalamus, einer höheren Konzentration von Proopiomelanocortin (POMC)-mRNA und einer längeren Ausschüttung an β-Endorphinen als die Kontrollgruppe (DBA/2). C57 BL/6-Mäuse haben mehr δ-Opioidrezeptoren in VTA, Nucleus accumbens, Nucleus caudatus und frontalem Kortex als DBA/2-Mäuse. Alkohol-bevorzugende Ratten (AA, Helsinki) haben mehr μ-Opioidrezeptoren im limbischen System.

6. Aber:
Geringe Dosen von Opiaten „primen" eine Alkoholeinnahme.

7. Hypothese zum Wirkungsmechanismus der Opioidantagonisten
Die Antagonisten löschen die erlernten Reaktionen auf die Alkoholeinnahme (Sinclair 1990).

Als weitere Befunde, die die eminente Rolle der Endorphine für die Alkoholwirkung und die Pathogenese des Alkoholismus unterstreichen, sei noch darauf hingewiesen, daß Naloxon (Subtypunspezifisch), Naltrindol (δ-Rezeptorantagonist) und β-Funaltrexamin (μ-Rezeptor selektiv) die freiwillige Alkoholeinnahme (10 %ige Lösung) von P-Ratten (Alkohol-präferierend: Definition > 5 g/kg Ethanol/Tag) aufheben. Obgleich diese Beobachtungen für einen Rezeptorsubtyp unspezifischen Effekt der Antagonisten spricht, gibt es auch Befunde, die bei AA-Ratten eine über Blockade des μ_1-Rezeptors aufhebbare Alkoholpräferenz beschreiben (Houkanen et al. 1996). Außerdem wurde gefunden, daß Alkohol-präferierende Mäuse (C57 BL/6) einen höheren POMC-mRNA-Spiegel im Hypothalamus haben und nach Alkoholinfusion größere Mengen und länger β-Endorphin aus dem Hypothalamus (in vitro) ausschütten als DBA/2-Mäuse. Akute Alkoholgabe (2,5 g/kg Körpergewicht) führt zu einem Anstieg von Proopiomelanocortin mRNA im Hypophysenvorderlappen nur von P-, nicht jedoch von NP-Ratten.

Zuletzt soll nochmals auf den „priming"-Effekt von Opioiden hingewiesen werden, da er einige Beobachtungen beim Menschen wie beispielsweise den Drang von Methadon-substituierten Patienten, große Mengen an alkoholischen Getränken zu sich zu nehmen, erklären könnte. Es wurde beobachtet, daß Mikroinjektion von Opioiden in die ventrale Haubenregion (VTA) die elektrische Selbststimulation bei Ratten bahnt. Dieser Effekt wurde durch Opioidrezeptor-Antagonisten aufgehoben.

3.7 Kondensationsprodukte („Alkogene")

Wie aus der Abbildung 3 hervorgeht, entstehen die Kondensationsprodukte in einem Nebenschluß des Hauptabbauwegs von Neurotransmittern. Es kommt im Falle der Katecholemine (Dopamin und Noradrenalin) zur Bildung eines zweiten Rings durch eine Kondensationsreaktion zwischen dem Stickstoff der Seitenkette und Aldehyden oder Pyruvat (Brenztraubensäure). Die daraus entstehenden Produkte werden chemisch als Tetrahydroisochinoline (TIQ) bezeichnet. Eine analoge Reaktion kann zwischen Serotonin (5-Hydroxytryptamin) bzw. Tryptamin und den Aldehyden erfolgen. Bei den Produkten handelt es sich um β-Carboline (BC). Als Aldehyde kommen neben dem Metaboliten des Ethanols, also dem Acetaldehyd, auch noch die Aldehyde der Neurotransmitter selbst, die durch die Oxidation durch die Monoaminoxidase entstehen, also beispielsweise der Dopaminaldehyd in Frage. Im letzteren Fall entstehen komplexere Produkte. Da die Reaktion unter Wasserabspaltung erfolgt, wird sie als „Kondensationsreaktion" bezeichnet (Rommelspacher u. Susilo 1985). Auf diese Stoffe wurde man deshalb aufmerksam, weil sie in der Mohnpflanze Vorstufen für Morphin und Kodein sind, insbesondere das Tetrahydropapaverolin, das Kondensationsprodukt von Dopamin mit dem Dopaminaldehyd. Es wurde deshalb die Hypothese aufgestellt, daß auch Morphin und verwandte Substanzen im Körper vorkommen und ein Defizit der physiologischen Substanzen zu einem Alkoholverlangen führen könnte. In

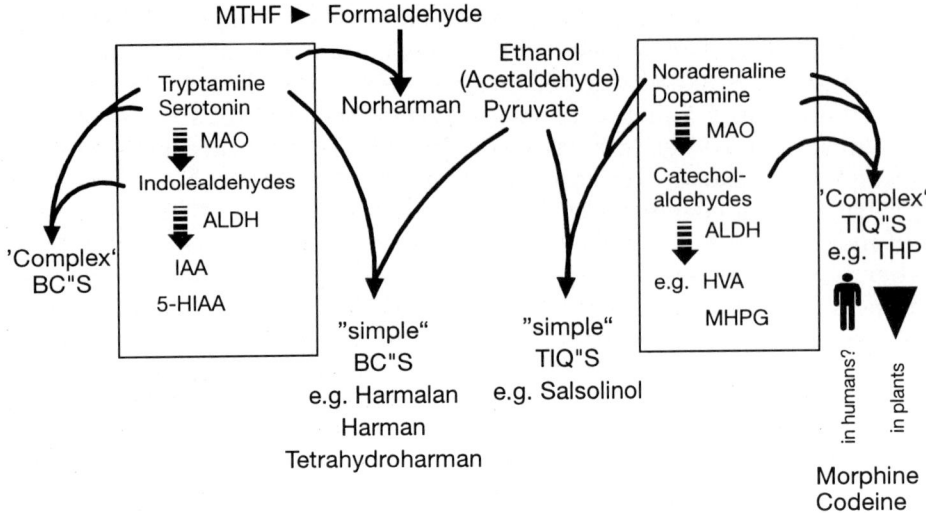

Abb. 3. Bildung von β-Carbolinen (BC), Opioiden und Tetrahydroisoquinolinen (TIQ) in Säugetieren

diesen Überlegungen spielte der Alkohol insofern eine zentrale Rolle, als sein Metabolit Acetaldehyd mit den Aldehyd-Metaboliten der Neurotransmitter um die weitere Reaktion konkurriert, da alle diese Aldehyde durch die Aldehyd-dehydrogenase (ALDH, Abb. 3) weiter oxidiert werden können. Während der Alkoholintoxikation und damit der verstärkten Bildung des Acetaldehyds würde es nach dieser Hypothese zu einer starken Anreicherung der Aldehyd-metaboliten kommen wegen der begrenzten Oxidationskapazität der Aldehyd-dehydrogenase. Damit würde eine relativ große Menge an Substraten für die Bildung der beschriebenen Kondensationsprodukte zur Verfügung stehen. Eine Person mit einem Defizit an körpereigenen Opioiden würde in einem Selbst-experiment feststellen, daß sie sich nach einer Alkoholeinnahme besonders wohlfühlt, ohne daß sie die Zusammenhänge im einzelnen durchschaut. Tat-sächlich würde nach dem akuten Abklingen der Ethanolwirkung durch die Bildung von Morphin oder morphinähnlichen Substanzen das Wohlbefinden nach Alkoholgenuß durch den Ausgleich des Defizits an körpereigenen Opia-ten verlängert. Das Verlangen, diesen Zustand erneut zu erleben, würde bei Personen mit dem entsprechenden Defizit latent immer vorhanden sein. Diese Hypothese hat zu zahlreichen Untersuchungen geführt und auch zu der Er-kenntnis, daß Morphin auch bei Mensch und Säugetier in Spuren vorkommt, die allerdings nicht ausreichen, um Opioidrezeptoren nennenswert zu stimu-lieren. Andererseits hat diese Hypothese zu Untersuchungen geführt, die ge-zeigt haben, daß relativ einfach strukturierte Kondensationsprodukte sowohl aus der Gruppe der Tetrahydroisochinoline (z. B. Salsolinol) und der Gruppe der β-Carboline (Tetrahydronorharman, Norharman, Harman, Harmalol,

man, Harmalol, Tetrahydroharman, 6-Hydroxynorharman, 6-Hydroxytetra-
hydronorharman) als physiologische Substanzen vorkommen.

Tierexperimentelle Untersuchungen haben ergeben, daß die Kondensationsprodukte nicht inaktive Metaboliten sind, sondern zahlreiche Verhaltens-
veränderungen auslösen. Unter diesen ist im Zusammenhang mit Alkohol-
erkrankungen die Induktion einer freiwilligen Alkoholeinnahme bei Ratten
nach Infusion in das Ventrikelsystem oder direkt in hippocampale Strukturen besonders bemerkenswert. Eine Erklärung für diese Beobachtung ergab
sich aus *in-vivo*-Mikrodialyse-Experimenten. Bei diesem experimentellen
Ansatz wird eine Sonde im Verlauf einer stereotaktischen Operation in ein
Kerngebiet des Gehirns implantiert, in diesem Fall in den Nucleus accumbens.
Das Tier erholt sich für einige Tage nach der Operation. Danach wird über
einen Kanal künstliche Liquorflüssigkeit in winzigen Mengen in den Bereich
des Kerngebiets gepumpt und durch einen parallelen Kanal gleich wieder ab-
gepumpt. Dadurch, daß ein Substanzaustausch in der Spitze der Sonde möglich ist, treten Substanzen, die im Bereich der Sondenspitze im Gewebe vorkommen, durch eine Dialysemembran in die Liquorflüssigkeit und können
dann im Eluat gemessen werden. Das Besondere des methodischen Ansatzes
ist die Möglichkeit, daß diese Untersuchungen am wachen Tier vorgenommen werden. Das Tier wird entsprechend vorbereitet, so daß Streßfaktoren
weitgehend ausgeschlossen sind. Wenn β-Carboline systemisch appliziert werden, aktivieren sie die Freisetzung von Dopamin im Nucleus accumbens, was
ein starker Hinweis auf eine Aktivierung mesolimbischer dopaminerger Neurone darstellt (Sällström Baum et al. 1995, 1996). Interessanterweise aktiviert
das Tetrahydroisochinolin Salsolinol, das aus Dopamin entsteht, die Freisetzung von Serotonin im Nucleus accumbens. Da serotonerge Neurone
Bestandteil des mesolimbischen Systems sind (s. Abb. 2), könnten diese Effekte
die Induktion der freiwilligen Alkoholeinnahme durch diese Substanzen ebenfalls erklären (unveröffentlichte Befunde).

Demnach könnten die Kondensationsprodukte Indikatoren für Prozesse der
psychischen Abhängigkeit sein und damit zu einer anderen Kategorie als der in
den klinischen Alltag seit längerem eingeführten Indikatoren der Intoxikation
gehören. Die Konzentration des β-Carbolins Norharman ist allerdings bei den
meisten Alkoholabhängigen nicht erhöht, es sei denn, sie seien starke Raucher.
Dies kann so erklärt werden, daß die β-Carboline in der Glut einer Zigarette
aus Tryptophan gebildet werden, dann inhaliert werden und als lipophile Substanz ins Blut übergehen. Allerdings gibt es auch klinische Situationen, bei denen
die Konzentration von Norharman im Blut von Alkoholkranken signifikant
höher ist als die von Nichtalkoholkranken, wobei ausgeschlossen werden kann,
daß diese Patienten rauchen. Beispielsweise wurde gefunden, daß nach der Operation eines Karzinoms im Halsbereich die Norharmankonzentration bei der
Gruppe der Alkoholabhängigen höher lag als bei einer Gruppe gleichbehan-
delter Nichtalkoholkranker während des Aufenthalts in einer operativen Intensivstation (Spies et al. 1995). Ähnliche Beobachtungen wurden auch bei Patienten gemacht, die multiple Traumen erlitten hatten (Spies et al. 1996). Diese
Befunde können so interpretiert werden, daß bei Alkoholkranken eine Stoff-

wechselstörung vorliegt, die unter bestimmten Umständen sichtbar wird. Da
die β-Carboline leicht durch die Blut-Hirn-Schranke durchgehen, was im Fall
der hydrophileren Tetrahydroisochinoline am Beispiel des Salsolinols wesentlich schwerer erfolgt, indiziert eine Veränderung der Konzentration der
β-Carboline im Blutplasma eine Veränderung auch der zerebralen Konzentration. Am Rande sei vermerkt, daß die stark abhängigmachenden Wirkungen
der Rauchwaren möglicherweise nicht nur durch das Nikotin, sondern auch
durch Kondensationsprodukte ausgelöst werden. Wir haben gefunden, daß besonders Raucher mit einem geringen „body mass index", also einem geringen
Anteil an Fettgewebe, exzessiv hohe Konzentrationen von β-Carbolinen nach
Rauchen einer oder zweier Zigaretten im Blutplasma aufweisen. Wegen der
lipophilen Eigenschaften der β-Carboline diffundieren diese aus dem Blutplasma sehr schnell ins Fettgewebe.

Die kürzlich erfolgte Entdeckung eines spezifischen β-Carbolinrezeptors
und die Untersuchungen der Biosynthese der β-Carboline dürften weitere Ein-
blicke in spezifische metabolische Störungen bei Alkoholabhängigen erlauben. Diese könnten zum Verständnis der Entstehung und Aufrechterhaltung
der psychischen Abhängigkeit wesentlich beitragen.

3.8 Zusammenfassung

Familien-, Adoptions-, Zwillings- und „High-risk"-Studien belegen eine Dis-
position zur Alkoholabhängigkeit. Akut führt Alkohol zu einer Förderung der
GABA-Wirkung auf $GABA_A$-Rezeptoren und einer Hemmung von Glutamat-
NMDA-Rezeptoren sowie spannungsabhängiger Kalziumkanäle vom L-Typ.
Weitere empfindlich reagierende Strukturen sind die transmembranale
Signaltransduktion, wobei die Übertragung der Dopaminwirkung über Dopa-
minrezeptoren auf die Adenylatzyklase besonders gut untersucht worden ist.
Akute Alkoholapplikation führt zu einer Bahnung dieser komplexen Protein-
interaktionen, während chronische Alkoholintoxikation diese erschwert. Auf
Verhaltensebene führt eine akute Einnahme von Alkohol vor allem zu einer
Stimulierung des mesolimbischen Belohnungs(„reward")-Systems.

Chronische Einnahme von Alkohol führt zu einer Reihe von adaptiven
Prozessen im Bereich der beschriebenen Ionenkanäle. Außerdem führt die
Stimulierung des mesolimbischen Belohnungssystems zur Aktivierung motivationaler Schaltkreise, vor allem in der appetitiven, also prodromalen Phase.
Dies bedeutet, daß Reize, die im Zusammenhang mit der Alkoholeinnahme
stehen und die ursprünglich neutral waren (Stichwort: Reizhervorhebung
durch Konditionierungsprozesse), mit den Wirkungen des Alkohols verknüpft
werden. Im Laufe der Entwicklung zur Abhängigkeit kommt es zu einer Veränderung der Hierarchie der Reize, wobei positive aber auch negative Stimuli
(Entzugssyndrome, Depressionen nach der Intoxikation) einen immer domi-
nanteren motivationalen Stellenwert bekommen. Diese Schaltkreise beziehen
hippocampale und kortikale Strukturen mit ein, wobei insbesondere Lernprozesse über den Hippocampus erfolgen. Da eine enge Verknüpfung über

glutamaterge Bahnen zwischen diesen Strukturen und dem Belohnungssystem bestehen, kann sich ein besonders gebahnter Schaltkreis ausbilden. Auf neuronaler Ebene spielen insbesondere Sensitivierungs- aber auch Desensitivierungsprozesse eine dominierende Rolle. Zu letzteren gehört beispielsweise die durch Adaptation verminderte Stimulierbarkeit GABA-erger Mechanismen, von denen bekannt ist, daß ihre Stimulierung eine Beendigung einer Suchtmitteleinnahme auslöst. Damit wäre erklärlich, daß die Kontrolle über die Beendigung von Trinkepisoden im Laufe der Entwicklung von abhängigem Verhalten verlorengeht.

Das Belohnungssystem wird durch zahlreiche Neurotransmitter aktiviert und inhibiert. Im Zusammenhang mit dem Alkoholismus spielen endorphinerge Neurone als Vermittler der Ethanolwirkung eine herausragende Rolle. Kondensationsprodukte aus Neurotransmittern, die zur Gruppe der β-Carboline und Tetrahydroisochinoline gehören und die im Tierexperiment die freiwillige Alkoholeinnahme stimulieren, dürften den Prozeß der Entwicklung und Aufrechterhaltung psychischer Abhängigkeit ebenfalls fördern.

Literatur

Allan AM, Harris RA (1986) Gamma-aminobutyric acid and alcohol actions: neurochemical studies of long sleep and short sleep mice. Life Sci 39: 2005–2015

Buller AL, Larson HC, Morrisett RA, Monaghan DT (1995) Glycine modulates ethanol inhibition of heteromeric N-methyl-D-aspartate receptors expressed in Xenopus oocytes. Mol Pharmacol 48: 717–723

Cloninger CR (1995) The psychobiological regulation of social cooperation. Nature Med 1: 623–625

Dawson DA, Harford TC, Grant BE (1992) Family history as a predictor of alcohol dependence. Alcohol Clin Exp Res 16: 572–575

Diana M, Pistis M, Carboni S, Gessa GL, Rossetti ZL (1993) Profound decrement of mesolimbic dopaminergic neuronal activity during ethanol withdrawal syndrome in rats: electrophysiological and biochemical evidence. Proc Natl Acad Sci USA 90: 7966–7969

Franks NP, Lieb WR (1982) Molecular mechanisms of general anaesthesia. Nature 300: 487–493

Harris RA, Bruno P (1985) Membrane disordering by anesthetic drugs: relationship to synaptosomal sodium and calcium fluxes. J Neurochem 44: 1274–1281

Harris RA, McQuilkin SJ, Paylor R, Abeliovich A, Tonegawa S, Wehner SM (1995) Mutant mice lacking the γ-isoform of protein kinase C show decreased behavioral actions of ethanol and altered function of γ-aminobutyrate type A receptor. Proc Natl Acad Sci USA 92: 3658–3662

Herz A (im Druck) Endogenous opioid systems and alcohol addiction. Psychopharmacology

Houkanen A, Vilamo L, Wegelins K, Sarviharju M, Hyytiä P, Korpi ER (1996) Alcohol drinking is reduced by a μ_1- but not by a δ-opioid receptor antagonist in alcohol-preferring rats. Eur J Pharmacol 304: 7–13

Hundle B, McMahon T, Dadgar J, Messing RO (1995) Over expression of EEE-proteinkinase C enhances nerve growth factor-induced phosphorylation of mitogen-activated proteinkinases and neurite outgrowth. J Biol Chem 270: 30134–30140

Koltchine V, Anantharam V, Wilson A, Bayley H, Treistman SN (1993) Homomeric assemblics of NMDARI splice variants are sensitive to ethanol. Neurosci Lett 152: 13–16

Lee AG (1991) Lipids and their effects on membrane proteins: evidence against a role for fluidity. Prog Lipid Res 30: 323–348

Liu J-P (1996) Proteinkinase C and its substrates. Mol Cell Endocrinol 116: 1–29

Macdonald RL (1995) Ethanol, γ-aminobutirate type A receptors, and protein-kinase C phosphorylation. Proced Natl Acad Sci USA 290: 3633–3635

Machu TK, Olsen RW, Browning MT (1991) Ethanol has no effect on cAMP-intendant proteinkinase-proteinkinase C, all Ca²⁺ Calmodulin-dependent proeinkinase II stimulated phosphorylation of highly purified substrates in vitro. Alcohol Clin Exp Res 15: 1040–1044

Markou A, Koob GF (1991) Postcocaine anhedonia. An animal model of cocaine withdrawal. Neuropsychopharmacology 4: 17–26

Messing RO, Petersen, PJ, Henrich CJ (1991) Chronic ethanol exposure increases levels of protein kinase C and protein kinase C-mediated phosphorylation in cultured neural cells. J Biol Chem 266: 23428–23432

Mhatre MC, Pena G, Sieghart B, Tiku MK (1993) Antibodies specific for GABA$_A$ receptor alpha subunits reveal that chronic alcoholic treatment down-regulates alpha-subunit expression in rat brain regions. J Neurochem 61: 1620–1625

Moring J, Shoemaker WJ (1995) Alcohol-induced changes in neuronal membranes. In: Kranzler HR (ed) The pharmacology of alcohol abuse. Springer, Berlin Heidelberg New York Tokyo (Handbook of experimental pharmacology, vol 114, pp 11–53)

Pang K-YY, Braswell LM, Chang L, Sommer, TJ, Miller KW (1980) The perturbation of lipid bilayers by general anaesthetics: a quantitative test of the disordered lipid hypothesis. Mol Pharmacol 18: 84–90

Rommelspacher H (1995) Die Seuche Sucht. In: Markl H et al. (Hrsg) Drogenabhängigkeit zwischen Pharmakologie und Psychiatrie. Wissenschaftliche Verlagsgesellschaft, Stuttgart, S 339–349 Rommelspacher H, Susilo R (1985) Tetrahydroisoquinolines and β-carbolines: putative natural substances in plants and mammals. Prog Drug Res 29: 415–459

Rommelspacher H, Raeder C, Kaulen P, Brüning G (1992) Adaptive changes of dopamine-D$_2$ receptors in rat brain following ethanol withdrawal: a quantitative autoradiographic investigation. Alcohol 9: 355–362

Sällström Baum S, Hill R, Rommelspacher H (1995) Norharman induced changes of extracellular concentrations of dopamine in the nucleus accumbens of rats. Life Sci 56: 1715–1720

Sällström Baum S, Hill R, Rommelspacher H (1996) Harman-induced changes of extracellular concentrations of neurotransmitters in the nucleus accumbens of rats. J Pharmacol

Schuckit MA, Smith TL (1996) An 8-year follow-up of 450 sons of alcoholic and control subjects. Arch Gen Psychiatry 53: 202–210

Sinclair JD (1990) Drugs to decrease alcohol drinking. Ann Med 22: 357–362

Snell LD, Nunley K, Lickteig RL, Browning MD, Tabakoff B, Hoffmann PL (1996) Regional and subunit specific changes in NMDA receptor mRNA and immunoreactivity in mouse brain following chronic ethanol ingestion. Mol Brain Res 40: 71–78

Spies CD, Rommelspacher H, Schnapper C et al. (1995) β-carbolines in chronic alcoholics undergoing elective tumor resection. Alcohol Clin Exp Res 19: 969–976

Spies CD, Rommelspacher H, Winkler T et al. (1996) β-carbolines in chronic alcoholics following trauma. Addiction Biol 1: 93–103

Tabakoff B, Hellevoukh FFN, Hoffman PL (1996) Alcohol. In: Schuster ChR, Gust SW, Kuhar MJ (eds) Pharmacological aspects of drug dependence. Springer, Berlin Heidelberg New York Tokyo (Handbook of experimental pharmacology, vol 118, p 373–458)

Weiss F, Lorang MT, Bloom FE, Koob GF (1993) Oral alcohol self-administration stimulates dopamine release in the rat nucleus accumbens: genetic and motivational determinants. J Pharmacol Exp Ther 267: 250–258

Whittington MA, Little HJ, Lambert JD (1992) Changes in intrinsic inhibition in isolated hippocampal slices during ethanol withdrawal: lack of correlation with withdrawal hyperexcitability. Br J Pharmacol 107: 521–527

Diskussion zu Vortrag 3

Von Prof. Dr. H. Rommelspacher

W. Zieglgänsberger

Der funktionelle Gegenspieler der GABA-Rezeptoren ist der NMDA-Rezeptor bzw. die durch Glutamat aktivierten Rezeptoren. Die akute Einwirkung von Alkohol verstärkt GABAerge Wirkungen, d. h. hemmende Chloridströme, werden aktiviert und aktivierende NMDA-Ströme werden reduziert. Auch über den Kalziumkanal vermittelte Effekte werden reduziert. Die neuronale Erregbarkeit nimmt also unter akutem Alkoholeinfluß insgesamt ab.

Wesentlich ist nun, daß dieses System versucht, sich dem Alkoholeinfluß anzupassen, indem es neue NMDA-Rezeptoren bildet. Unter diesen Bedingungen kann also durchaus Alkohol getrunken werden, die Neurone werden in Gegenwart von Alkohol wahrscheinlich normal reagieren. Gleichzeitig ändert sich auch die Kombination der Rezeptor-Subunits, wodurch die inhibitorischen Effekte von Alkohol wahrscheinlich nicht mehr auftreten können. Die „Anti-Craving-Substanz" Camprosat wirkt offenbar selektiv auf die Kombination der Subunits von NMDA-Rezeptoren.

Wir untersuchen z. B. an Ratten mit Hilfe der sogenannten in-situ-Hybridisierung, wie die Untergruppen der NMDA-Rezeptoren verteilt sind. Damit sind wir in der Lage, die differentielle Verteilung dieser Untereinheiten bis auf die zelluläre Ebene hinunter zu untersuchen und den modulatorischen Einfluß zu analysieren. Im Unterschied zu anderen psychiatrisch relevanten Symptomen läßt sich Suchtverhalten im Tierversuch sehr gut modulieren.

H. Rommelspacher

Es ist durchaus vorstellbar, daß die unterschiedlichen Phänomene des Alkoholismus auf distinkte Rezeptormechanismen zurückzuführen sind. Beispielsweise gibt es Hinweise dafür, daß der GABA-Rezeptor eher mit der Toleranzentwicklung, also dem Unempfindlichwerden gegenüber Alkohol assoziiert ist, während der NMDA-Rezeptor mehr mit der körperlichen Abhängigkeit bzw. dem Entzugssyndrom zusammenhängt.

G. Ritzel

Sie führten aus, daß für die Kinder eines alkoholkranken Vaters ein mehrfach erhöhtes Risiko besteht, später ebenfalls alkoholkrank zu werden. Wovon hängt es denn ab, ob sich eine solche Disposition manifestiert?

M. Soyka

Die Frage ist, was vererbt wird. Die eine Hypothese ist, daß Persönlichkeitseigenschaften vererbt werden. Die andere ist, daß im weitesten Sinne biologische Eigenschaften vererbt werden, die eine solche Disposition bedingen.
Die Diskussion der Frage nach der Vererbung wurde lange Zeit dominiert von
der Vermutung, daß ein Zusammenhang zu alkoholmetabolisierenden Enzymen besteht. Schuckit et al. haben in katamnestischen Langzeituntersuchun-
gen von nichtalkoholkranken High-risk-Individuen gezeigt, daß die Wahrscheinlichkeit, eine Alkoholkrankheit zu entwickeln, relativ unabhängig von
der Psychopathologie ansteigt. Diese Arbeitsgruppe fokussiert heute sehr stark
auf die Alkoholverträglichkeit und auf die Wirkung von Alkohol auf den Körper. Kinder von Alkoholikern sind bei einer Blutalkoholkonzentration von
1 oder 2 Promille offensichtlich weniger gestört als andere Individuen und
haben mehr positive psychotrope Effekte. Damit ist wahrscheinlich ein Teil
der Varianz zu erklären, aber eben nicht alles.

W. Maier

Was über die Genetik des Alkoholismus bisher bekannt ist, beschränkt sich
im Prinzip auf die Ebene der Assoziation. Wir untersuchen ja bislang noch
keine Mechanismen, denn das können wir erst dann, wenn wir die Gene kennen. Man kennt bisher noch keine Risikogene für die Entwicklung der Alkoholabhängigkeit, wohl aber zwei, die dieses Risiko offenbar reduzieren. Leider
sind sie in der europäischen Bevölkerung nur selten anzutreffen.

Wir kennen den in der asiatischen Bevölkerung relativ verbreiteten ADH-
und ALDH-Polymorphismus. Dabei handelt es sich um genetische Varianten
der Enzyme, die den Abbau des Alkohols modulieren. Diese Enzymvarianten
bewirken einen verzögerten Alkoholabbau, woraus beim Alkoholtrinken eine
antabusähnliche Wirkung folgt. Die Träger dieser Enzymvarianten bekommen
schon nach geringen Alkoholmengen ein Flushsyndrom. Das hält sie häufig
lebenslang davon ab, Alkohol zu trinken.

Dieser Mechanismus entspricht der Verlaufsuntersuchung von Schuckit,
wo sich die Alkoholabhängigkeit vor allem bei denjenigen Personen manifestiert, die Alkohol gut vertragen und die beim ersten Probetrunk besonders
deutliche euphorische Effekte erfahren. Allerdings kann der asiatische ADH-
und ALDH-Polymorphismus in der Studie von Schuckit keine Rolle spielen,
weil er eine kaukasische Population untersuchte, wo diese Mutanten praktisch
nicht vorkommen.

Neben dem ADH- und ALDH-Polymorphismus scheint es noch andere
Polymorphismen zu geben, die den Alkoholismus wahrscheinlich genetisch
determinieren, indem sie die hedonischen Effekte des Alkohols steuern. Darüber hinaus mag es noch andere Mechanismen geben, die wir nicht kennen.
Ihre Frage ist also heute noch nicht zu beantworten, uns bleiben vorläufig
nur Spekulationen.

L. G. Schmidt

Im humanbiologischen Bereich wissen wir noch nichts über den genetischen Hintergrund. Tierexperimentell hat man aber mit der Methode des QTL-Mappings beispielsweise im Bereich der Serotoningene einige Polymorphismen gefunden, die anscheinend für die Ethanolsensitivität mitverantwortlich sind. Auch im Bereich der μ-Opiatrezeptoren gibt es Polymorphismen, die für Ethanolpräferenz von Bedeutung sind. Erklärungsansätze dürften also zunächst aus der tierexperimentellen Forschung zu erwarten sein.

G. A. Wiesbeck

Stichwort β-Carboline: Inwieweit läßt sich das derzeitige Wissen über Alkogene für die Entwicklung von Anti-Craving Substanzen nutzen?

H. Rommelspacher

Mir sind bisher keine Entwicklungen in dieser Richtung bekannt. Ein Problem ist, daß die Biosynthese der β-Carboline und der Tetrahydroisochinoline noch nicht aufgeklärt ist. Allerdings wurde jetzt von einer japanischen Arbeitsgruppe ein Enzym identifiziert, das für die Biosynthese von Salsolinol, also eines Tetrahydroisochinolins, verantwortlich ist.

D. Ladewig

Man glaubte ja zunächst, mit der Biosynthese der Alkogene etwas sehr Spezifisches gefunden zu haben und mußte dann erfahren, daß es eine extreme Streuung gibt und möglicherweise auch andere Substanzen Einfluß darauf haben. Wie ist diese Situation heute zu beurteilen?

H. Rommelspacher

In der Tat gibt es offenbar viele konfundierende Variable. Eine hatte ich schon genannt: Streß scheint die Biosynthese zu aktivieren. Die Daten, die ich gezeigt habe, stammen von einer medizinischen Intensivstation. Diese Patienten stehen unter hoher Streßbelastung, das ist sicher zu berücksichtigen. Zum anderen spielt das Rauchen eine gewisse Rolle, denn dabei werden exogene β-Carboline mit dem Tabakrauch über die Lunge zugeführt. Auch bei Opiatabhängigen ist die Biosynthese der β-Carboline erhöht. Darüber hinaus gibt es vereinzelte Berichte, mehr oder weniger Zufallsbeobachtungen, daß auch bestimmte Antibiotika die Biosynthese stimulieren.

Insgesamt sind wir von einer abschließenden Beurteilung also noch sehr weit entfernt. Gleichwohl liefern die tierexperimentellen Befunde, wonach Alkogene die freiwillige Alkoholaufnahme stimulieren, für eine Hypothese zur Entstehung der Alkoholabhängigkeit einen sehr interessanten Ansatz.

4 Diagnostik von Alkoholmißbrauch und Alkoholabhängigkeit

L. G. Schmidt

In diesem Beitrag wird zunächst eine Klassifikation alkoholbedingter Störungen (Mißbrauch/Abhängigkeitssyndrom) vorgenommen. Anhand eigener Daten geht der Autor sodann auf die moderierende Bedeutung von Geschlecht, Alter sowie prä- und komorbiden Störungen ein. So waren hyperkinetische Störungen und Störungen des Sozialverhaltens signifikant häufiger bei später Alkoholabhängigen mit dissozialen Persönlichkeitsstörungen, emotionale Störungen häufiger in der Vorgeschichte von Alkoholkranken mit Angst- und affektiven Störungen. Auch wenn die Bedeutung dieser prämorbiden Störungen für die Entstehung des Alkoholismus unklar ist, scheinen komorbide Störungen zumindest einen verlaufsdeterminierenden Einfluß zu haben. Das diagnostische Vorgehen ist stark geprägt von dynamischen Interaktionsprozessen. Wegen der zentralen Bedeutung der Verleugnung sollte das diagnostische Gespräch mit dem alkoholkranken Patienten daher mit der Technik des „motivational interviewing" durchgeführt werden. Hier sind vor allem die niedergelassenen Ärzte angesprochen, denn fast drei Viertel aller Kontakte mit Suchtkranken finden im Rahmen der ambulanten Versorgung durch Ärzte und nicht beim Suchtberater oder in Kliniken statt. Dies unterstreicht die Bedeutung der Frühdiagnostik alkoholinduzierter Störungen im primärärztlichen Bereich.

4.1 Zum Krankheitskonzept von Sucht

Wir leben in einer sich rasant wandelnden Welt. So wurde gerade von Murray u. Lopez (1996) prognostiziert, daß im Jahr 2020 nicht mehr die Infektionserkrankungen weltweit die wichtigsten Todesursachen sein werden, sondern nicht übertragbare Erkrankungen im Kontext von Nikotin- und Alkoholmißbrauch, Umweltbelastung und Luftverschmutzung. Dabei ist es noch nicht lange her, daß der Alkoholismus als Krankheit in der BRD seine Anerkennung erfuhr; so fällt die Behandlung des Alkoholismus und seiner Folgen erst seit den 60er Jahren in den Leistungsbereich der Krankenkassen und der Rentenversicherung. Doch man hört immer wieder, daß daran gezweifelt wird, daß dies überhaupt eine Krankheit sei. Vielmehr wird argumentiert, das damit verbundene Verhalten gehe auf eine Charakterschwäche, eine schlechte

Bayer-ZNS-Symposium, Bd. XII
Alkoholismus als psychische Störung
Hrsg. M. Soyka u. H.-J. Möller
© Springer-Verlag Berlin Heidelberg 1997

Gewohnheit oder ein Laster zurück. Dies liegt an der Vorstellung, Sucht sei Ausdruck oder Folge einer selbstverursachten Schädigung auf der Basis eines freien Willens (O´Brien u. McLellan 1996).

Im Unterschied zu Krankheiten wie Rheuma, Krebs oder Magengeschwür, wo der Patient als Opfer seines Schicksals Anspruch auf Mitgefühl und Hilfe hat, wird dem Suchtkranken oft die Schuld für sein Schicksal selbst zugeschrieben, für dessen Folgen er auch verantwortlich sei. Dabei gibt es keine prinzipiellen Unterschiede zwischen den genannten körperlichen Erkrankungen und den Suchtkrankheiten. Die in unserer Gesellschaft prävalierenden Erkrankungen wie Herzinfarkt, Diabetes oder Hochdruck sind als komplexe multifaktorielle Erkrankungen ebenso verhaltensabhängig wie z. B. der Alkoholismus.

Weiterhin ist festzuhalten, daß beispielsweise der erste Entschluß, Alkohol zu trinken, zunächst wohl dem freien Willen zu unterliegen scheint. Tatsächlich hängt das Trinkverhalten eines Menschen aber von vielen, teilweise mehr oder minder unfreiwilligen Zügen ab (Berman u. Noble 1993), die z. B. bestimmt sind durch das familiäre Klima (Wunsch eines heranwachsenden Jugendlichen, sich mit dem Vater zu identifizieren oder erklären sich aus der Not, familiäre Gewalt – sei sie verbaler, körperlicher oder sexueller Natur – zu ertragen), dem Gruppendruck Gleichaltriger (sich einer „peer-group" unterzuordnen) oder denkt man an die subtilen Suggestivkräfte der Werbung.

Schließlich ist die körperliche Verarbeitung („Ethanolsensitivität") von Alkohol nicht dem Willen des einzelnen untergeordnet. So kann der Betreffende willentlich nicht bestimmen, ob Alkohol ihn besonders entspannt, euphorisiert oder eher negative und damit protektive Effekte (wie Kopfschmerzen oder Schwindel) verursacht. Diese körperlichen Reaktionen bestimmen wesentlich das Risiko, suchtkrank zu werden oder nicht (Schmidt 1995).

Im Folgenden werden Alkoholmißbrauch und Alkoholabhängigkeit definitorisch voneinander abgegrenzt (Klassifikation), einige Determinanten der Entwicklung und des klinischen Bildes der Alkoholabhängigkeit beschrieben (Typologie) und die Bedeutung dynamischer Interaktionen zwischen Arzt und Patient (diagnostischer Prozeß) behandelt.

4.2 Klassifikation

Die ICD-10-Klassifikation substanzbedingter Störungen basiert auf dem auf Edwards zurückgehende Konzept von Mißbrauch/schädlicher Gebrauch und Abhängigkeit (Edwards u. Gross 1976; Edwards et al. 1977). Danach bezeichnet „schädlicher Gebrauch" ein Konsumverhalten, „das zu einer Gesundheitsschädigung (körperlich oder psychisch) führt", während das Abhängigkeitssyndrom „eine Gruppe körperlicher, Verhaltens und kognitiver Phänomene umfaßt, bei denen der Konsum einer Substanz oder Substanzklasse für die betroffene Person Vorrang hat gegenüber Verhaltensweisen, die von ihm früher höher bewertet wurden" (WHO 1994). Ebenfalls übernommen wurde die biaxiale Edwards-Konzeption, die besagt, daß Mißbrauch und Abhängigkeit zwei voneinander unabhängige Phänomene sind. Diese kommen bei schwerer Ausprägung (so bei klinischen Fällen) zwar oft gemeinsam vor, was aber nicht obligat ist. So findet man in Felduntersuchungen gelegentlich auch Abhängige, bei denen wesentliche negative Folgen (noch) nicht erkennbar sind. (Eine „harmlose" Abhängigkeit von Alkohol ist allerdings auf die Dauer nicht denkbar; daß Abhängigkeit prinzipiell auch harmlos sein kann, soll anhand des Beispiels des Konsums von Nikotinkaugummis bei Nikotinabhängigkeit angemerkt sein.)

Eine andere Sicht (in DSM-III-R und -IV) ist, daß „Mißbrauch/schädlicher Gebrauch" nicht nur Folge exzessiven Trinkens ist, sondern auch Vorläufer unangepaßten Konsums sein kann, wenn die Kriterien der Abhängigkeit („noch") nicht erfüllt sind (APA 1994). Verlaufsuntersuchungen bestätigten beide Konzepte; so wurden immer wieder (mindestens) 2 Gruppen, exzessiver Trinker unterschieden: eine Gruppe, die zu einem asymptomatischen Trinken zurückkehren konnte (nicht abhängig) und eine andere Gruppe, die das nicht mehr konnte (Schmidt 1995).

Eigene Untersuchungen an 589 Alkoholabhängigen mit dem standardisierten CIDI-Interview zeigten, daß bei Inanspruchnahme einer medizinischen Institution (Konsultation unserer Suchtambulanz) im Schnitt 6 von 8 Kriterien des Abhängigkeitssyndroms der ICD-10 erfüllt waren. Dabei waren die Symptome der psychischen Abhängigkeit (APA 1994; Babor et al. 1992; Berman u. Noble 1993) am häufigsten erfüllt, gefolgt von den Symptomen der körperlichen Abhängigkeit (Cloninger 1987; Dufeu et al. 1995; Edwards u. Gross 1976) und am wenigsten häufig wurden solche Symptome angegeben, die komplexe Verhaltensbeeinflussung durch die Sucht anzeigen.

Im einzelnen berichteten unsere Patienten von:
1. Starkem Wunsch oder eine Art Zwang, Alkohol zu konsumieren: 90,5 %,
2. verminderter Kontrollfähigkeit: 83,8 %,
3. anhaltendem Alkoholkonsum trotz Nachweises eindeutiger schädlicher Folgen: 83,3 %,
4. Nachweis einer Toleranz: 79,5 %,
5. körperlichen Entzugssyndrom: 74,1 %,
6. Alkoholkonsum mit dem Ziel, Entzugssymptome zu vermindern (und der entsprechenden positiven Erfahrung, daß dieses Verhalten wirkt): 71,9 %,
7. Vernachlässigung anderer Vergnügen: 58,8 %.
8. eingeengtem Verhaltensmuster im Umgang mit Alkohol: 51,8 %.

Im Gegensatz zur Betrachtungsweise der ICD-10, das als polythetisches System kein einzelnes diagnostisches Kriterium als notwendig oder hinreichend erachtet und konventionsgemäß die Diagnose „Abhängigkeitssyndrom" dann stellen läßt, wenn bei einem Patienten mindestens 3 Merkmale (während des letzten Jahres) vorhanden waren, ist das Konzept von Edwards nomothetisch. Dieses besagt, daß bei Vorliegen des Abhängigkeitssyndroms alle Kriterien existent sind, die Merkmale aber in unterschiedlichem Ausmaß auftreten und dadurch der Schweregrad bestimmbar wird. Dieses Validitätsproblem deutet sich auch insofern in den oben dargestellten Daten an, als daß komplexe Merkmale (Edwards et al. 1977; Frezza et al. 1990) seltener als einfache angegeben werden, was möglicherweise daran liegen kann, daß diese schwerer zu verstehen und zu erheben sind.

Frühere Arbeiten anderer Autoren zur Validität des Abhängigkeitssyndroms haben schließlich gezeigt, daß die Merkmale eine hohe Interkorrelation haben, auf einem gemeinsamen Faktor laden und weitgehend unabhängig von den Folgeschäden sind, was für die Unidimensionalität des Syndroms spricht. Für seine Homogenität spricht die zunehmende Anzahl der Symptome mit zunehmenden Schweregrad, für seine Universalität der Nachweis in verschiedenen Suchtmittelformen (Schmidt et al. 1993). Untersuchungen der WHO haben schließlich gezeigt, daß das Abhängigkeitssyndrom in verschiedensten Ländern der Erde in vergleichbarer Weise vorkommt, was die transkulturelle Validität des Abhängigkeitssyndroms bestätigt (Hall et al. 1993).

4.3 Typologie

Unter „Typen" in diesem Zusammenhang versteht man die Kombination überdauernder Merkmale, die sich auf Ähnlichkeiten verschiedener Patienten beziehen, auch wenn einige oder sogar die meisten der Patienten nicht jedes der den Typus konstituierenden Merkmals aufweisen. (Diese „Randunschärfe" ist dafür verantwortlich, daß aufgrund kontinuierlicher Übergänge eine klare Trennung in distinkte Klassen oft nicht möglich ist). In den vielfältigen Alkoholismustypologien sind nun eine Reihe von Merkmalen oder Faktoren beschrieben, die einen prägenden Einfluß auf das klinische Bild und die Entwicklung des Abhängigkeitssyndroms nehmen. Im Folgenden soll die moderierende Bedeutung von Geschlecht, Alter und prämorbider Störungen anhand eigener Daten dargestellt werden.

Auch wenn alkoholkranke Männer und Frauen sich bezüglich der Kriterien bei Inanspruchnahme medizinischer Institutionen nicht unterscheiden, werden zentrale Verlaufsmerkmale und -stadien jedoch zu unterschiedlichen Zeiten durchlaufen (Tabelle 1). Frauen erleben signifikant später als Männer zentrale Verlaufsmerkmale wie erster Rausch, vermehrtes Trinken, Zeitpunkt des ersten Kontrollverlustes, des ersten Auftretens des vegetativen Entzugssyndroms oder des Toleranzbruches. Diese Dezeleration könnte Ausdruck gesellschaftlicher Faktoren, von Barrieren gegenüber dem Trinkverhalten von Frauen sein; ob es bei Frauen aufgrund biologischer Faktoren auch zu einer rascheren Progression des Alkoholismus kommt, ist nach unseren Daten unklar. Immerhin war berichtet worden, daß Frauen eine niedrigere Alkohol-Dehydrogenase-Aktivität in der Magen-Mukosa haben (Frezza et al. 1990). Damit wäre eine erhöhte Bioverfügbarkeit von Ethanol im Gehirn gegeben, was sich in besonderer Weise auf Reward-Systeme auswirken könnte, größere Gewebsschäden verursachen und die besondere Progression des Alkoholismus bei Frauen erklären würde (Mann et al. 1992).

Prämorbide Störungen gelten vielfach als Vulnerabilitätsfaktoren (für die Entwicklung) des Alkoholismus. Die prämorbiden Störungen sind in Tabelle 2

Tabelle 1. Entwicklung der Abhängigkeit bei Alkoholabhängigen der Berliner Suchtambulanz: Vergleich Männer vs. Frauen (n = 589)

	Lebensalter des ersten Auftretens des Abhängigkeitssymptoms								
	Männer (n = 458)			Frauen (n = 131)					
	%[a]	MW	s	%[a]	MW	s	t	df	p[b]
Erster Rausch	86,9	16,1	4,6	75,5	20,9	7,6	−5,98	117,04	,000
Beginn des vermehrten Trinkens	98,7	27,5	9,7	99,2	31,9	9,4	−4,65	579	,000
Erster Kontrollverlust	100,0	30,7	9,9	100,0	36,5	9,0	−6,01	586	,000
Auftreten der ersten Entzugssymptome	83,2	34,6	9,6	74,8	39,0	8,7	−4,16	476	,000
Toleranzbruch	19,8	37,4	10,3	6,1	45,5	10,6	−2,12	92	,037

[a] Prozentsatz der Patienten, von denen Angaben zum jeweiligen Item vorliegen.
[b] Signifikanzprüfung bezieht sich auf den Vergleich der Mittelwerte (MW).

Tabelle 2. Prämorbide Störungen bei Alkoholabhängigen der Berliner Suchtambulanz (n = 499; 90 Patienten mit anderen Diagnosen).

	Ohne andere Diagnose	+Angststörungen/ affektive Störungen	+Dissoziale Persönlichkeits- störungen	+Sonstige Persönlichkeits- störungen
	n = 301 (60,3 %)	n = 91 (18,2 %)	n = 46 (9,2 %)	n = 61 (12,2 %)
Hyperkinetische Störungen	4,9 %	6,3 %	21,1 %[a]	9,1 %
Emotionale Störungen	6,8 %	27,1 %[a]	5,4 %	17,6 %
Störungen des Sozialverhaltens	6,8 %	8,3 %	33,3 %[a]	17,6 %
Psychiatrische Vorbehandlung	10,5 %	62,2 %[a]	7,0 %	29,3 %
Suizidversuche	19,0 %	39,5 %[a]	23,3 %	24,1 %

[a] p<.05 (ANOVA)

vertikal angeordnet und wurden bei Aufnahme in unsere Sonderforschungs-
ambulanz erhoben anhand einer strukturierten klinisch-psychiatrischen Anamnese mit Erhebung von Merkmalen der Verhaltens- und emotionalen Störungen mit Beginn in Kindheit und Jugend (F9). Die Suchtanamnese wurde
nach den CIDI-Modulen erhoben (Wittchen u. Semler 1990) und die endgül-
tige nosologische Diagnose nach Abschluß des Entzugs gestellt. Komorbide
Störungen wurden diagnostiziert bei Vorkommen auch von unterschwelligen
Syndromen, bzw. wenn nach Abschluß des Entzuges die Symptome therapeutische Relevanz hatten. Danach waren hyperkinetische Störungen und Stö-

Tabelle 3. Entwicklung der Abhängigkeit bei Alkoholkranken unter Berücksichtigung der Komorbidität

	Häufigkeit und Lebensalter bei erstem Auftreten des Abhängigkeitssymptoms												
	Ohne andere Diagnose (C)			+Angststörungen /affektive Störungen (B)			+Dissoziale Persönlich- keitsstörungen (A)						
	%ª	MW	s	%ª	MW	s	%ª	MW	s	F	df	pb	Scheffe Test
Erster Rausch	74,3	17,8	5,9	85,4	18,5	7,2	94,9	14,6	2,4	8,45	307	,0003	A<B, C
Beginn des vermehrten Trinkens	99,2	29,7	9,3	100,0	32,6	11,2	100,0	20,6	6,1	30,35	381	,0000	A<C<B
Erster Kontrollverlust	100,0	34,1	9,4	100,0	35,6	11,0	100,0	24,2	7,4	29,96	384	,0000	A<B, C
Auftreten der ersten Entzugssymptome	79,3	37,5	8,6	76,4	37,4	10,7	81,3	30,0	8,8	13,56	303	,0000	A<B, C
Toleranzbruch	5,9	42,6	8,6	13,4	45,5	17,6	15,2	32,7	9,6	2,85	33	,0730	n.s.

ª Prozentsatz der Patienten, von denen Angaben zum jeweiligen Item vorliegen.
ᵇ Signifikanzprüfung bezieht sich auf den Vergleich der Mittelwerte (MW).

rungen des Sozialverhaltens (z. B. Schuleschwänzen) signifikant häufiger bei später Alkoholabhängigen mit dissozialen Persönlichkeitsstörungen, emotionale Störungen (z. B. abnorme Trennungsängste) häufiger in der Vorgeschichte von Alkoholkranken mit Angst- und affektiven Störungen. Diese Patienten waren auch häufiger in psychiatrischen Vorbehandlungen und hatten häufiger anamnestisch Suizidversuche angegeben.

Auch wenn die Bedeutung der genannten prämorbiden Störungen für die Entstehung des Alkoholismus unklar ist, scheinen komorbide Störungen zumindest einen verlaufsdeterminierenden Einfluß zu haben (Tabelle 3). Dissoziale Züge haben nach unseren Ergebnissen einen signifikant akzelerierenden und bahnenden Einfluß auf die Entwicklung der Alkoholabhängigkeit. Die Merkmale der Abhängigkeit werden von diesen Patienten signifikant früher erlebt als von Patienten mit unkomplizierter Alkoholabhängigkeit oder von Alkoholabhängigen mit Angst- oder Depressionssymptomen.

Teilt man die Patienten nach dem Ersterkrankungsalter (erster Kontrollverlust vor bzw. nach dem 25. Lebensjahr) ein, so erhält man 2 Gruppen, die in verschiedensten „Typologien" in ähnlicher Weise immer wieder repräsentiert sind. Nach diesem Einteilungskriterium sind unsere Early-onset-Patienten signifikant jünger bei der Konsultation als Patienten mit einem „late onset"; und obwohl sie jünger sind, sind sie trotzdem schon länger abhängigkeitskrank. Es sind mehr Männer darunter, und sie sind benachteiligt, was Schul-

Tabelle 4. Soziodemographische Daten der Alkoholiker-Gruppen nach Erkrankungsalter

	„early onset" (< = 25 Jahre) n = 181 Mittelwert ± s	„late onset" (> = 26 Jahre) n = 408 Mittelwert ± s	p
Lebensalter bei Konsultation (J.)	36,9 ± 8,5	45,6 ± 8,7	< ,000
Krankheitsdauer (J.) seit Kontrollverlust	15,7 ± 8,7	8,7 ± 6,7	< ,000
Geschlecht: m	91,7	71,5	< ,000
w	8,3	28,5	
Schulbildung:			
Hauptschule	49,1	44,2	< ,05
Realschule	29,7	30,2	
Gymnasium	21,2	25,6	
Beruf:			
ungelernt	30,2	10,6	< ,000
Facharbeiter	45,2	41,7	
Angestellter	20,1	34,6	
Akademiker	4,5	13,1	
Familienstand:			
alleinstehend	43,3	23,7	< ,000
getrennt	21,1	31,8	
Partnerschaft	35,6	44,5	

Tabelle 5. Suchtanamnestische Daten von Alkoholiker-Gruppen nach Erkrankungsalter

	„early onset" (< = 25 Jahre) n = 181 Mittelwert ± s	„late onset" (> = 26 Jahre) n = 408 Mittelwert ± s	P
TPQ „novelty seeking"	18,5 ± 4,5	15,8 ± 5,5	< ,000
„harm avoidance"	18,4 ± 7,5	17,2 ± 7,3	n.s.
„reward depend"	17,3 ± 4,5	16,9 ± 4,3	n.s.
Vater alkoholkrank	40,2 %	27,8 %	< 01
Mutter alkoholkrank	17,1 %	10,9 %	n.s.
Trinkmenge aktuell in g/Tag	305,9 ± 171,1	230,5 ± 140,7	< ,001
Raucher	90,0 %	73,6 %	< ,000
Erfahrung illegaler Drogen	18,2 %	3,4 %	< ,000
Delir	27,6 %	16,6 %	< ,01
Entzugsanfall	24,9 %	15,2 %	< ,001
Magen-, Darmerkrankungen	32,1 %	19,1 %	< ,001
Fettleber	59,5 %	63,7 %	n.s.
Beziehungsabbrüche	57,6 %	38,5 %	< ,000
Arbeitsplatzverlust	51,8 %	27,6 %	< ,000
Straffälligkeiten	48,7 %	18,0 %	< ,000

bildung, Beruf und Familienstand angeht (Tabelle 4). Diese Gruppe hat im Durchschnitt einen höheren „novelty seeking score" im TPQ von Cloninger (Dufeu et al. 1995), d. h. sie sind risikofreudiger, experimentierfreudiger und spontaner als Late-onset-Patienten, sie haben häufiger einen alkoholkranken Vater, trinken mehr, sind häufiger Raucher und erfahrener, was den Konsum illegaler Drogen angeht. Sie haben ferner häufiger negative körperliche und sozialen Folgen ihres Alkoholismus zu tragen (Tabelle 5). Unsere Early-onset-Patienten entsprechen damit dem Typ 2 nach Cloninger (1987) oder dem Typ B von Babor et al. (1992).

4.3 Diagnostischer Prozeß

Dynamische Interaktionsprozesse prägen den diagnostischen Prozeß mit Alkoholkranken in erheblicher Weise, was mit der besonderen Natur der Erkrankung zusammenhängt. Nach der Definition des amerikanischen National Council of Alcoholism ist der Alkoholismus „eine eigenständige primäre Erkrankung mit genetischen, psychosozialen und Umwelteinflüssen, die die Entwicklung und das klinische Bild prägen. Die Erkrankung verläuft fortschreitend und oft tödlich. Sie ist charakterisiert durch die verminderte Kontrolle über das Trinken, die Beherrschung des Denkens durch Alkohol, und den Konsum trotz negativer Konsequenzen, Verzerrungen des Denkens, meistens Verleugnung. Jedes dieser Symptome verläuft kontinuierlich oder episodisch" (Morse u. Flavin 1992).

Wegen der zentralen Bedeutung der Verleugnung sollte das diagnostische Gespräch mit dem alkoholkranken Patienten deshalb mit der Technik des „motivational interviewing" (Miller u. Rollnik 1991) geführt werden. Diese Vorgehensweise erhöht die diagnostische Validität und hat darüberhinaus therapeutische Implikationen.

Elemente eines solchen „motivational interviewing" sind

- Empathie erkennen lassen,
- Diskrepanz zwischen aktuellem, problematischen Verhalten des Patienten und den ihm wichtigen zentralen Lebenszielen aufspüren helfen,
- konfrontierendes Argumentieren vermeiden,
- mit Widerständen elastisch umgehen,
- Selbstwirksamkeit des Patienten bekräftigen.

Dabei sind im Erstgespräch mit dem Alkoholkranken einige „Fallen" zu vermeiden, so die „Frage-Antwort-Falle" (ein autoritärer Gesprächsstil, bei dem der Patient zuletzt nur noch Ja-Nein-Antworten gibt, was sehr unproduktiv ist), die „Konfrontations-Verleugnungsfalle" (in der der Arzt dem Patienten nahebringen will, daß dieser zuviel trinkt oder Probleme habe, worauf dieser entgegnet, daß er Menschen kenne, die noch mehr trinken oder daß schließlich viele Menschen Probleme hätten), die „Experten-Falle" (in der der Arzt immer mehr seines Wissens aktualisieren muß, der Patient aber immer passiver wird); die „Etikettierungs-Falle" (in der der Arzt versucht ist, dem Patienten eine Diagnose („Alkoholiker") aufzuoktroyieren, die dieser dann nur um so vehementer bekämpfen wird), oder die „Fokussierungs-Falle" (die darin besteht, daß der Arzt auf die Abhängigkeit zu sprechen kommen will, der Patient aber zunächst seine Lebensprobleme erläutern will).

Die Erkennung Alkoholkranker vor allem in frühen Stadien seiner Erkrankung ist eine wichtige Aufgabe vor allem primärversorgender Ärzte. Da drei von vier Abhängigkeitskranken mindestens 1mal pro Jahr einen niedergelassenen Arzt aufsuchen, bedeutet dies, daß die Kontaktdichte in der ambulanten ärztlichen Versorgung ca. 15mal höher ist als in Suchtberatungsstellen (Wienberg 1992). Anders ausgedrückt heißt das, daß 70 % aller Kontakte mit Suchtkranken in einem Versorgungsbezirk in Arztpraxen und nicht beim Suchtberater oder in Kliniken stattfinden, was die Bedeutung der Frühdiagnostik für die praktische Behandlung alkoholinduzierter Störungen im primärärztlichen Bereich unterstreicht. Die hier liegenden großen therapeutischen Chancen werden z. Z. wahrscheinlich nicht ausreichend genutzt, sie sind in Zukunft intensiver als bisher wahrzunehmen.

4.4 Zusammenfassung

In diesem Beitrag werden auf dem Hintergrund des aktuellen Krankheitskonzeptes von Sucht eine Klassifikation alkoholbedingter Störungen („schädlicher Gebrauch/Mißbrauch" vs. „Abhängigkeitssyndrom") vorgenommen. Determinanten der Entwicklung und des klinischen Bildes in Hinblick auf eine typologische Charakterisierung Abhängiger werden danach herausgearbeitet. Als Voraussetzung für die Validität diagnostischer Erhebungen werden Kenntnis und Umsetzung dynamischer Interaktionen zwischen Untersucher und Kranken dargestellt, welche unmittelbar auch therapeutische Implikationen haben.

Literatur

APA (1994) Diagnostic and Statistical Manual of Mental Disorders, 4 th edn. American Psychiatric Association, Washington. Deutsche Bearbeitung und Einführung von H. Saß, H. U. Wittchen und M. Zaudig. Hogrefe, Göttingen (1996)

Babor TF, Hofmann M, DelBoca FK, Hesselbrock V, Meyer R, Dolinsky ZS, Rounsaville B (1992) Types of alcoholics, I. Evidence for an empirically derived typology based on indicators of vulnerability and severity. Arch Gen Psychiatry 49: 599–608

Berman SM, Noble EP (1993) Childhood antecedents and substance misuse. Curr Opin Psychiatry 6: 382–387

Cloninger CR (1987) Neurogenetic adaptive mechanisms in alcoholism. Science 236: 410–416

Dufeu P, Kuhn S, Schmidt LG (1995) Prüfung der Gütekriterien einer deutschen Version des „Tridimensional Personality Questionnaire (TPQ)" von Cloninger bei Alkoholabhängigen. Sucht 41: 395–407

Edwards G, Gross M (1976) Alcohol dependence: provisional description of a clinical syndrome. Br Med J 1: 2058–2061

Edwards G, Gross MM, Keller M, Moser J, Room R (1977) Alcohol-related disabilities. WHO offset publication no. 32; Genf

Frezza M, Di Padova C, Pozzato G, Terpin M, Baraona E, Lieber CS (1990) High blood alcohol levels in women. The role of decreased gastric alcohol dehydrogenase activity and firstpass metabolism. N Engl J Med 322: 95–99

Hall W, Saunders JB, Babor TF, Aasland OG, Amundsen A, Hodgson R, Grant M (1993) The structure and correlates of alcohol dependence: WHO collaborative project on the early detection of persons with harmful alcohol consumption. – III Addiction, 88: 1627–1636

Mann K, Batra A, Günthner A, Schroth G (1992) Do women develop alcoholic brain damage more readily than men? Alcohol Clin Exp Res 6: 1052–1056

Miller WR, Rollnik S (1991) Motivational interviewing. Preparing people to change addictive behavior. Guilford Press, New York

Morse RM, Flavin DK (1992) The definition of alcoholism. JAMA 268: 1012–1014

Murray CJL, Lopez AD (1996) Evidence-based health policy – lessons from the Global Burden of Disease Study. Science 274: 740–744

O´Brien CP, McLellan AT (1996) Myths about the treatment of addiction. Lancet 347: 237–240

Schmidt LG, Dufeu P, Rommelspacher H (1993) Diagnostik der Alkoholabhängigkeit. Nervenarzt 64: 36–44

Schmidt LG (1995) Diagnostische Aufgaben bei Alkoholmißbrauch und -abhängigkeit. Z Klin Psychol 24 (2): 98–106

Schuckit MA (1994) Low level of response to alcohol as a predictor of future alcoholism. Am J Psychiatry 161: 184–189

WHO (1994) Internationale Klassifikation psychischer Störungen ICD-10 Kapitel V (F) Forschungskriterien. Herausgegeben von H. Dilling, W. Mombour, M. H. Schmidt, E. Schulte-Markwort. Huber, Bern

Wienberg G (1992) Die vergessene Mehrheit – Zur Realität der Versorgung alkohol- und medikamentenabhängiger Patienten. Psychiatrie-Verlag, Bonn

Wittchen HU, Semler G (1990) CIDI-Composite International Diagnostic Interview. Beltz Test Weinheim

Diskussion zu Vortrag 4

Von Priv.-Doz. Dr. L. Schmidt

D. Ladewig

Sie haben erfreulicherweise, möchte ich fast sagen, die Skalen zur Überprüfung der Diagnostik der Alkoholabhängigkeit nicht erwähnt. Ich denke, wir sollten versuchen, die Skalen zur Messung von Angsterkrankungen, depressiven Störungen oder sozialen Phobien – die wir ja auch bei Alkoholikern häufig sehen – für den Einsatz bei Alkoholkranken zu adaptieren. Instrumente, die an anderen Populationen entwickelt worden sind, sind für diesen Zweck zu wenig spezifisch.

Eine andere wichtige Frage ist, welche biologischen Kriterien der Abhängigkeit sich eventuell für eine routinemäßige Abhängigkeitsdiagnostik eignen. Damit ließe sich auch vermeiden, daß der Interviewer bzw. der untersuchende Arzt nicht selten eine moralisierende Haltung in die Untersuchung einbringt, was die Situation für den Patienten sehr erschwert.

L. G. Schmidt

Ich teile Ihre Ansicht, daß die Instrumente zur Erfassung der Komorbidität, insbesondere im Suchtbereich, sicher noch entwicklungsbedürftig sind. Im Hinblick auf die routinemäßige Dokumentation biologischer Marker war ich anfangs, als unsere Arbeitsgruppe entstand, eher optimistisch. Inzwischen bin ich nicht mehr so sicher, welche biologischen Indikatoren oder Marker wir prospektiv oder therapeutisch tatsächlich verwenden können. Es gibt zwar eine ganze Reihe von familiär übertragenen Merkmalen, die einen biologischen Hintergrund haben, insgesamt ist dieser Komplex aber kaum systematisch erforscht. Wir wissen noch nicht, welche Abhängigkeitsindikatoren sicher genug sind, um damit operieren zu können.

W. Poser

Bei der Nachuntersuchung von Alkoholpatienten, bei denen vor Jahren nur ein Abusus diagnostiziert worden war, läßt sich in vielen Fällen eine voll ausgebildete Abhängigkeit feststellen. Ich gehe davon aus, daß bei einem Teil der Patienten, die Alkoholmißbrauch betreiben, sich über Jahre hinweg eine Alkoholabhängigkeit entwickelt, daß also der Alkoholmißbrauch bei ihnen das Durchgangsstadium zu einer Alkoholabhängigkeit war.

L. G. Schmidt

Das ist auch völlig richtig. Auf dem Dia habe ich es nur weggelassen, damit es nicht zu kompliziert wurde. Nach DSM-III-R handelt es sich beim Alkohol-

mißbrauch um ein Prodromalstadium der Alkoholabhängigkeit. Es gibt entsprechende Verlaufsuntersuchungen, wonach etwa 50 % der Alkoholabuser
später abhängig werden. Wir wissen aber nicht, welche Prozesse dafür verantwortlich sind.

M. Gastpar

Für den späteren Erkrankungsbeginn bei Frauen gibt es außer der sozialen
Tabuisierung des Alkoholkonsums vielleicht noch weitere Gründe. Ich denke
z. B. an die geringere metabolische Alkoholtoleranz bei Frauen oder an Unterschiede in den Persönlichkeitsprofilen von Männern und Frauen. Vermutlich
gibt es bei Frauen mehr depressiv-ängstliche Persönlichkeitsstrukturen und
weniger aggressiv-dissoziale, so daß der spätere Erkrankungsbeginn auch
anders interpretiert werden könnte.

L. G. Schmidt

Ich bin ganz Ihrer Meinung. Beispielsweise haben Untersuchungen von Herrn
Mann gezeigt, daß bei Frauen die Progression des Alkoholismus, wenn er das
Stadium der Abhängigkeit erst einmal erreicht hat, wahrscheinlich schneller
verläuft als bei Männern. Hintergrund ist der Befund, daß die Aktivität der
Acetaldehyddehydrogenase in der Magenmukosa bei Frauen wesentlich geringer ist als bei Männern. Alkohol wird daher weniger verstoffwechselt und
kann die biologischen Systeme stärker überfluten. Andererseits trinken Frauen
auch viel weniger als Männer. Was biologisch letztlich zur differentiellen
Abhängigkeitsentwicklung beiträgt, ist unbekannt.

M. Fichter

Möglicherweise hat sich im Laufe der Menschheitsgeschichte auch ein ge-
schlechtsspezifisches „Schutzgen" entwickelt, das Frauen davor bewahrt, zu
früh mit dem Trinken zu beginnen, weil sonst – Stichwort Alkoholembryo-
pathie – der Fortbestand der Spezies gefährdet wäre. Diese Spekulation ist
vielleicht teleologisch, aber nicht unplausibel.

St. Haas

Herr Schmidt, Sie waren bei der Bewertung der Kriterien zur Diagnostik der
Alkoholabhängigkeit relativ zurückhaltend. In der Praxis erwartet man aber
von uns in diesem Punkt in der Regel eine konkrete Aussage, beispielsweise
im Rahmen von Gutachten. Wir sind daher auf aussagefähige diagnostische
Kriterien angewiesen, sowohl psychopathologischer als auch internistischer
Art. Welcher Stellenwert ist also den einzelnen Kriterien beizumessen?

L. G. Schmidt

Wenn der Patient im Zusammenhang mit einem Gutachten die subjektiven
Kriterien der psychischen Abhängigkeit absichtlich verleugnet oder hintan-
hält, dann haben wir kaum eine Chance, seine Abhängigkeit zu beweisen. Wir
können allenfalls somatische Befunde als Indizien anführen. Damit können
wir allenfalls den Mißbrauch objektivieren, nicht aber die psychische Abhän-

gigkeit. Dafür lassen sich höchstens indirekte Hinweise finden, etwa durch Auffälligkeiten im Tagesablauf des Patienten, wann er z. B. aufsteht, wann er das erste Mal etwas trinkt, wann und wie er nach Hause kommt.

K. Mann
Der Begriff „psychische Abhängigkeit" als Gegenpol zur physischen Abhängigkeit scheint mir nicht ganz präzise. Hat denn die psychische Abhängigkeit nicht auch eine körperliche Grundlage?

L. G. Schmidt
Psychische Abhängigkeit beschreibt das unwiderstehliche Verlangen des Patienten nach einer Droge, in diesem Fall das zwanghafte Verlangen nach Alkohol. Dazu kommt der Kontrollverlust. Natürlich beruht diese psychische Abhängigkeit auch auf biologischen Grundlagen. Die physische Abhängigkeit impliziert dagegen das Auftreten von Entzugssymptomen nach Unterbrechen der Alkoholzufuhr. Im Vergleich zur psychischen Abhängigkeit liegt diesem Phänomen jedoch vermutlich ein anderes neurobiologisches Korrelat zugrunde.

H. Rommelspacher
Wir sind der Bedeutung dopaminerger Mechanismen für die Alkoholabhängigkeit nachgegangen, indem wir die Reaktion des Wachstumshormons auf die subkutane Gabe des Dopaminagonisten Apomorphin untersucht haben. Die Gabe von Apomorphin führt zu einer Ausschüttung von Wachstumshormon, die zumindest zum Teil über Dopamin reguliert wird. Bei Alkoholkranken ist diese Ausschüttung vermindert. Es zeigte sich, daß die Rückfallwahrscheinlichkeit bei Alkoholikern um so größer ist, je geringer die Wachstumshormonausschüttung nach Apomorphin ausfällt, d. h. je schlechter die Anpassungsfähigkeit des dopaminergen Systems ist. Dieser Befund läßt erkennen, daß auch der psychischen Abhängigkeit anscheinend konkrete biologische Mechanismen zugrunde liegen.

H.-J. Möller
Herr Schmidt, wie ist der Befund zu verstehen, daß die Early-onset-Alkoholiker eine längere Krankheitsdauer hatten als Late-onset-Alkoholiker? Und eine zweite Frage: Ist die stärkere Ausprägung des „novelty seeking" bei den Jüngeren nicht vielleicht auch darauf zurückzuführen, daß dieses Merkmal altersabhängig ist? Ich könnte mir vorstellen, daß Jugendliche per se mehr „novelty seeking" zeigen als Ältere.

L. G. Schmidt
Zu Ihrer ersten Frage: Stichtag war der Tag, an dem die Patienten in die Klinik kamen. Bei Early-onset-Patienten, die früh im Laufe ihres Lebens erkranken, vergeht bis zur ersten stationären Behandlung in der Regel weniger Zeit als bei Late-onset-Patienten. Hier war es aber umgekehrt: Die Late-onset-Patienten waren zum Zeitpunkt der Aufnahme erst 7 Jahre krank, wogegen

die Early-onset-Patienten schon 14 Jahre erkrankt waren, bevor sie zu uns kamen.

Zur zweiten Frage: In der Tat belegen empirische Studien eine gewisse Altersabhängigkeit des „novelty seeking". Nach dem Konzept von Cloninger ist dieses Merkmal jedoch zeitinvariant und hat eher Trait-Charakteristik. Es ist anzunehmen, daß Trait und State sich beim „novelty seeking" hier teilweise überlagern. Vermutlich spielt aber die Trait-Komponente die wichtigere Rolle.

5 Komorbidität von Substanzabhängigkeitsstörungen und anderen psychischen Störungen

W. Maier, M. Linz und H. J. Freyberger

„Komorbidität" bezieht sich auf die Koexistenz von zwei oder mehr Störungen mit unterschiedlichen, krankheitsspezifischen Ätiologien und Pathophysiologien. Das gemeinsame Vorkommen zweier Syndrome beim selben Patienten kann durch verschiedene Mechanismen zustande kommen, darunter Zufalls- und artifizielle Assoziationen, Selektions-Bias und Mediation durch ein drittes Zustandsbild. Die für Komorbidität verantwortlichen Mechanismen sind bei den verschiedenen Kombinationen von Krankheitsbildern sehr unterschiedlich. Gemeinsame genetische Faktoren sind besonders für einen großen Teil der Exzeßkomorbidität von antisozialer Persönlichkeitsstörung und Alkoholismus verantwortlich. Bei exzessivem Vorkommen von gegenwärtiger oder Lebenszeitdiagnose von Alkoholismus einerseits und Schizophrenie oder affektiven Störungen andererseits weist der größte Teil der Fälle direkte kausale Beziehungen auf. Es ist sehr wahrscheinlich, daß das exzessive Vorkommen von unipolarer Depression und Alkoholismus in klinischen Stichproben auf einen erhöhten Schweregrad des Alkoholmißbrauchs hinweist, nicht aber auf eine gemeinsame Ätiologie.

„Komorbidität" wird als zeitlich gemeinsames Auftreten von verschiedenen Störungen bei einem Patienten definiert (Feinstein 1970). Dieses Konzept wurde auch auf das gemeinsame Auftreten von Lebenszeitdiagnosen von Störungen im Sinne der sukzessiven Komorbidität ausgeweitet. Obwohl der Begriff „Komorbidität" allgemein anerkannt ist, ist er im Kontext psychiatrischer Störungen nicht ganz zutreffend. Die genaue Bedeutung der Bezeichnung bezieht sich auf die Koexistenz von zwei oder mehr Störungen mit verschiedenen, krankheitsspezifischen Ätiologien und Pathophysiologien. Ätiologie und Pathophysiologie sind jedoch bei den meisten psychiatrischen Störungen unbekannt. Daher dürfte die Bezeichnung „duale Diagnose" in der Psychiatrie angemessener sein. Ungeachtet dieses Vorbehaltes werden in der vorliegenden Arbeit beide Begriffe, „duale Diagnose" und „Komorbidität", verwendet, um die Koexistenz verschiedener, gegenwärtiger oder Lebenszeitdiagnosen zu beschreiben.

Bayer-ZNS-Symposium, Bd. XII
Alkoholismus als psychische Störung
Hrsg. M. Soyka u. H.-J. Möller
© Springer-Verlag Berlin Heidelberg 1997

5.1 Exzeßkomorbidität von Substanzabhängigkeitsstörungen und anderen Diagnosen

Eine hohe Komorbidität verschiedener Diagnosen (DSM-III-R, DSM-IV und ICD-10) aus der Gruppe der Substanzabhängigkeitsstörungen wird in klinischen Stichproben sowie in Stichproben aus der Allgemeinbevölkerung regelhaft beobachtet (s. z. B. Meyer u. Kranzler 1990). Über die Komorbidität von Substanzabhängigkeitsstörungen und körperlichen Erkrankungen wurde auch an anderer Stelle berichtet (Wells et al. 1988). Es gibt verschiedene Gründe für diese Beobachtungen.

1. Verschiedene Diagnosen, die sich auf die gleiche Substanz (z. B. Alkoholabhängigkeit und Entzug oder Alkoholabhängigkeit und substanzinduzierte psychotische Störung) beziehen, kommen auch gemeinsam vor, zum Teil deshalb, weil die eine Störung (z. B. substanzinduzierte Intoxikation oder Entzug) die Voraussetzung für die Entwicklung einer anderen Störung darstellt. Wenn die Störungen durch psychotrope Substanzen zur Entwicklung einer anderen Störung führen, wird das zweite Syndrom als „substanzinduzierte Störung" klassifiziert. So können sich die vielfachen Diagnosen auf die gleiche Grunderkrankung beziehen, die, zumindest bei einigen vulnerablen Patienten, andere Syndrome hervorruft.

2. Patienten mit Abhängigkeit von einer bestimmten Substanz neigen häufig besonders auch zur Abhängigkeit von anderen Substanzen (Regier et al. 1990). Da für die Diagnose von substanzbezogenen Störungen die Angabe der gebrauchten Substanz erforderlich ist, resultieren daher als Konsequenz duale oder vielfache Diagnosen. Aus der klinischen und tierexperimentellen Forschung ergeben sich neurobiologische und genetische Hinweise dafür, daß den Abhängigkeitssyndromen von verschiedenen Substanzen zumindest teilweise gleichartige ätiologische und pathophysiologische Mechanismen zugrundeliegen können (Cadoret et al. 1995; Meyer 1995); vor diesem Hintergrund können die dualen oder multiplen Diagnosen, die sich auf verschiedene Substanzen beziehen, gemeinsame Risiko- und pathogenetische Faktoren repräsentieren. Es ist zu konstatieren, daß die Überlappung ätiologischer Faktoren bei Abhängigkeit von verschiedenen psychoaktiven Substanzen noch nicht ausreichend geklärt ist (Schuckit 1994a).

3. Die Exzeßkomorbidität zweier Diagnosen kann auch auf eine mangelnde Reliabilität und Validität der Forschungsmethoden zurückzuführen sein. In einigen Studien konnte gezeigt werden, daß Reliabilität und Validität einer zusätzlichen Diagnose bei Patienten mit Substanzabhängigkeitsstörungen begrenzt sind (Bryant et al. 1992; Kranzler et al. 1995). Die Reliabilität der dualen Diagnose ist wesentlich geringer als die diagnostische Einschätzung der Substanzabhängigkeitsstörungen oder von dualen Diagnosen bei Patienten ohne Substanzabhängigkeitsstörungen. Die Reliabilität der dualen Diagnose ist besonders niedrig, wenn beide Syndrome simultan auftreten (Bryant et al. 1992). Als Konsequenz können falsch-positive Fälle mit dualen Diagnosen resultieren. Kranzler et al. (1995) zeigten, daß der Mangel an Reliabilität und Validität nicht ausschließlich Folge

ungenügender klinischer Erfahrung des Diagnostikers ist. Die Anwendung strukturierter klinischer Beurteilungsmethoden kann dazu beitragen, die Reliabilität der dualen Diagnosen zu erhöhen (Kranzler et al. 1995).

Epidemiologische Erhebungen in der Allgemeinbevölkerung ergaben ein exzessives gemeinsames Vorhandensein von Lebenszeitdiagnosen von psychotischen, Stimmungs-, Angst- und Persönlichkeitsstörungen einerseits, von Alkoholismus, Drogenmißbrauch und Abhängigkeit andererseits (Weissman et al. 1980; Regier et al. 1990). Jedoch gibt es auch Hinweise – vorwiegend aus klinischen Untersuchungen –, daß die Assoziation zwischen verschiedenen Substanzabhängigkeitsstörungen und anderen psychischen Störungen weniger ausgeprägt ist als dies in diesen epidemiologischen Studien angenommen wird (s. z. B. Schuckit u. Monteiro 1988; Schuckit et al. 1993, 1994a, 1995; Schuckit 1994a, b; Schuckit u. Hesselbrock 1994).

Die folgende Diskussion stellt Erhebungsverfahren und Ergebnisse vor, die Informationen über die Entstehung von Exzeßkomorbidität von Substanzabhängigkeit und anderen Störungen geben. Sie wird ausschließlich auf die Beziehung zwischen Substanzabhängigkeitsstörungen und anderen psychischen Störungen fokussieren.

5.2 Diagnostik psychiatrischer Syndrome, die mit Substanzabhängigkeitsstörungen assoziiert sind

Die Diagnostik zusätzlicher psychiatrischer Störungen bei Patienten mit Substanzabhängigkeitsstörungen bei Anwendung von DSM-IV sollte folgende Fragen berücksichtigen:
1. Traten die psychischen Syndrome erstmals auf, bevor das Entstehen schwerwiegender Probleme der Substanzabhängigkeit ersichtlich war? Bestanden die psychischen Syndrome weiterhin noch eindeutig in den Abstinenzphasen nach Perioden der Intoxikation und des Entzugs?
2. Traten die psychischen Syndrome nur während oder unmittelbar nach der Intoxikation oder nach dem Entzug auf (z. B. bis zu 4 Wochen nach Entzug)?
3. Waren die begleitenden psychischen Syndrome schwer genug, um spezielle Beachtung zu finden?

Die diagnostische Bewertung der mit der Substanzabhängigkeitsstörung assoziierten Syndrome hängt von der Beantwortung der Fragen 1–3 ab. Wenn Frage 1 mit „ja" beantwortet wird, werden den assoziierten psychischen Syndromen duale Diagnosen zugewiesen. Sie werden dann als unabhängige psychische Störungen kodiert und nicht als substanzinduzierte Störungen betrachtet.

Wenn beide Teile der Frage 1 negativ beantwortet, aber die Fragen 2 und 3 bestätigt werden, erfolgt eine kombinierte Diagnose, wobei die zweite Diagnose als substanzinduzierte Störung kodiert wird und nicht als eine psychische Störung, die unabhängig von der Substanzabhängigkeitsstörung aufge-

treten war. Wenn Frage 2 bejaht, aber Frage 3 verneint wird, wird das assoziierte psychiatrische Syndrom nicht mit einer eigenen Diagnose kodiert.

Es besteht eine Ausnahme von diesen Regeln im DSM-IV: In der Folge
von Intoxikationen mit Halluzinogenen können während der Abstinenz vor-
übergehende Rezidive von Wahrnehmungsstörungen auftreten („flashbacks").
Obwohl der Verlauf dieser Symptome nicht auf Mißbrauchs- oder Entzugs-
perioden beschränkt ist, wird dieser Zustand als substanzinduzierte Störung
(persistierende halluzinogene Wahrnehmungsstörung) und nicht als unabhängige Störung kodiert. In der ICD-10 wird dieses Vorgehen auf ein breites
Spektrum von Residualzuständen anderer Substanzen (einschließlich Alkohol) ausgeweitet. Um eine dieser beiden Optionen zu stützen, sind weitere
empirische Studien erforderlich.

5.3 Mechanismen für das gemeinsame Vorkommen von Syndromen

Das gemeinsame Vorkommen von zwei Syndromen beim gleichen Patienten
kann durch verschiedene Mechanismen zustandekommen.

5.3.1 Zufallsassoziation

Zwei Syndrome können durch Zufall bedingt zusammen vorkommen. Das ist
besonders oft der Fall bei zwei häufigen Erkrankungen: Alkoholismus und
affektive Störungen. In vielen Untersuchungen wird jedoch berichtet, daß die
Häufigkeitsraten des gemeinsamen Vorkommens die zufälligen Erwartungs-
raten übersteigen.

5.3.2 Artifizielle Assoziation

Zwei wesentliche Ursachen für eine inadäquate duale Diagnose müssen beachtet werden:

5.3.2.1 Überlappung der diagnostischen Kriterien zwischen
         unterschiedlichen Syndromen

Eine Substanzabhängigkeitsstörung ist z. B., obwohl ein unabhängiger Zustand,
auch ein diagnostisches Kriterium für eine Borderline-Persönlichkeitsstörung.

5.3.2.2 Recall-Bias

Die meisten epidemiologischen und genetischen Studien erfordern eine retrospektive Festlegung von Lebenszeitdiagnosen. Depressive oder Angstsyndrome,

die im Zusammenhang mit der Intoxikation oder im Entzug auftreten, werden in den am meisten akzeptierten Diagnosenmanualen (DSM-III-R/IV; ICD-10) nicht als gesonderte diagnostische Einheiten gewertet. Retrospektive Beurteilungen zurückliegender Krankheitsepisoden können jedoch den zeitlichen Zusammenhang zum Entzug oder zur Intoxikation übersehen. Es kann dann fälschlicherweise der Schluß gezogen werden, daß zwei Störungen vorliegen (z. B. Substanzmißbrauch und depressive/Angststörungen). Dieser Aspekt kann auch zu einem Reliabilitätsmangel von Zweitdiagnosen bei Patienten mit Substanzabhängigkeitsstörungen beitragen (Bryant et al. 1992).

5.3.3 Selektions-Bias

Verschiedene Selektions-Bias können den Anteil der Fälle mit einer dualen Diagnose erhöhen. Zum Beispiel kann das Vorhandensein vielfacher Beschwerden die Motivation, Hilfe zu suchen, erhöhen. So ist das gemeinsame Vorhandensein von zwei Syndromen bei Patienten, die sich in Behandlung befinden, wahrscheinlich häufiger als in der Allgemeinbevölkerung (s. z. B. Rounsaville u. Kleber 1985). Je effektiver die Behandlung dieser Störungen ist, desto höher wird der relative Anteil der komorbiden Fälle sein (z. B. sind Alkoholismus und affektive Störungen für diesen Selektions-Bias besonders anfällig). Epidemiologische Studien (in der Allgemeinbevölkerung) könnten diesen Bias kontrollieren. Dies wäre jedoch nur bis zu einem gewissen Ausmaß möglich, da bei diesen Untersuchungen der diagnostische Status der Verweigerer gewöhnlich unbekannt bleibt.

5.3.4 Mediation durch ein drittes Zustandsbild

Einige Störungen führen zum Auftreten von nicht nur zwei, sondern drei oder mehreren Störungen. Das ist besonders der Fall bei Persönlichkeitsstörungen mit gestörter Impulskontrolle. Patienten mit antisozialen und Borderline-Persönlichkeitsstörungen sind z. B. nicht nur empfänglich für Mißbrauch und Abhängigkeit von vielfachen Substanzen, sie zeigen auch Stimmungsschwankungen, die die diagnostischen Kriterien von affektiven Störungen erfüllen können. So können sich die Diagnosen einer Substanzabhängigkeitsstörung und affektiver Störungen in einer Subgruppe von Patienten anhäufen, nicht aufgrund einer direkten Ätiologie oder einer ursächlichen Beziehung, sondern aufgrund einer unabhängigen Verbindung mit einer dritten diagnostischen Einheit.

5.3.5 Partnerwahl

Bei der Partnerwahl kann Psychopathologie einen Faktor darstellen. Mit anderen Worten, Personen mit psychiatrischen Störungen wählen wahrscheinlich eher einen Partner mit psychischen Problemen. Zum Beispiel wählen Personen mit affektiven Störungen oder Alkoholismus eher Partner mit gleichen oder anderen psychiatrischen Syndromen oder psychischen Problemen (Merikangas 1982). Wenn beide Eltern an verschiedenen, familiär gehäuft auftretenden Erkrankungen leiden, haben die Kinder ein erhöhtes Risiko für beide Störungen. Die Partnerwahl kann daher zu einem höheren Anteil von Kindern mit kombinierten Diagnosen führen als allein durch Zufall erwartet werden kann.

5.3.6 Gemeinsam zugrundeliegende Pathophysiologie

Es kann eine Subgruppe von Patienten mit kombinierter Diagnose geben, bei denen ein bestimmter und gemeinsamer pathophysiologischer Prozeß das Risiko für beide Syndrome simultan erhöht. Unter diesen Umständen wäre die Diagnose von zwei Syndromen irreführend, da das Vorhandensein von zwei Syndromen die Folgeerscheinung einer bestimmten, einheitlichen Ätiologie darstellt. Da die Pathophysiologie und Ätiologie psychiatrischer Störungen weitgehend unbekannt sind, bleibt diese Konstellation eine Möglichkeit. Zumindest theoretisch ist es möglich, daß eine Frontalhirnverletzung einen Patienten gleichzeitig für emotionale Störungen und Verlust an Impulskontrolle prädisponiert mit einem erhöhten Risiko für Substanzabhängigkeit.

5.3.7 Zunehmender Schweregrad der zugrundeliegenden Störung

Die Zunahme des Schweregrades jeder Störung ist normalerweise nicht nur durch die Zunahme der Schwere der Symptome, sondern auch durch das Auftreten zusätzlicher Symptome charakterisiert. Zum Beispiel wird mit der Schwere des Mißbrauchs einer Substanz das „craving" ansteigen. Als Folge können bei zunehmender Schwere der Erkrankung zusätzliche Drogen mißbraucht werden, obwohl der pathophysiologische Mechanismus bestehen bleibt. So kann die Koexistenz von zwei Diagnosen (z. B. Alkohol- und andere Substanzabhängigkeit) die Zunahme der Schwere der primären Störung kennzeichnen.

5.3.8 Direkte kausale Beziehung

5.3.8.1 Substanzabhängigkeitsstörungen verursachen direkt andere Störungen

Mißbrauch und Abhängigkeit von Substanzen können zu einer Reihe von kurz- und langfristigen Komplikationen führen, die sich als psychopathologische Syndrome und imitierte psychiatrische Störungen zeigen können.

Zum Beispiel verursachen Stimulanzien Angstsyndrome während der Intoxikation bzw. depressive Syndrome während des Entzugs. Die diagnostischen Manuale empfehlen uns jedoch, diese Zustände, wenn sie nur im Zusammenhang mit der Intoxikation oder des Entzugs auftreten, nicht als unabhängige Störungen zu betrachten, sondern sie als substanzinduzierte Störungen zu kennzeichnen. Auf längere Sicht können die ungünstigen sozialen Folgen von chronischem Alkoholismus oder Drogenabhängigkeit zu Demoralisierung führen und Traurigkeit auslösen, die sich als Major Depression oder Dysthymia darstellen kann. Diese zusätzlichen Zustandsbilder können auch während der Abstinenz persistieren, insbesondere wenn die ungünstigen sozialen Folgen des vorangegangenen Substanzmißbrauchs weiterbestehen (z. B. Scheidung, Arbeitslosigkeit). Unter solchen Umständen (vorangegangene Substanzabhängigkeitsstörung oder unabhängige affektive Störung) kann eine duale Diagnose gestellt werden.

5.3.8.2 Psychiatrische Störungen verursachen Substanzabhängigkeitsstörungen

Die bekannteste Hypothese in dieser Hinsicht ist die der Selbstmedikation. Einige Patienten, die an einer psychiatrischen Störung leiden, erleben eine günstige Wirkung von Alkohol oder anderen Substanzen, deren Gebrauch dann zu einem erhöhten Risiko für Substanzabhängigkeitssyndrome führt. Zum Beispiel kann Alkohol unter bestimmten Umständen aufgrund seiner GABAergen Wirkung anxiolytisch wirken. Dieser Effekt kann für das exzessive gemeinsame Vorkommen von Alkoholismus und Angststörungen sprechen, wie es in vielen epidemiologischen Studien dokumentiert ist (s. z. B. Merikangas et al. 1985; Regier et al. 1990; Wittchen et al. 1994). Als weiteres Beispiel für diese Theorie läßt sich anführen, daß dopaminerge Substanzen, wie Amphetamin und Kokain, die Nebenwirkungen (z. B. Akathisien) der mit Neuroleptika behandelten psychotischen Patienten mildern. Die hohe Rate von Substanzmißbrauch bei Schizophrenen kann teilweise durch die von den Patienten als günstig empfundenen Effekte dieser Substanzen erklärt werden (Dixon et al. 1990). Eine adäquate Behandlung der primären Störung kann das Bedürfnis nach Selbstmedikation, das bei einigen Patienten vorhanden ist, reduzieren.

5.4 Methoden zur Evaluation der Zusammenhänge zwischen Substanzabhängigkeitsstörungen und psychiatrischen Syndromen

Das Phänomen eines überzufällig häufigen Auftretens von dualen oder mehrfachen Diagnosen ist besonders in klinischen Stichproben offensichtlich. Ein erster Schritt zur Klärung der Ursachen von Komorbidität sind Querschnittserhebungen in der Allgemeinbevölkerung. Exzessives intraindividuelles gemeinsames Vorkommen von Diagnosen in epidemiologischen Studien in der Allgemeinbevölkerung schließt Selektionsartefakte und zufällige Fluktuation als die einzigen Ursachen für Komorbidität aus. Epidemiologische Studien können normalerweise jedoch nicht die verbleibenden Fragen zu den Ursachen für Komorbidität klären, insbesondere nicht, ob zwei gleichzeitig vorhandene Syndrome die gleichen Risikofaktoren teilen oder ob die zwei Syndrome in ursächlicher Beziehung stehen (d. h., das eine Syndrom ergibt sich als Komplikation des anderen Syndroms).

Weitere Erkenntnisse über die Natur der Beziehung zwischen zwei komorbiden Störungen können sich aus zwei weiteren Vorgehensweisen ergeben.

5.4.1 Verlauf der Störungen

Die Überprüfung des Verlaufs der Störungen bei einem Patienten kann für die Unterscheidung zwischen substanzinduzierten psychiatrischen Störungen und psychiatrischen Störungen anderer Genese hilfreich sein. Psychiatrische Störungen mit unabhängiger Genese tendieren dazu, einem Verlauf zu folgen, der für diese bestimmte Störung typisch ist. Substanzinduzierte Störungen tendieren dazu, dem Verlauf der zugrundeliegenden Substanzabhängigkeitsstörung zu folgen. Während Abstinenz und bei erfolgreicher Behandlung der Substanzabhängigkeitsstörung remittiert auch die substanzinduzierte Störung (Schuckit 1994a; Woody et al. 1995). Allerdings gibt es Ausnahmen von dieser Regel (z. B. halluzinogen-induzierte persistierende Störung).

Der Zeitpunkt des Auftretens und das zeitliche Muster des Längsschnittverlaufs sind die Hauptkriterien für die Differenzierung substanzinduzierter psychiatrischer Störungen von solchen mit unabhängiger Genese. Die Unterscheidung von primären und sekundären Störungen erfolgt nach der zeitlichen Abfolge ihres Auftretens. Störungen, die in Abwesenheit von vorbestehenden wesentlichen psychiatrischen Störungen auftreten, werden als „primär" angesehen (Schuckit 1985). Wenn ein Patient zwei Syndrome berichtet, wobei das eine Syndrom sich klar vor dem anderen entwickelt hat, wird das erste als „primär" bezeichnet. Allerdings ist eine Entscheidung darüber, ob eines der beiden Syndrome früher als das andere auftrat, nicht immer möglich.

Zur Festlegung der zeitlichen Zusammenhänge haben sich folgende Vorgehensweisen als sehr nützlich erwiesen:
1. Sorgfältige Rekonstruktion des früheren Verlaufs durch retrospektive Festlegung des zeitlichen Beginns der Störung und Dauer des Syndromverlaufs, wie es von Schuckit (1994b) vorgeschlagen wird (Time-line-Methode). Dieses Vorgehen erweist sich als besonders erfolgreich, wenn Beginn, Dauer und Behandlungsperioden durch zeitlichen Zusammenhang mit größeren Life-Events und Lebensschwierigkeiten determiniert sind und wenn die Informationen von zusätzlichen Bezugspersonen, wie Partner oder Freunde, gewonnen wurden.

2. Prospektive Follow-up-Studien mit mehrfachen Meßzeitpunkten, besonders für wissenschaftliche Fragestellungen. Dieses prospektive Vorgehen ist weniger anfällig für Fehler bei der Festlegung der chronologischen Abfolge des Beginns der Störung und der Dauer der syndromspezifischen Episoden.

5.4.2 Familiäre Häufung

Zum Verständnis des gemeinsamen Vorkommens von zwei familiären Syndromen bei einem Patienten kann die Überprüfung des Musters der Störungen in den Familien beitragen. Da bei den meisten Substanzabhängigkeitsstörungen und anderen psychischen Störungen die Muster dieser Störungen in den Familien aggregieren, kann das methodische Vorgehen der Familienstudien helfen, die Bedeutung dualer Diagnosen zu untersuchen und zwar für beide Gruppen der Störungen.

5.5 Zusammenhänge zwischen spezifischen Störungen

In den folgenden Abschnitten werden einige der wesentlichen Regeln mit speziellen Beispielen dargestellt.

5.5.1 Psychotische Störungen und Substanzabhängigkeitsstörungen

Epidemiologische Erhebungen legen enge Zusammenhänge zwischen Schizophrenie und Alkoholismus und Abhängigkeit oder Mißbrauch von anderen Substanzen nahe. In der ECA-Studie war das Risiko für Alkoholabhängigkeit bei Probanden mit Schizophrenie um den Faktor 3,8 höher als in der Allgemeinbevölkerung und das Risiko für andere Substanzabhängigkeiten war um den Faktor 4,2 erhöht (Regier et al. 1990). Eine Reihe von Beobachtungen bei behandelten schizophrenen Patienten weist in die gleiche Richtung (Drake et al. 1989; Bromet et al. 1992; Soyka et al. 1993).

Schizophrene Patienten mit der zusätzlichen Diagnose eines Mißbrauchs/ Abhängigkeit von Alkohol oder anderen Substanzen (ausgenommen Nikotin oder Koffein) sind in vieler Hinsicht durch eine schlechte Anpassung und schlechterem Outcome charakterisiert. Dies schließt tardive Dyskinesien, unzureichende Selbstversorgung, unbeständige Wohnverhältnisse, Obdachlosigkeit und erhöhte Rehospitalisierungsraten ein (Drake et al. 1990; Sanguinetti u. Samuel 1993; Cuffel u. Chase 1994; Duke et al. 1994). Unter den Mißbrauchssubstanzen wird von den Schizophrenen Alkohol am häufigsten konsumiert (Drake et al. 1989), aber auch andere Substanzen sind verbreitet (Schneier u. Siris 1987). Es gibt insbesondere gute Gründe dafür anzunehmen, daß Schizophrene, die Neuroleptika einnehmen, durch den Gebrauch dopaminerger Substanzen – wie Kokain und Halluzinogene – ihre negativen Symptome, z. B.

Anhedonie, und Nebenwirkungen der Neuroleptika mildern (Dixon et al. 1990).

Klinische, experimentelle und epidemiologische Befunde zeigen, daß Drogen und Alkohol selbst psychotische Erlebnisse induzieren können. In einer prospektiven epidemiologischen Studie fanden Tien u. Anthony (1990), daß täglicher Gebrauch von Marihuana innerhalb einer 1-Jahres-Follow-up-Periode mit einem 7fachen Risiko für psychotische Erlebnisweisen (insbesondere Halluzinationen) assoziiert war. Auch andere Substanzen, einschließlich Alkohol, erhöhten das Risiko für psychotische Erlebnisweisen. Die Wirkung der einzelnen Substanzen konnte jedoch nicht präzise ermittelt werden, da die meisten Probanden dieser Studie mehrere Substanzen gleichzeitig einnahmen.

Epidemiologische und viele klinische Studien differenzieren selten zwischen substanzinduzierten psychotischen und primären psychotischen Störungen und auch nicht zwischen primärer und sekundärer Drogen-/Alkoholabhängigkeit. Außerdem berichten epidemiologische Erhebungen nicht ausdrücklich substanzinduzierte psychiatrische Störungen und können daher einen Bias aufweisen, indem sie substanzinduzierte psychiatrische Störungen als unabhängige psychiatrische Störungen einstufen. Das berichtete exzessive gemeinsame Vorkommen von psychotischen und substanzinduzierten Störungen kann daher überschätzt sein. Der Umfang des vermutlichen Fehlers in epidemiologischen und klinischen Studien kann nicht eingeschätzt werden. Für diese Frage sind sorgfältigere prospektive Untersuchungen erforderlich. Die Zusammenhänge zwischen psychiatrischen Störungen und Alkoholismus bzw. Drogenabhängigkeit sind jedoch in den epidemiologischen Erhebungen zu deutlich, um sie ausschließlich als methodischen Artefakt zu erklären.

Psychotische Symptome, die im zeitlichen Zusammenhang mit dem Substanzgebrauch auftreten, sind wahrscheinlich ausschließlich auf die Substanzwirkungen zurückzuführen. In diesem Fall werden sie gewöhnlich als substanzinduzierte psychotische Störungen kodiert. Nur wenn die psychotischen Symptome primär auftreten oder wenn der Verlauf der Psychose unabhängig von Intoxikation und Entzug ist, erscheint die Diagnose einer Achse-I-Störung, wie z. B. Schizophrenie, gerechtfertigt. Auch substanzinduzierte psychotische Symptome können bei einer Minderheit von Patienten sogar während Abstinenz persistieren.

Familienstudien können für die Klärung der Ursachen der exzessiven Komorbidität von zwei Syndromen informativ sein. Einige Familienstudien haben die Beziehung zwischen psychotischen und substanzinduzierten Störungen untersucht (z. B. Kendler et al. 1985; Gershon et al. 1988). Die meisten dieser Studien nehmen an, daß Schizophrene ohne Substanzmißbrauch Alkoholismus in ihren Familien nicht weitergeben und daß Patienten mit Substanzabhängigkeitsstörungen und ohne Psychose keine psychotischen Störungen weitergeben. Eine Beteiligung familiärer Risikofaktoren (genetisch oder umweltbedingt) ist daher unwahrscheinlich. Jedoch bedeutet familiäre Belastung mit Alkoholismus/Drogenabhängigkeit für einen Schizophrenen ein höheres Risiko für Alkoholismus/Drogenabhängigkeit (Gershon et al. 1988).

Ähnlich können psychotische Symptome (auch im zeitlichen Zusammenhang mit Substanzgebrauch) häufiger bei Patienten mit Alkoholismus/Drogenabhängigkeit auftreten, die auch eine familiäre Belastung mit Schizophrenie haben (Tsuang et al. 1982). Die Befunde dazu sind jedoch kontrovers (Kane u. Selzer 1991).

5.5.2 Affektive Störungen und Substanzabhängigkeitsstörungen

5.5.2.1 Unipolare Depression

Klinische Stichproben zeigten, daß unipolare Depression – gegenwärtig oder als Lebenszeitdiagnose – und Alkoholismus eng miteinander verbunden sind (Meyer u. Kranzler 1990). Komorbidität dieser beiden Zustandsbilder hat eine ungünstige Wirkung auf den Verlauf der affektiven Störung (Müller et al. 1994). Das relative Risiko für unipolare Depression bei Alkoholikern ist jedoch in der Allgemeinbevölkerung nicht gleichmäßig erhöht (Regier et al. 1990). Helzer et al. (1990) überprüften eine Reihe epidemiologischer Studien in unterschiedlichen Ländern; in allen Studien lagen die Odds-Ratios höher als 1,0 und in der Mehrzahl waren sie niedriger als 2,0. Eine Erklärung dafür kann sein, daß die Beziehung zwischen Substanzabhängigkeit und Major Depression nur unter bestimmten kulturellen Bedingungen evident wird. Eine andere Erklärung für die große Variation der Ergebnisse ist, daß in einigen Studien die diagnostische Kategorie von substanzinduzierten affektiven Störungen nicht in Betracht gezogen wurde mit der Konsequenz, daß die Odds-Ratios artifiziell überschätzt wurden. So gibt es bei der Möglichkeit der Klassifikation der substanzinduzierten Depression als nichtorganische depressive Störung (s. oben) keine konsistenten Befunde dafür, daß unipolare Depression und Alkoholismus wahrscheinlich einen substantiellen Anteil von Risikofaktoren teilen.

Diese vorsichtige Schlußfolgerung aus epidemiologischen Studien steht in Übereinstimmung mit den Ergebnissen der Mehrzahl der Familienstudien (s. z. B. Maier et al. 1994; Schuckit 1994c). Die meisten dieser Studien fanden eine unabhängige Segregation beider Störungen in den Familien und nehmen keine Beteiligung familiärer Risikofaktoren an. Eine mäßige familiäre Assoziation zwischen diesen beiden Störungen verbleibt als eine Möglichkeit. Eine mäßige Assoziation zwischen vererbbaren Komponenten beider Störungen wurden von Merikangas et al. (1994) gefunden; zusätzlich fanden sie, daß individuelle Umgebungsfaktoren keine Beziehung aufwiesen. Auch in der „Virgina Twin Study" von Kendler et al. (1993a, 1995) zeigte sich eine nur sehr mäßige Überlappung zwischen den genetischen Faktoren, die sowohl für Alkoholismus als auch für unipolare Depression verantwortlich sind; gleichzeitig stellten auch sie keine Beteiligung von Umweltfaktoren fest. Winokur et al. (1971) und Winokur u. Coryell (1992) nehmen an, daß in einer Untergruppe der Depressionen (depressives Spektrum) Depression und Alkoholismus eine enge ätiologische Beziehung aufweisen. Angesichts des Umfangs der

Ergebnisse aus anderen Familienstudien erscheint es unwahrscheinlich, daß diese Subgruppe durch einen wesentlichen Anteil von Fällen mit unipolarer Depression definiert ist. Diese Schlußfolgerungen wurden hauptsächlich aufgrund von Untersuchungen von Patienten mit primärer Depression gezogen. Auch Familienstudien bei Probanden mit primärem Alkoholismus deuten darauf hin, daß keine enge ätiologische Beziehung zwischen beiden Störungen vorhanden ist (Schuckit 1994c).

Follow-up-Studien bei Risikopatienten für Alkoholismus weisen in die gleiche Richtung (Knop et al. 1993; Schuckit 1994d). Prospektive Langzeit-Follow-up-Studien bei Probanden mit Depressionen im Kindes- und Jugendalter wiesen kein übermäßiges Risiko für Alkoholismus auf (Harrington et al. 1990). Winokur u. Coryell (1992) stellten jedoch ein erhöhtes Risiko für Alkoholismus bei Patienten mit primärer Depression, die zusätzlich eine familiäre Belastung mit Alkoholismus aufwiesen, fest.

Brown u. Schuckit (1988) und Schuckit et al. (1994b) konnten in sorgfältig durchgeführten prospektiven Follow-up-Studien bei Patienten mit behandeltem primärem Alkoholismus, aber ohne affektive Störungen bei Indexaufnahme, kein übermäßiges Risiko für Depression feststellen. Es ist jedoch wahrscheinlich, daß in einer Untergruppe von Patienten mit Alkoholabhängigkeitsstörungen die sehr gut belegte allgemeine Zunahme von alkoholbezogenen Lebensproblemen häufig zu sekundären psychiatrischen Syndromen führt, die sich insbesondere als depressive Störungen zeigen (Schuckit et al. 1993). Diese sekundären depressiven Episoden können daher eine Zunahme der Schwere der Alkoholabhängigkeit anzeigen, aber keine ätiologische Beziehung zwischen primärer Depression und Alkoholismus. Als Konsequenz wird man in behandelten Stichproben auf einen höheren Anteil von Patienten mit dualen Diagnosen treffen.

In epidemiologischen Erhebungen zeigte sich, daß die Lebenszeitdiagnose einer unipolaren Depression eine engere Beziehung mit nicht-alkoholischen Substanzabhängigkeitsstörungen aufweist als mit Alkoholismus (Regier et al. 1990). Es wird auch über eine besonders enge Beziehung zwischen der Lebenszeitdiagnose einer unipolaren Depression und Nikotinabhängigkeit berichtet (Breslau et al. 1993; Kendler et al. 1993b). Für die meisten Substanzen bleibt die Bedeutung dieser Beziehungen unklar, da systematische Studien selten sind (z. B. prospektive Follow-up-Studien und kontrollierte Familien-/Zwilingsuntersuchungen einschließlich der großen Anzahl von Probanden, die nur für Nikotinabhängigkeit verfügbar sind). Depressive Episoden wurden in klinischen Untersuchungen auch bei einem besonders hohen Anteil von Opiatabhängigen mit Methadonbehandlung gefunden (Nunes et al. 1991). Chronische Depression im Zusammenhang mit Drogenmißbrauch erfordert Behandlung, auch wenn sie als sekundär oder substanzinduziert zu betrachten ist (Nunes et al. 1991). Erfolgreiche Behandlung der sekundären Depression kann auch die Symptome der Substanzabhängigkeitsstörungen vermindern.

Trotz des Fehlens einer engen genetischen Beziehung zwischen unipolarer Depression und den meisten Substanzabhängigkeiten wurde eine wesentliche Überlappung von genetischen Faktoren gefunden, die die unipolare

Depression und Nikotinabhängigkeit determinieren (Kendler et al. 1993b). Diese gemeinsamen genetischen Komponenten erklären den größten Teil der Exzeßkomorbidität zwischen beiden Störungen.

5.5.2.2 Bipolare Störung

In Untersuchungen in der Allgemeinbevölkerung ist das Risiko für Alkoholismus und andere Substanzabhängigkeitsstörungen bei Probanden mit manisch-depressiver Erkrankung wesentlich höher als bei Probanden mit unipolarer Depression. Ohne Differenzierung zwischen primären und sekundären Zustandsbildern liegt das beobachtete relative Risiko zwischen 5,1 und 8,3 (Regier et al. 1990).

Alkoholismus und Drogenmißbrauch werden in Familien von Probanden mit bipolarer Störung und ohne Substanzmißbrauch nicht übertragen (Maier et al. 1995; Winokur et al. 1995). Eine gemeinsame Beteiligung familiärer Risikofaktoren ist daher bei den beiden Zustandsbildern unwahrscheinlich.

Zur Erklärung der Komorbidität zwischen bipolarer Störung und Alkoholismus führen Winokur et al. (1995) an, daß Alkoholismus bei bipolarer Störung hauptsächlich eine Folge des impulsiven und expansiven Lebensstils verbunden mit mangelhaftem Urteilsvermögen des manischen Patienten sei.

Die Ursachen für die Zusammenhänge zwischen Drogenmißbrauch und bipolarer Störung fanden bis heute keine große Beachtung.

5.5.3 Angststörungen und Substanzabhängigkeitsstörungen

Die Lebenszeitdiagnosen aller Subtypen von Angststörungen sind mit den Lebenszeitdiagnosen von Alkoholismus oder anderen Substanzabhängigkeitsstörungen positiv assoziiert (Meyer u. Kranzler 1990; Regier et al. 1990; Wittchen et al. 1994). Die engste Beziehung zeigte sich bei den Panikstörungen und eine weniger enge bei Phobien (Regier et al. 1990). Eine Reihe von Follow-up-Studien bei Patienten mit primärer Substanzabhängigkeit berichteten kein überzufällig häufiges Auftreten von Angststörungen, die sicherlich keine Folge des Entzugs oder der Intoxikation sind (Christie et al. 1988; Schuckit et al. 1990; Schuckit u. Hesselbrock 1994). In Follow-up-Studien bei Risikopatienten für Alkoholismus fand sich ebenfalls kein oder zumindest kein wesentlich erhöhtes Risiko für primäre Angststörungen (Knop et al. 1993). Das sekundäre Auftreten von Alkoholismus oder Substanzmißbrauchsstörungen bei Patienten mit Angststörungen scheint jedoch ein häufigeres Phänomen zu sein (Christie et al. 1988).

Die Hypothese der Selbstmedikation kann theoretisch das gehäufte Auftreten von sekundärem Alkoholismus bei Probanden mit primären Angststörungen erklären; jedoch sind die Nachweismöglichkeiten hierfür begrenzt (Merikangas et al. 1985, 1994). In einigen Familienstudien wurde über eine mäßig erhöhte Rate von Alkoholismus bei Angehörigen von Probanden in

Subgruppen von Panikstörungen berichtet (Maier et al. 1993; Skre et al. 1993). Eine andere Studie berichtet über einen Trend in Richtung eines erhöhten familiären Risikos für Alkoholismus bei Probanden mit reiner Panikstörung (Goldstein et al. 1994). Eine erhöhte Prävalenz von Alkoholismus bei Angehörigen kann jedoch durch Angststörungen, die bei dem gleichen Patienten gehäuft vorkommen, vermittelt sein. Um diese Möglichkeit zu überprüfen, untersuchte eine Studie das Risiko für reinen Alkoholismus bei Angehörigen von Probanden mit reiner Panikstörung (Maier et al. 1993). Auch hier wurde eine mäßige Kreuzprävalenz bei den Angehörigen gefunden. Diese Beobachtung muß aber noch durch andere Familienstudien gestützt werden. Die verfügbaren Familienstudien und die „Virgina Twin Study" (Kendler et al. 1995) stimmen in bezug auf eine sehr mäßige Überlappung der familiären/genetischen Determinanten beider Störungen überein.

Aus dem erhöhten Risiko für primären Alkoholismus in Familien von Probanden mit Panikstörungen kann abgeleitet werden, daß Angehörige von Alkoholikern ein erhöhtes Risiko für Angststörungen aufweisen müßten. Tatsächlich wurde in einigen Familienstudien diese Beziehung gefunden. Allerdings wurden auch widersprechende Ergebnisse berichtet (Sher et al. 1991). Die Exzeßrate der kombinierten Lebenszeitdiagnosen von Panikstörung und Alkoholismus kann daher teilweise Folge gemeinsamer familiärer Risikofaktoren sein. Es kann, noch präziser, vermutet werden, daß der genetische Polymorphismus, der den GABAergen und serotonergen Metabolismus determiniert, gleichzeitig auch zu beiden Störungen, Alkoholismus und Angststörungen, beiträgt; so wäre eine Exzeßkomorbidität beider Störungen die Konsequenz.

Exzeßkomorbidität wurde auch zwischen Alkoholmißbrauchsstörungen und posttraumatischen Belastungsstörungen, einer anderen Angststörung, in klinischen Stichproben gefunden (McFall et al. 1991; Triffleman et al. 1995). Welche der oben diskutierten Ursachen für Komorbidität diese Beziehung begründet, bleibt noch festzustellen.

5.5.4 Persönlichkeitsstörungen und Substanzabhängigkeitsstörungen

Von allen psychiatrischen Störungen weisen die antisozialen Persönlichkeitsstörungen („antisocial personality disorders" – ASPD) die engste Beziehung zu Alkoholismus und anderen Substanzmißbrauchsstörungen auf, besonders bei Männern. Bei Probanden mit ASPD in der Allgemeinbevölkerung war das Risiko für Alkoholismus um den Faktor 21,0 und für Drogenmißbrauch um den Faktor 13,4 erhöht (Regier et al. 1990). Die diagnostische Definition für ASPD fordert Verhaltensstörungen in der Kindheit. So ist anzunehmen, daß die ASPD gewöhnlich die primäre Störung vor dem Substanzmißbrauch ist.

Die Komorbidität von ASPD und Substanzmißbrauch wird zumindest teilweise durch genetische Faktoren vermittelt. Erstens ist das gemeinsame Vorkommen von ASPD und Alkoholismus als auch mit anderer Substanzabhängigkeit mit einem erhöhten familiären Risiko für Alkoholismus verbunden (Schuckit 1994e). Zweitens wurde in Adoptionsstudien gefunden, daß ASPD genetisch determiniert werden und gleichzeitig ein erhöhtes Risiko für Alkoholismus und Drogenmißbrauch in mit ASPD belasteten Familien besteht (Cadoret et al. 1985, 1986, 1995). Daher ist die ASPD auch mit Abhängigkeit von multiplen psychoaktiven Substanzen assoziiert (Cadoret et al. 1995).

Es muß eingeräumt werden, daß ASPD zwei unterschiedliche Aspekte enthalten, die in Familien getrennt übertragen werden mit einer nur teilweisen Überlappung familiärer Faktoren. Auf der einen Seite tritt primärer Alkoholismus am häufigsten bei Familienmitgliedern von Probanden mit primärem Alkoholismus auf, und primäre ASPD tritt hauptsächlich in Familien von Probanden mit primärer ASPD auf (Cloninger et al. 1979). Auf der anderen Seite deutet die Exzeßkomorbidität von ASPD und Alkoholismus/Drogenabhängigkeit, wie in Adoptionsstudien gezeigt werden konnte, auf die Beteiligung gemeinsamer Risikofaktoren bei beiden Zuständen hin (Cadoret et al. 1995). Bei Differenzierung von Alkoholismus entsprechend der Komorbidität mit ASPD wurden ein früherer Beginn des Alkoholismus, ein mehr chronischer und schwererer Verlauf des Alkoholismus und häufigere familiäre psychopathologische Befunde sowie eine höhere Rate von Komorbidität mit anderen Substanzabhängigkeitsstörungen gefunden (Penick et al. 1984). Eine gemeinsame Mediatorvariable für beide Zustandsbilder kann der serotonerge Metabolismus sein (Virkkunen et al. 1994). Cloninger (1987) bezeichnet diesen Subtyp von Alkoholismus als Typ-II-Alkoholismus. Eine Komorbidität mit ASPD weist daher sehr häufig auf einen spezifischen genetischen Subtyp von Alkoholismus hin. Alkoholismus/Drogenabhängigkeit ohne Komorbidität mit ASPD definiert einen anderen oder andere genetisch determinierte Subtypen.

Obgleich die duale Diagnose von Alkoholismus und ASPD für die Erkennung eines bestimmten ätiologischen Subtyps relevant ist, prädiziert sie offensichtlich nicht den Behandlungsverlauf (Cacciola et al. 1995).

Das Risiko für Alkoholismus und Kokainmißbrauch ist auch bei der Borderline-Persönlichkeitsstörung erhöht (Evans u. Lacey 1992; Weiss et al. 1993). Den Gründen für die Entstehung des gemeinsamen Vorkommens von Substanzmißbrauch und Borderline-Störung wurde weniger Aufmerksamkeit gewidmet. Vorläufige Befunde nehmen ebenfalls eine Beteiligung gemeinsamer familiärer Risikofaktoren als einen Grund für die Exzeßkomorbidität an (Goldman et al. 1993). Die Überlappung der diagnostischen Kriterien zwischen beiden Störungen kann jedoch auch für einige der Fälle mit dualer Diagnose verantwortlich sein. Eines der diagnostischen Kriterien für Borderline-Persönlichkeitsstörung ist langfristiger Substanzmißbrauch.

Andere Persönlichkeitsstörungen fanden in Untersuchungen weniger Beachtung. Die Überprüfung der Persönlichkeitsfaktoren von Alkoholikern ergab jedoch keine Hinweise für eine wesentliche Beziehung zwischen Alkoholismus und Persönlichkeitsstörungen, abgesehen von der antisozialen und Borderline-Persönlichkeitsstörung (Schuckit et al. 1994b).

5.6 Zusammenfassung

Exzessives Vorkommen von Substanzmißbrauchsstörungen zusammen mit anderen häufigen psychiatrischen Syndromen wurde in epidemiologischen und klinischen Erhebungen dargelegt, wobei das Ausmaß der Assoziation aber variiert. Exzessives gemeinsames Vorkommen der häufigsten psychiatrischen Störungen: unipolare Depression und Alkoholismus – wenn überhaupt vorhanden –, ist weniger stark und inkonsistenter als das der meisten anderen psychischen und Substanzabhängigkeitsstörungen.

Die für Komorbidität hauptsächlich wirksamen Mechanismen unterscheiden sich bei den verschiedenen diagnostischen Kombinationen. Gemeinsame genetische Faktoren sind besonders für einen großen Teil der Exzeßkomorbidität von antisozialer Persönlichkeitsstörung und Alkoholismus/Drogenabhängigkeit verantwortlich. Bei exzessivem Vorkommen von gegenwärtiger oder Lebenszeitdiagnose von Alkoholismus oder Drogenabhängigkeit einerseits sowie Schizophrenie oder affektiven Störungen andererseits, weist der größte Teil der Fälle direkte kausale Beziehungen auf (Substanzabhängigkeit oder -mißbrauch als Komplikation einer anderen psychischen Störung). Es ist sehr wahrscheinlich, daß das exzessive Vorkommen von unipolarer Depression und Alkoholismus in klinischen Stichproben auf einen erhöhten Schweregrad des Alkoholmißbrauchs hinweist, aber nicht auf eine gemeinsame Ätiologie.

Erkennung und sorgfältige Klassifikation des gleichzeitigen Vorkommens von gegenwärtigen Substanzabhängigkeitsstörungen und anderen psychischen Störungen sind die Grundlage für die Auswahl der besten therapeutischen Möglichkeiten und für die Voraussage des weiteren Verlaufs. Hier ist die Differenzierung der substanzinduzierten psychischen Störungen von denen, die substanzunabhängig sind, besonders wichtig.

Literatur

Breslau N,. Kilbey MM, Andreski P (1993) Nicotine dependence and major depression. Arch Gen Psychiatry 50: 31–35
Bromet EJ, Schwartz JE, Fenning S et al. (1992) The epidemiology of psychosis: the Suffolk County Mental Health Project. Schizophr Bull 18: 243–255
Brown SA, Schuckit MA (1988) Changes in depression among abstinent alcoholics. J Stud Alcohol 49: 412–418
Bryant KJ, Rounsaville B, Spitzer RL, Williams JBW (1992) Reliability of dual diagnosis: substance dependence and psychiatric disorders. J Nerv Ment Dis 180: 251–257
Cacciola JS, Alterman AI, Rutherford MJ, Snider EC (1995) Treatment response of antisocial substance abusers. J Nerv Ment Dis 183: 166–171
Cadoret RJ, Gorman TW, Troughton E, Heywood E (1985) Alcoholism and antisocial personality. Arch Gen Psychiatry 42: 161–167
Cadoret RJ, Troughton E, O´Gorman TW, Heywood E (1986) An adoption study of genetic and environmental factors in drug abuse. Arch Gen Psychiatry 43: 1131–1136
Cadoret RJ, Yates WR, Troughton E, Woodworth G, Stewart MA (1995) Adoption study demonstrating two genetic pathways to drug abuse. Arch Gen Psychiatry 52: 42–52

Christie KA, Burke JD, Regier DA, Rae DS, Boyd JH, Locke BZ (1988) Epidemiologic evidence for early onset of mental disorders and higher risk of drug abuse in young adults. Am J Psychiatry 145: 971–975

Cloninger CR (1987) Neurogenetic adaptive mechanism in alcoholism. Science 236: 412–420

Cloninger CR, Reich T, Wetzel R (1979) Alcoholism and affective disorders: familial associations and genetic models. In: Goodwin D, Erickson C (eds) Alcoholism and affective disorders. SP Medical & Scientific Books, New York, pp 57–86

Cuffel BJ, Chase P (1994) Remission and relapse of substance use disorders in schizophrenia – results from a one-year prospective study. J Nerv Ment Dis 182: 342–348

Dixon L, Haas G, Weiden P, Sweeney J, Frances A (1990) Acute effects of drug abuse in schizophrenic patients: clinical observations and patients' self-reports. Schizophr Bull 16: 69–70

Drake RE, Osher FC, Wallach MA (1989) Alcohol use and abuse in schizophrenia – a prospective community study. J Nerv Ment Dis 177: 408–414

Drake RE, Osher FC, Noordsy DL, Hurlbut SC, Teague GB, Beaudett MS (1990) Diagnosis of alcohol use disorders in schizophrenia. Schizophr Bull 16: 57–67

Duke PJ, Pantelis C, Barnes TRE (1994) Alcohol use and its relationship to symptoms, tardive dyskinesia and illness onset. Br J Psychiatry 164: 630–636

Evans C, Lacey JH (1992) Multiple self-damaging behaviour among alcoholic women – a prevalence study. Br J Psychiatry 161: 643–647

Feinstein AR (1970) The pre-therapeutic classification of comorbidity in chronic disease. J Chron Dis 23: 455–468

Gershon ES, DeLisi LE, Hamovit J et al. (1988) A controlled family study of chronic psychoses: schizophrenia and schizoaffective disorder. Arch Gen Psychiatry 45: 328–336

Goldman SJ, D'Angelo JD, DeMaso DR (1993) Psychopathology in the families of children and adolescents with borderline personality disorder. Am J Psychiatry 150: 1832–1835

Goldstein RB, Weissman MM, Adams PB et al. (1994) Psychiatric disorders in relatives of probands with panic disorder and/or major depression. Arch Gen Psychiatry 51: 383–394

Harrington R, Fudge H, Rutter M, Pickles A, Hill J (1990) Adult outcomes of childhood and adolescent depression. Arch Gen Psychiatry 47: 465–473

Helzer JE, Canino GJ, Yeh EK, Bland RC, Lee CK, Hwu HG, Newman S (1990) Alcoholism – North America and Asia. Arch Gen Psychiatry 47: 313–319

Kane JM, Selzer J (1991) Considerations on „organic" exclusion criteria for schizophrenia. Schizophr Bull 17: 69–73

Kendler KS, Gruenberg AM, Tsuang MT (1985) Psychiatric illness in first-degree relatives of schizophrenic and surgical control patients. Arch Gen Psychiatry 42: 770–779

Kendler KS, Heath AC, Neale MC, Kessler RC, Eaves LJ (1993a) Alcoholism and major depression in women. Arch Gen Psychiatry 50: 690–698

Kendler KS, Neale MC, Mac Lean CJ, Heath AC, Eaves LJ, Kessler RC (1993b) Smoking and major depression. Arch Gen Psychiatry 50: 36–43

Kendler KS, Walters EE, Neale MC, Kessler RC, Heath AC, Eaves LJ (1995) The structure of the genetic and environmental risk factors for six major psychiatric disorders in women. Arch Gen Psychiatry 52: 374–383

Knop J, Goodwin DW, Penick JP, Pollock V, Gabrielli W, Teasdale TW, Mednick SA (1993) A 30-year follow-up study of the sons of alcoholic men. Acta Psychiatr Scand 370: 48–53

Kranzler HR, Kadden RM, Burleson JA, Babor TF, Apter A, Rounsaville BJ (1995) Validity of psychiatric diagnoses in patients with substance use disorders: is the interview more important than the interviewer? Compr Psychiatry 36: 278–288

Maier W, Minges J, Lichtermann D (1993) Alcoholism and panic disorder: co-occurrence and co-transmission in families. Eur Arch Psychiatry Clin Neurosci 243: 205–211

Maier W, Lichtermann D, Minges J (1994) The relationship between alcoholism and unipolar depression – a controlled family study. J Psychiatr Res 28: 303–319

Maier W, Lichtermann D, Minges J, Delmo CD, Heun R (1995) The relationship between bipolar disorder and alcoholism: a controlled family study. Psychol Med 25: 787–796

McFall ME, Mackay PW, Donovan DM (1991) Combat-related PTSD and psychosocial adjustment problems among substance abusing veterans. J Nerv Ment Dis 179: 33–38

Merikangas KR (1982) Assortative mating for psychiatric disorders and psychological traits. Arch Gen Psychiatry 39: 1173–1180

Merikangas KR, Leckman JF, Prusoff BA, Pauls DL, Weissman MM (1985) Familial transmission of depression and alcoholism. Arch Gen Psychiatry 42: 367–372

Merikangas KR, Risch NJ, Weissman MM (1994) Comorbidity and co-transmission of alcoholism, anxiety and depression. Psychol Med 24: 69–80

Meyer RE (1995) Biology of psychoactive substance dependent disorders: opiates, cocaine, and ethanol. In: Schatzberg AF, Nemeroff CB (eds) The American Psychiatric Press Textbook of Psychopharmacology. American Psychiatric Press, Washington, pp 537–556

Meyer RE, Kranzler HR (1990) Alcohol abuse/dependence and comorbid anxiety and depression. In: Maser JD, Cloninger CR (eds) Comorbidity and anxiety mood disorders. American Psychiatric Press, Washington, pp 283–292

Müller TI, Lavori PW, Keller MB et al. (1994) Prognostic effect of the variable course of alcoholism on the 10-year course of depression. Am J Psychiatry 151: 701–706

Nunes EV, Quitkin FM, Brady R, Stewart JW (1991) Imipramine treatment of methadone maintenance patients with affective disorder and illicit drug use. Am J Psychiatry 148: 667–669

Penick E, Powell B, Othmer E, Bingham S, Rice A (1984) Subtyping alcoholics by coexisting psychiatric syndromes: course, family history and outcome. In: Goodwin D, Van Dusen K, Mednick S (eds) Longitudinal research in alcoholism. Kluwer-Nijhoff, Boston, pp 167–196

Regier AD, Farmer ME, Rae DS, Locke BZ, Keith SJ, Judd LL, Goodwin FK (1990) Comorbidity of mental disorders with alcohol and other drug abuse. J Am Med Assoc 264: 2511–2518

Rounsaville BJ, Kleber HD (1985) Untreated opiate addicts. How do they differ from those seeking treatment? Arch Gen Psychiatry 42: 1072–1077

Sanguinetti VR, Samuel SE (1993) Comorbid substance abuse and recovery from acute psychiatric relapse. Hosp Community Psychiatry 44: 1073–1076

Schneier FR, Siris SG (1987) A review of psychoactive substance use and abuse in schizophrenia: patterns of drug choice. J Nerv Ment Dis 175: 641–650

Schuckit MA (1985) The clinical implications of primary diagnostic groups among alcoholics. Arch Gen Psychiatry 42: 1043–1049

Schuckit MA (1994a) The relationship between alcohol problems, substance abuse and psychiatric syndromes. In: Pincus M (ed) Source book for DSM-IV, vol 1. American Psychiatric Press, Washington, pp 45–65

Schuckit MA (1994b) Alcohol and depression: a clinical perspective. Acta Psychiatr Scand 377: 28–32

Schuckit MA (1994c) A clinical model of genetic influences in alcohol dependence. J Stud Alcohol 55: 5–18

Schuckit MA (1994d) Low level of response to alcohol as a predictor of future alcoholism. Arch Gen Psychiatry 151: 184–189

Schuckit MA (1994e) Familial alcoholism. In: Pincus M (ed) Source book for DSM-IV, vol 1. American Psychiatric Press, Washington, pp 159–167

Schuckit MA, Hesselbrock V (1994) Alcohol dependence and anxiety disorders: what is the relationship? Am J Psychiatry 151: 1723–1734

Schuckit MA, Monteiro MG (1988) Alcoholism, anxiety and depression. Br J Addict 83: 1373–1380

Schuckit MA, Irwin M, Brown S (1990) The history of anxiety symptoms among 171 primary alcoholics. J Stud Alcohol 51: 34–41

Schuckit MA, Smith TL, Anthenelli R, Irwin M (1993) Clinical course of alcoholism in 636 male inpatients. Am J Psychiatry 150: 786–791

Schuckit MA, Irwin M, Smith TL (1994a) One-year incidence rate of major depression and other psychiatric disorders in 239 alcoholic men. Addiction 89: 441–445

Schuckit MA, Klein J, Twitchell G, Smith T (1994b) Personality test scores as predictors of alcoholism almost a decade later. Am J Psychiatry 151: 1038–1043

Schuckit MA, Hesselbrock V, Tipp J, Nurnberger JI, Anthenelli RM, Crowe RR (1995) The prevalence of major anxiety disorders in relatives of alcohol dependent men and women. J Stud Alcohol 56: 309–317

Sher KJ, Walitzer KS, Wood PK, Brent EE (1991) Characteristics of children of alcoholics: putative risk factors, substance use and abuse, and psychopathology. J Abnorm Psychol 100: 427–448

Skre I, Onstad S, Torgersen S, Lygren S, Kringlen E (1993) A twin study of DSM-III-R anxiety disorders. Acta Psychiatr Scand 88: 85–92

Soyka M, Albus M, Kathmann N et al. (1993) Prevalence of drug and alcohol abuse in schizophrenic inpatients. Eur Arch Psychiatry Clin Neurosci 242: 362–372

Tien AY, Anthony JC (1990) Epidemiological analysis of alcohol and drug use as risk factors for psychotic experiences. J Nerv Ment Dis 178: 473–480

Triffleman EG, Marmar CR, DeLucchi KL, Ronfeldt H (1995) Childhood trauma and posttraumatic stress disorder in substance abuse inpatients. J Nerv Ment Dis 183: 172–176

Tsuang MT, Simpson JC, Kronfol Z (1982) Subtypes of drug abuse with psychosis: demographic characteristics, clinical features and outcome of schizophrenia. Schizophr Bull 16: 87–95

Virkkunen M, Rawlings R, Tokola R et al. (1994) CSF biochemistries, glucose metabolism, and diurnal activity rhythms in alcoholics, violent offenders, fire setters, and healthy volunteers. Arch Gen Psychiatry 51: 20–27

Weiss RD, Mirin SM, Griffin ML, Gunderson JG, Hufford C (1993) Personality disorders in cocaine dependence. Compr Psychiatry 34: 145–149

Weissman MM, Myers JK, Harding PS (1980) Prevalence and psychiatric heterogeneity of alcoholism in a United States urban community. J Stud Alcohol 41: 672–681

Wells KB, Golding JM, Burnam MA (1988) Psychiatric disorders in a sample of the general population with and without chronic medical conditions. Am J Psychiatry 145: 976–981

Winokur G, Coryell W (1992) Familial subtypes of unipolar depression: a prospective study of familial pure depressive disease compared to depression spectrum disease. Biol Psychiatry 32: 1012–1018

Winokur G, Cadoret RJ, Dorzab J, Baker M (1971) Depressive disease: a genetic study. Arch Gen Psychiatry 148: 184–188

Winokur G, Coryell W, Akiskal HS, Maser JD, Keller MB, Endicott J, Müller T (1995) Alcoholism in manic-depressive (bipolar) illness: familial illness, course of illness, and the primary-secondary distinction. Am J Psychiatry 152: 365–372

Wittchen HU, Zhao S, Kessler RC, Eaton WW (1994) DSM-III-R generalized anxiety disorders in the National Comorbidity Survey. Arch Gen Psychiatry 51: 355–364

Woody GE, McLellan AT, Bedrick J (1995) Dual diagnosis. In: Oldham J, Riba M (eds) Review of psychiatry, vol 14. American Psychiatric Press, Washington

Diskussion zu Vortrag 5

Von Prof. Dr. W. Maier et al.

L. G. Schmidt
Eine Frage zur Assoziation von bipolarer Störung und Alkoholismus: Ist dieser Alkoholismus ein Mißbrauch oder eine Abhängigkeit? Von bipolaren Patienten ist ja bekannt, daß sie während der Manie oft exzessiv trinken, in der Depression dagegen gar nicht. Wir wissen andererseits, daß zur Ausbildung einer Abhängigkeit eine kontinuierliche Ethanolexposition notwendig ist. Bei einem diskontinuierlichen Einnahmemuster, wie es bei manisch-depressiven Erkrankungen häufig der Fall ist, könnte es daher doch sein, daß sich eine Abhängigkeit schlechter ausbildet.

W. Maier
Ich habe auf eine Differenzierung zwischen Abhängigkeit und Abusus bewußt verzichtet, weil die Darstellungen sonst sehr kompliziert geworden wären.

Bei den Indexfällen haben wir nur solche berücksichtigt, bei denen eine Alkoholabhängigkeit bestand. Patienten mit alleinigem Alkoholabusus wurden dabei also ignoriert. Bei den Angehörigen haben wir natürlich alle berücksichtigt. Dort wurde aber Alkoholismus als Abhängigkeit oder Abusus gewertet. In der Tat haben Sie recht: Unter den komorbiden Fällen ist der Anteil der Patienten mit Abhängigkeit bei der Panikstörung sehr viel höher als bei der bipolaren Störung. Dort sind die komorbiden Fälle meist Abuser. Bei der Panikstörung dagegen handelt es sich bei der Mehrzahl der komorbiden Fälle um Abhängige.

G. Mundle
Ist das Ergebnis für die Panikstörung, wenn man nur Alkoholabhängige berücksichtigt, immer noch signifikant?

W. Maier
Das haben wir nicht geprüft, ich fürchte aber nein. Man sollte die Aussagekraft von Signifikanzen allerdings nicht überbewerten. Ich halte Effektgrößen für informativer. Die Untersuchungen sind nur so zu planen, daß die gewünschten Effektgrößen signifikant werden.

G. Mundle
Nun gut, dann frage ich eben, ob die Effektstärke hinsichtlich des Alkoholmißbrauchs bei den Patienten mit Panikstörungen signifikant ist. Es wäre doch möglich, daß die anxiolytischen Effekte des Alkohols dabei eine Rolle spielen.

W. Maier

Bei Angehörigen von Patienten mit Panikstörungen ist das Alkoholismusrisiko um das Doppelte erhöht. Soviel zur Effektstärke. Das ist ein ganz substantielles Ergebnis. Zum Vergleich: Für Angehörige einer Familie mit unipolarer Depression ist das Risiko für das Auftreten einer Depression geringer.

Natürlich läßt sich spekulieren, welche gemeinsamen familiären Risikofaktoren den Panikstörungen zugrunde liegen. Sie könnten genetischer Art sein, sie könnten aber auch von der Umgebung abhängen. Sollten es aber tatsächlich genetische Risikofaktoren sein, dann wäre es aufgrund dieser Ergebnisse nicht unwahrscheinlich, daß Gen-Polymorphismen des GABA-Rezeptors involviert sind.

6 Modellpsychosen, Rauschdrogen, Komorbidität von Sucht und Schizophrenie – Kann die Schizophrenieforschung von der Suchtforschung profitieren?

C. G. Schütz und M. Soyka

Wesentliche Schnittstellen von Sucht und Schizophrenie ergeben sich zum einen im Bereich der klinischen Arbeit, zum anderen aber auch im Bereich der Erforschung biologischer Grundlagen dieser beiden Erkrankungen. Im klinischen Bereich hat sich gezeigt, daß Patienten mit Doppeldiagnosen eine besondere therapeutische Herausforderung darstellen. Ein Problem stellt hier ein deutliches Defizit an empirischen Daten dar, unter anderem zur gegenseitigen pathogenetischen und pathoplastischen Beeinflussung von Sucht und Schizophrenie. Von besonderer Bedeutung sind die suchtmittelinduzierten schizophrenieformen Psychosen, therapeutisch wegen der guten Prognose im Falle von Suchtmittelabstinenz und aus der Sicht der Forschung, weil sie möglicherweise ein Ansatzpunkt zum Verständnis von zugrundeliegenden biologischen Mechanismen bilden. In den Untersuchungen der neurobiologischen Mechanismen der Sucht spielt gegenwärtig das dopaminerge mesolimbische System die zentrale Rolle. Wichtige Tiermodelle zur Schizophrenie beruhen auf der Gabe von Amphetaminen oder an deren Manipulationen des dopaminergen mesolimbischen Systems. Seit einigen Jahren spielen Untersuchungen langfristiger Adaptationsprozesse in Form der Sensitivierung eine bedeutende Rolle. Man erhofft sich dadurch nicht nur Erkenntnisse über die Entwicklung der Sucht, sondern auch über Mechanismen, die zur Ausbildung der schizophrenen Erkrankung führen.

6.1 Einleitung

Im Bereich der Psychiatrie hat die Komorbidität von psychiatrischen Erkrankungen und Suchterkrankungen in den letzten Jahren zunehmende Aufmerksamkeit erhalten (Schwoon u. Krausz 1992). Ursache sind wohl weniger die steigende Zahl von Patienten Mißbrauch und Abhängigkeit von psychotropen Substanzen, als der deutliche Wissenszuwachs im Bereich der verhaltensbiologisch, pharmakologisch und molekularbiologisch orientierten Suchtforschung. Fortschritte auf diesen Gebieten haben das Interesse vor allem von biologisch interessierten Psychiatern an diesem Gebiet vergrößert und die Bedeutung dieses Teilbereiches der Psychiatrie in der Gesamtpsychiatrie ver-

Bayer-ZNS-Symposium, Bd. XII
Alkoholismus als psychische Störung
Hrsg. M. Soyka u. H.-J. Möller
© Springer-Verlag Berlin Heidelberg 1997

ändert. Einen wesentlichen Beitrag zu dem sich ändernden Bild der Sucht-
behandlung und Suchtforschung leisten auch die neuen medikamentösen
Möglichkeiten der Behandlung von alkoholabhängigen Patienten (Soyka et
al. 1996). Der Fokus des folgenden Artikels wird auf der Alkoholkrankheit im
Zusammenhang mit schizophrenen Erkrankungen liegen. Die grundlegende
Bedeutung von Stimulanzien und Opiaten für das Verständnis sowohl der
Alkoholsucht als auch der schizophrenen Erkrankung ließ es notwendig
erscheinen, diese Suchtmittel in die Diskussion einzuschließen.

Im ausgehenden 19. Jahrhundert wurden die Vorläufer der heutigen
Krankheitskonzepte der Psychiatrie entwickelt (Beer 1996). Seit Beginn dieses
Jahrhunderts erfolgt die Einteilung der Psychosen im wesentlichen nach
Kraepelin in die schizophrenen und die affektiven Psychosen. Diese Einteilung ist wieder zunehmend diskutiert und in Frage gestellt worden, z. B. durch
das Konzept der Einheitspsychose (Kringlen 1994; Monti u. Stanghellini 1996).
Sie ist aber weiterhin bis heute leitend. Auch die Einteilung der Psychosen in
exogene und endogene nach Bonhoeffer stammt aus der Zeit Anfang dieses
Jahrhunderts und ist für die Beschreibung psychotischer Erkrankungen bis
heute grundlegend. Die wesentlichen Änderungen in den letzten Jahren betrafen Vereinheitlichungen von Abgrenzungen und Operationalisierung dieser Krankheitsbegriffe.

Während die Einteilung der psychiatrischen Erkrankung in „Krankheits-
einheiten" wohl zur Etablierung des Faches Psychiatrie in der Medizin bei-
trugen, wurde die Sucht erst deutlich später, Ende der 60er Jahre, als
Krankheitseinheit definiert und akzeptiert (Sellman 1994). Bis heute jedoch
muß man von einer eingeschränkten Akzeptanz der Sucht als Krankheit ausgehen.

Sucht und Schizophrenie zeigen auf den ersten Blick wenig Berührungs-
punkte. Freed (1975) hat in der ersten Übersichtsarbeit zum Thema Alkoholismus und Schizophrenie darauf hingewiesen, daß Alkoholismus eher eine
schizophrene Erkrankung überdeckt als umgekehrt. Bei sorgfältiger Dia-
gnosenstellung sollten sich jedoch keine wesentlichen Probleme ergeben.

Diagnostisch zeigen die Suchterkrankungen im Vergleich zu den schizophrenen Erkrankungen ein völlig anders Bild. Während die Suchterkrankung differentialdiagnostisch zumeist wenig problematisch erscheint,
wird die Diagnose einer schizophrenen Erkrankung erst durch den Ausschluß anderer psychiatrischer Diagnosen, wie organischer Psychose, affektiver Psychose und Persönlichkeitsstörungen möglich. Die Diagnose der
Suchterkrankung wird durch Verhaltensauffälligkeiten (quantitativ vermehrte Einnahme der Suchtmittel, „drug seeking", Kontrollverlust, Reduktion des
Verhaltensrepertoirs etc.) und physiologische Parameter (Toleranz gegenüber Intoxikationserscheinungen, Entzugserscheinungen) gestellt. Die Diagnose der schizophrenen Erkrankung basiert wesentlich auf dem psychopathologischen Befund (inhaltliche und formale Denkstörungen, Halluzinationen, Verflachung des Affektes und des Antriebs etc.) und damit mehr
auf Beschreibungen des mentalen Zustandes, weniger auf Beschreibungen
des Verhaltens. Ein weiterer Unterschied zwischen beiden Erkrankungen ist

das Vorliegen eines bekannten ätiologischen Faktors bei der Suchterkrankung, nämlich der chronische Selbstverabreichung einer pharmakologisch definierten Substanz. Einen ähnlichen ätiologischen Ansatzpunkt gibt es bei der schizophrenen Erkrankung nicht.

6.2 Epidemiologie

6.2.1 Studien

Es gibt eine Reihe von Studien zur Komorbidität von schizophrenen Erkrankung und Alkoholismus. Immer wieder zitiert werden die Daten der Epidemiological Catchment Area Studie (ECA), welche eine Lebenszeitkomorbidität von schizophrener Erkrankung und Alkoholmißbrauch und -abhängigkeit von 60 % fanden (Regier et al. 1990). Eine akute Alkoholismusdiagnose wurde bei 30 % der Patienten mit einer schizophrenen Erkrankung gefunden (Robins u. Regier 1990). Kritisch angemerkt wurde immer wieder die sehr niedrigschwelligen Suchtdiagnosen. Bei der 1992 durchgeführten National Comorbidity Studie wurde auf die Veröffentlichung von Komorbiditäten im Zusammenhang mit der schizophrenen Erkrankung verzichtet, zumal die Validität dieser Diagnose angezweifelt wird (J. Anthony, pers. Mitteilung).

Cuffel (1992) kam in einer Metaanalyse amerikanischer Daten zu dem Schluß, daß etwa 1/3 der Patienten mit schizophrenen Erkrankungen zusätzlich an Alkoholmißbrauch oder Abhängigkeit leiden. Soyka et al. (1993) fanden bei einer Untersuchung von stationär behandelten schizophrenen Patienten in einem BKH (München Haar) bei 35 % zusätzlich eine Alkoholismusdiagnose, bei einer Universitätsklinik (LMU München) lag bei 17 % der Patienten mit einer schizophrenen Erkrankung zusätzlich Alkoholmißbrauch und Abhängigkeit vor.

Hambrecht u. Häfner (1996) fanden im Rahmen der Mannheimer ABC Schizophreniestudie bei Patienten mit einer schizophrenen Ersterkrankung eine gegenüber der Normalbevölkerung deutlich erhöhte Alkoholismusprävalenz (OR = 2). Ähnliche Befunde wurden in einer Reihe von weniger gut kontrollierten Studien gefunden. Es gab jedoch auch vereinzelt Untersucher die keinen Unterschied zur Normalbevölkerung fanden, so Mueser et al. (1990).

6.2.2 Kritische Anmerkungen

Obwohl der Eindruck vieler Kliniker durch diese Daten bestätigt wird, muß man doch kritisch anmerken, daß fast alle Studien an methodischen Mängeln leiden. Es wurden fast ausschließlich Inanspruchnahmepopulationen („sample of convenience") verwendet, d. h. Patienten einer Behandlungseinrichtung wurden untersucht. Dies führt durch selektionierte Stichprobenauswahl zu einer Reihe von „biases" (z. B. die „Berkson's fellacy"). Zumeist wurden Prävalenzzahlen berichtet. Bei der großen interkulturelle Variabilität lassen sich diese Prävalenzzahlen nur schwer interpretieren. Auch Vergleiche mit Prävalenzraten aus der Allgemeinbevölkerung sind zumeist problematisch, zumal wenn die Erhebungen in dieser Vergleichsgruppe nicht zeitgleich, mit dem gleichen Instrument und unter gleichen Bedingungen durchgeführt wurden. Konfundierende Variablen, wie Sex, Alter, sozialer Status etc. wurden nur selten berücksichtigt. Es ist durchaus denkbar, daß vermehrter Alkoholkonsum weniger auf die schizophrene Erkrankung zurückzuführen ist, als vielmehr auf der Anreicherung von Personen mit einem erhöhten Suchtrisiko (z. B. junge Männer) in der untersuchten Patientengruppe. Einzig in der ABC-Studie wurde dieser mögliche Zusammenhang durch Matching ausgeschlossen (zumindest bezüglich Geschlecht und Alter). Ein weiteres Problem in der Interpretation dieser Studien stellen die unterschiedlichen Definitionen und Messungen der Erkrankung dar. Insgesamt erscheinen die meisten Studienergebnisse nur sehr bedingt generalisierbar.

6.3 Klinik

6.3.1 Ätiologische Zusammenhänge

Liegen zwei Erkrankungen vor, so stellt sich für den Kliniker die Frage, ob zwischen den beiden Erkrankungen ein Zusammenhang besteht. Ein Zusammenhang kann sich dadurch ergeben, daß die eine Erkrankung die andere beeinflußt, oder aber, daß die eine die andere induziert. Es können also pathogenetische oder pathoplastische Zusammenhänge bestehen. Von grundlegenderem Interesse sind zumeist die pathogenetischen Zusammenhänge. Es stellt sich die Frage nach der Grunderkrankung bzw. der primären Erkrankung und der Folgeerkrankung oder der sekundären Erkrankung. Es ergeben sich daraus folgende grundsätzlichen Möglichkeiten der gegenseitigen Induktion:

- die Suchterkrankung ist eine Folge der schizophrenen Erkrankung,
- die schizophrene Erkrankung ist Folge eines Suchtmittelmißbrauches,
- beide Erkrankungen entwickeln sich unabhängig voneinander.

Neben diesen grundsätzlichen Möglichkeiten sind weitere Varianten denkbar: Beide Erkrankungen können eine gemeinsame dritte Ursache haben. Eine Erkrankung kann die Vulnerabilität für die andere Erkrankung erhöhen u. ä. Diskussionen um den primären und sekundären Charakter im Falle von Doppeldiagnosen sind häufig gebührt worden. Um primäre von sekundären Erkrankung zu trennen gibt es im Falle von psychiatrischen Erkrankungen im wesentlichen zwei Kriterien:

1. Kriterium: Verlauf und zeitliche Abfolge
Die Grunderkrankung sollte vor der Folgeerkrankung auftreten. Als problematisch hat sich in diesem Zusammenhang immer wieder das Problem der

Latenzphase erwiesen. Schon vor der Manifestation einer schizophrenen Erkrankung besteht die Möglichkeit der schleichend beginnenden schizophrenen Erkrankung. Dies führt dazu, daß die Induktion der sekundären Erkrankung, hier also der Suchterkrankung, erfolgen kann, auf Grund der primären Erkrankung, hier der Schizophrenie, ohne daß diese bereits manifest ist. Weiterhin ist es häufig schwierig retrospektiv genaue zeitliche Abfolgen zu eruieren.

Prospektive Daten wiederum sind schwierig zu erheben, zumal bei einer relativ seltenen Erkrankung wie Schizophrenie, die in der Gesamtbevölkerung eine Prävalenzrate von unter 1 % hat. Case-control-Studien anderseits, welche zur Untersuchung seltener Erkrankungen eingesetzt werden, setzten das Vorliegen der manifesten Erkrankung voraus.

2. Kriterium: psychopathologische Erscheinungsbilder
Immer wieder wurde versucht eine Auftrennung mit Hilfe des psychopathologischen Querschnittprofils zu erreichen. Obwohl vereinzelt Unterschiede gefunden wurden, ist es bisher jedoch nicht gelungen, die unterschiedlichen ätiologischen Gruppen durch eigenständige psychopathologische Profile zu charakterisieren.

Es erweist sich als schwierig die Frage nach der ätiologischen Relevanz von Suchtmitteln für die Manifestation einer Psychose zu klären. Das gilt für den Fall des individuellen Patienten, aber auch für Versuche diese Frage grundlegend zu klären. Das deutlich höher als zufällig zu erwartende gemeinsame Auftreten beider Erkrankungen hat zu verschiedenen Hypothesen über die Ursache dieses Zusammenhangs geführt. Neben dem bereits beschriebenen *ätiologischen Modell,* welches im wesentlichen reduktionistisch auf den Konzepten der Krankheitsentität und der monokausalen Zusammenhanges basieren, gibt es weitere Erklärungsmodelle.

Das *Sozialisationsmodell* basiert auf der Beobachtung, daß Alkohol und Drogen als „Kontaktmittel" eingesetzt werden. Alkohol wie auch Drogen sollen dem Patienten erlauben seine Kontaktprobleme zu überwinden. Auch soll deviantes Verhalten in suchtmittelgebrauchenden „peer groups" eher akzeptiert sein (Treffert 1979). Diese Hypothese ist jedoch empirisch nur wenig belegt. Die klinische Erfahrung zeigt auch, daß viele Patienten mit einer schizophrenen Erkrankung vor allem alleine trinken.

Das *Unabhängigkeitsmodell* verneint einen Zusammenhang zwischen den beiden Erkrankungen. Für dieses Modell spricht, daß Gründe für Alkohol und Drogenkonsum sich im wesentlichen nicht von denen der Normalbevölkerung zu unterscheiden scheinen (siehe weiter unten). Eine Zwillingsuntersuchung hat für den Alkoholismus und die schizophrene Erkrankung jeweils unabhängige genetische Faktoren und unabhängige Umweltfaktoren gefunden (Kendler 1985). Dieses Modell erklärt jedoch nicht den vermehrten Konsum von Alkohol und Drogen durch Patienten mit einer schizophrenen Erkrankung.

Auf die *dopaminerge Dysfunktionshypothese,* die den Zusammenhang zwischen beiden Erkrankungen biochemisch herstellt, wird später eingegangen.

Zuletzt sei noch auf das *Selbstmedikationsmodell* hingewiesen. Suchtmittelkonsum bei schizophrenen Patienten wird als Behandlung von Symptomen wie auch von Nebenwirkungen der neuroleptischen Behandlung verstanden (Schneier u. Siris 1987). Dieses von vielen Psychiatern verwendete Modell
kann man im Grunde auch auf die Normalbevölkerung übertragen (Kanthzian
1985). Behandlung subjektiv erlebter Defizite mit Suchtmitteln ist nicht spezifisch für Personen mit einer schizophrenen Erkrankung (Dixon et al. 1990).
Kritisch anzumerken ist, daß die Selbstmedikationshypothese nicht dazu führen darf, daß Suchtmittelmißbrauch nur als Teil der schizophrenen Erkrankung gesehen wird und nicht eigens therapiert wird. Der eigenständige Charakter der Suchtmittelerkrankung wird gerade bei psychiatrischen Patienten
immer wieder nicht beachtet. Dies kann zu insuffizienten Behandlungs-
konzepten führen.

6.3.2 An einer schizophrenen Erkrankung leidende Patienten mit einer
Suchtmittelerkrankung

Wie bereits erwähnt ist die genaue Differenzierung der pathogenetischen und
pathoplastischen Einflüsse schwierig. Therapeutische Konsequenzen ergeben
sich im wesentlichen für die Gruppe der psychotischen Erkrankung, die durch
die Alkoholerkrankung induziert wird, also den Alkoholhalluzinosen und den
durch Alkohol induzierten paranoiden Erkrankungen (alkoholischer Eifersuchtswahn). Diese Gruppe spielt zahlenmäßig gegenüber den restlichen
Doppeldiagnoseerkrankungen eine untergeordnete Rolle. Sie ist jedoch aus
wissenschaftlicher Sicht eine besonders interessante Erkrankungsgruppe.
Wenn die diagnostische Klärung auch nicht immer möglich ist, so ergeben
sich doch eine Reihe von Anhaltspunkten, die es ermöglichen diese Gruppe
von der Gruppe der komorbiden Patienten mit einer schizophrenen Erkrankung zu trennen. Soyka (1995) hat diese Anhaltspunkte tabellarisch zusammengefaßt (Tabelle 1).
     Auf die Gruppe der alkoholinduzierten schizophrenieformen Erkrankun-
gen wird später eingegangen werden. Bei der verbleibenden weitaus größeren Gruppe der Patienten mit einer schizophrenen Erkrankung und einer
Suchtmittelerkrankung erweist sich wie oben erwähnt der Nachweis patho-
genetischer Zusammenhänge als schwierig. Wie steht es jedoch mit der Frage der gegenseitigen pathoplastischen Beeinflussung? Mit anderen Worten:
Welche Bedeutung hat der Mißbrauch von Alkohol für die Psychopathologie
und den Verlauf der schizophrenen Erkrankung? Welchen Einfluß hat eine
schizophrene Erkrankung auf das Erscheinungsbild und den Verlauf der
Suchterkrankung?
     In mehreren Studien wurde für Patienten die Alkohol und Drogen miß-
brauchten eine frühere Erstmanifestation der schizophrenen Erkrankung als
bei Patienten ohne Suchtmittelmißbrauch gefunden. Das durchschnittliche
Erstmanifestationsalter von Patienten die Alkohol mißbrauchten lag zwischen
denen, die Drogen mißbrauchten und denen ohne Suchtmittelmißbrauch

Tabelle 1. Differentialdiagnostische Kriterien zur Abgrenzung der Alkoholhalluzinose von paranoiden Schizophrenien

Kriterium	Alkoholhalluzinose	Schizophrenie
Beginn	Akut	Oft schleichend
Alter bei Erstmanifestation	ca. 40–50 Jahre	Meist vor dem 30. Lj., selten nach dem LJ.
Prognose	Meist gut (80–90 %)	Öfter chronische Verläufe
Alkoholanamnese	Langjährig positiv	Kann positiv sein
Familiäre Belastung mit Schizophrenien	Nicht erhöht	Deutlich erhöht
Familiäre Belastung mit Alkoholismus	Deutlich erhöht	Nicht erhöht
Psychopathologie		
Stimmenhören	Obligat	Häufig
Optische Halluzinationen	Manchmal	Selten
Denkstörungen	Sehr selten	Zerfahrenheit
Affektstörungen	Ängstlich depressiv, keine Parathymie	Parathymie
Ich-Störungen	Sehr selten	Sehr häufig

(Arndt et al. 1992). Das präpsychotische Anpassungsniveau von Patienten mit Alkohol- und Drogenmißbrauch lag höher als das von Patienten ohne Suchtmittelmißbrauch. Bei Patienten mit Alkohol- und Drogenmißbrauch gab es Hinweise für einen schlechteren Verlauf und geringere Compliance (Alterman et al. 1982; Tsuang et al. 1982). Winston et al. (1990) allerdings verwiesen in einer Übersichtsarbeit zu diesem Thema vor allem auf die noch weitgehend fehlenden empirischen Daten. Einige Autoren fanden bei Patienten mit Suchtmittelmißbrauch weniger Denkstörungen und Negativsymptomatik (Soyka et al. 1993; Zisook et al. 1992). Andere fanden vermehrt affektive vor allem depressive Syndrome (Cuffel et al. 1993; Pulver et al. 1989). In einer Studie wurde ein Zusammenhang mit höherer Suizidalität hergestellt (Allebeck et al. 1993). Zusätzlich bleibt bei den Untersuchungen jeweils auch unklar, ob es sich um direkte Einflüsse der einen Erkrankung auf die andere oder ob es sich um Selektionseffekte handelt.

Betrachtet man die Prädiktoren für die Entwicklung von Substanzmißbrauch, so fällt auf, daß sich die Prädiktoren nicht wesentlich von denen der Allgemeinbevölkerung unterscheiden (Arndt et al. 1992). Männer sind im größeren Ausmaß betroffen als Frauen. Schizophrene Patienten mit besserer präpsychotischer Anpassung, d. h. mehr sozialen Kontakten sind gefährdeter, wie auch alleinlebende mehr als gemeinsam lebende gefährdet sind. Patienten mit antisozialen Tendenzen mißbrauchen Suchtmittel öfter als andere

(Arndt et al. 1992; Soyka 1994c). Es ist nicht überraschend, daß Patienten mit einer positiven Familienanamnese für Alkohol ein vermehrtes Risiko gegenüber Alkoholismus, aber auch Drogenmißbrauch zeigten (Noordsy et al. 1994).

Von Interesse ist natürlich auch die Frage, welchen Einfluß die schizophrene Erkrankung auf die Suchtmittelwahl hat. In verschiedenen Untersuchungen wurde immer wieder gefunden, daß Stimulanzien und Halluzinogene, also die psychotomimetischen Substanzen die „drugs of choice" darstellen, d. h. diese Substanzgruppe wird von schizophrenen Patienten bevorzugt mißbraucht. Der Konsum soll höher sein als bei Patienten mit anderen psychiatrischen Erkrankungen, aber auch höher als in der Normalbevölkerung. Opiate und in einer Studie auch Benzodiazepine sollen im Vergleich zur Normalbevölkerung im verringerten Maße mißbraucht werden. Alkohol soll im Vergleich zur Normalbevölkerung vermehrt mißbraucht werden. Der Konsum soll sich jedoch nicht von dem der Patienten mit anderen psychiatrischen Erkrankungen unterscheiden (Schneier u. Siris 1987). Als Motivation für den Konsum von Alkohol werden genannt: Minderung der Langeweile, Überwindung von Kontaktschwierigkeiten, Entspannung, Schlafstörungen, Verminderung der Nebenwirkung von Medikamenten und Verminderung der Halluzinationen (Test et al. 1989; Dixon et al. 1990; Noordsy et al. 1991).

Die Therapie wird an anderer Stelle gesondert diskutiert (s. Kap. 8 von Soyka in diesem Band). Hier sei nur darauf hingewiesen, daß neben der pharmakologischen Behandlung die psychosoziale Betreuung im Vordergrund steht. Neben dem Erlernen sozialer Fähigkeiten sind es Psychoedukation der Familie und vor allem Hilfestellung in der Bewältigung des Alltags (Arbeit, Wohnen, Ämter etc.) die notwendig erscheinen. Beim therapeutischen Vorgehen gegen den Alkoholismus ist ein weit weniger konfrontatives Vorgehen als bei Patienten ohne eine psychotische Erkrankung notwendig (Test et al. 1991; Drake et al. 1993). Die medikamentöse Therapie unterscheidet sich nicht grundsätzlich von der Therapie von Patienten mit einer schizophrenen Erkrankung ohne Alkoholabhängigkeit (Soyka et al. 996). Allerdings wird wegen der Complianceprobleme und der durch Nebenwirkungen induzierte vermehrte Alkoholkonsum immer wieder auf besondere Beachtung der nebenwirkungsarmen Therapie hingewiesen (Siris 1990; Bohn u. Hersh 1995). Zu beachten sind auch pharmakokinetische Interaktionen, bei Flupentixol z. B. wurden bei gleichzeitigem Alkoholkonsum ein reduzierter Serumspiegel gefunden (Soni u. Brownlee 1991).

6.3.3 Suchtmittelinduzierte schizophrenieforme Symptomatik

Bei den alkoholinduzierten schizophrenieformen Psychosen handelt es sich im wesentlichen um die Alkoholhalluzinose und den alkoholischen Eifersuchtswahn (Alkohol induzierte Paranoia). Schon mehr als hundert Jahre wird darüber diskutiert, ob es sich bei der Alkoholhalluzinose um eine eigenständige Erkrankung, um eine Variante des Alkoholdelirs (ohne Bewußtseinstrübung) oder um eine Auslösung einer latenten schizophrenen Erkrankung handelt (Glass 1989a). Um diese Fragen klären zu können ist es notwendig die ätiopathogenetischen Mechanismen zu verstehen, die heute noch nicht verstanden werden (Glass 1989b). Um die Auslösung einer latenten schizophrenen Erkrankung scheint es sich jedoch nicht zu handeln, da Hinweise für eine familiäre Häufung von schizophrenen Erkrankungen bei Patienten mit einer Alkoholhalluzinose fehlen.

Die Erkrankung scheint relativ selten zu sein, es sollte jedoch nicht übersehen werden, daß die Symptomatik flüchtig sein kann. Tsuang et al. (1982) fanden bei 7,5 % von 643 untersuchten alkoholabhängigen Patienten eine Alkoholhalluzinose, immerhin bei einem Viertel akustische Halluzinationen. Therapeutisch ist wichtig zu wissen, daß die Symptomatik auf eine neuroleptische Behandlung meist gut respondiert und daß eine neuroleptische Rezidivprophylaxe nicht angezeigt ist (Soyka 1996a). Bei vollständiger Remission besteht bei fehlender Abstinenz jedoch ein hohes Rezidivrisiko.

Wie nun stellt sich die alkoholinduzierte schizophrenieforme Psychose im Vergleich zu anderen substanzinduzierten Psychosen dar? Die 3 wichtigsten substanzinduzierten Psychosen sind wie folgt gekennzeichnet:
1. Die *Stimulanzien-induzierte* Psychose: Es soll vor allem dopaminerge Wiederaufnahmehemmung eine ursächliche Rolle spielen. *Paranoide Symptome* scheinen im Vordergrund zu stehen, wie sich auch in experimentellen Studien zeigen ließ (Sherer et al. 1988). Auf Grund der neuroleptischen Medikation galt die Stimulanzienpsychose zumeist als klassische Modellpsychose (Sato 1992; Satel u. Edell 1991; Lieberman et al. 1990).
2. Die *PCP-induzierte Psychose,* die primär auf NMDA agonistischen Effekten der induzierenden Substanz bestehen soll. Es sollen vor allem *Denkstörungen* sowie *Negativsymptome* im Vordergrund stehen. Manche Autoren sprechen wohl auch deshalb von einem organischen Psychosyndrom. Seit die EAA-Rezeptoren (durch „excitatory amino acids" stimulierbare Rezeptoren) vermehrt untersucht werden und besser verstanden sind, spielen sie in den biologischen Hypothesen zur Ätiopathogenese psychiatrischer Erkrankungen eine zunehmend wichtige Rolle (Vollenweider 1992; Pearlson 1981; Javitt u. Zukin 1991).
3. Die *LSD-induzierte Psychose:* Diese wohl vornehmlich durch $5HT_2$-Rezeptoren induzierte Psychose ist durch ausgeprägte *Halluzinationen* gekennzeichnet. Zumeist wird der Flashback als LSD spezifische „Psychose" beschrieben. Neuere atypische Neuroleptika (z. B. Risperdol) wirken auch über das serotonerge System (Strassman 1995; Hermle et al. 1992).

Interessanterweise kommt es zu Induktion psychotoider Phänomene bei den *Sedativa* vor allem im Rahmen von *Entzügen,* d. h. nach chronischem Gebrauch. Die Opiate scheinen psychotoide Symptomatiken *nicht* zu bewirken.

Die Diskussionen um drogeninduzierte Psychosen bzw. „Modellpsychosen" dreht sich bisher meist um die Frage der Zuordnung: Handelt es sich bei drogeninduzierten Psychosen und endogenen Psychosen um die gleiche Krankheit? Vertreten werden folgende Thesen:

Es handele sich bei drogeninduzierten Psychosen um
- die gleiche Erkrankung wie endogene Psychosen, bei unterschiedlicher Ätiologie und Pathogenese,
- spezifische Erkrankungen, die sich nur symptomatisch gleichen,
- Auslösung einer latenten endogenen Psychose durch eine Noxe,
- erhöhtes Risiko der Drogeneinnahme im Rahmen eines präpsychotischen Krankheitsbildes,
- zeitliche Koinzidenz zweier unabhängiger Erkrankungen (z. B. bei erhöhter Vulnerabilität für Drogeneinnahme und Psychosen im gleichen Alter).

So lange jedoch die ätiopathogenetischen Mechanismen beider Erkrankungen nicht verstanden sind, ist es schwer zu entscheiden, inwiefern es sich um gleiche, ähnliche oder um unterschiedliche Mechanismen mit phänotypischer Kopie handelt.

Es besteht ein Zusammenhang und zum Teil Übergänge zwischen akutem Rausch bzw. Intoxikationen, Entzugserscheinungen, Flashbacks, Delirien und Psychosen. Dieser Zusammenhang wird deutlich, wenn man die Psychopathologie der akuten Rauschzustände (Intoxikationszustände) bzw. des Entzugs mit der Psychopathologie der Psychosen vergleicht. Alle Symptome der Psychose finden sich in diesen akuten psychopathologischen Veränderungen wieder. Der Rausch ist eine akute exogene Psychose.

Eine tabellarische Zusammenstellung von Auftreten schizophrenieformer Symptome nach akuter Gabe eines Suchtmittels bzw. im akuten Entzug basiert auf einer Literaturrecherche (u. a. Täschner 1980; Schuckit 1995). Bei weitgehendem Fehlen systematischer Untersuchungen kann diese nur vorläufigen Charakter haben (Tabelle 2). Aufgabe der Übersicht ist es zu verdeutlichen, daß gezielte Erforschung akuter und chronischer Wirkungen psychotroper Substanzen sinnvoll erscheinen kann, nicht nur für das Feld der Suchtforschung, sondern auch für das Verständnis anderer psychiatrischer Erkrankungen einschließlich psychotischer Erkrankungen. Es ergibt sich die Möglichkeit Veränderungen des Verhaltens und Veränderungen des subjektiven Erlebens im Zusammenhang mit definierten neurobiologischen Veränderungen zu messen. Mit anderen Worten, als Hypothese formuliert: Nicht nur die Untersuchung von Modellpsychosen, also Krankheiten, sondern auch die Untersuchung schizophrenieformer Symptome und Krankheitskomponenten können zum Verständnis neurobiologischer Mechanismen der schizophrenen Erkrankungen beitragen.

Bei der Zusammenstellung der Tabelle fiel auf, daß die Beschreibung von Rauschzuständen wie auch teilweise die Beschreibungen von Entzugssymptomatiken nicht in standardisierter psychopathologischer Terminologie erfolgt. Dies ist ein Hinweis, daß diese Phänomene bisher keinen Platz in der Psychopathologie und damit auch in der Psychiatrie gefunden haben.

Unter der Annahme, daß grundlegende Prozesse der Sucht und psychotischer Erkrankungen nicht vollkommen differieren, kann man folgende Vorteile für das Erarbeiten neurophysiologischer Grundlagen am Suchtmodell auflisten:

Tabelle 2. Übersicht über das Auftreten schizophrenieformer Symptome im Rahmen von Suchtmittelkonsum

Substanzen	Halluzination	Paranoia	Denkstörung	IchStörung	Antrieb	Rezeptoren
Kokain	Akut	Akut	Akut	Akut	Akut, Entzug	Dopamin (D$_2$)
Amphetamin	Akut	Akut	Akut	Akut	Akut, Entzug	Dopamin (D$_2$)
Koffein	∅	∅	∅	∅	(Akut)	[Adenosine]
Nikotin	?	∅	∅	∅	(Akut)	Acetylcholin (Nikotinerg)
MDMA	Akut	Akut	Akut	Akut	Akut	Serotonin, Dopamin
PCP	Akut	Akut	Akut	Akut	∅	NMDA und (δ Opoid?)
LSD	Akut	Akut	Akut	Akut	Akut	Serotonin (5-HT$_2$)
Cannabis	Akut	Akut	Akut	Akut	Entzug	Cannabisrezeptoren
Inhalantien	Akut	?	Akut	?	∅	GABA, NMDA, Serotonin, Dopamin, Opoid
Alkohol	Entzug	Chron., Entzug	Entzug	Entzug	Akut, Entzug	GABA, NMDA, Serotonin, Dopamin, Opoid
Benzodiazepine	Entzug	Chron., Entzug	Entzug	Entzug	Akut, Entzug	GABA (GABA$_A$)
Opiate	∅	∅	∅	∅	Akut, Entzug	Opoid (μ)

Akut	Symptome treten akute in Rauschzuständen (Intoxikation) auf
Chronisch	Symptome treten im Rahmen chronischen Konsums auf
Entzug	Symptome treten im Rahmen des Entzugs auf
Halluzination	Wahrnehmungsstörungen und Halluzinationen
Paranoia	Inhaltliche Denkstörungen und paranoides Erleben
Denkstörung	Formale Denkstörungen
Ich-Störung	Depersonalisation/Derealisation
Antrieb	Störungen des Antriebs und der Psychomotorik

- Die psychopathologischen Veränderungen sind kurzdauernd und reversibel, d. h. sie entwickeln sich aus dem Normalzustand und in den Normalzustand.
- Pharmakologisch induzierte psychische Erscheinungen sind experimentell kontrollierbar und manipulierbar (z. B. Möglichkeit der Erstellung von Dose-response-Kurven).
- Im Bereich der Suchtmittelforschung existieren differenzierte und aussagekräftige Tiermodelle, mit parallelen Forschungsansätzen im Humanbereich.

- Es besteht die Möglichkeit „funktioneller" psychopathologischer Abgrenzung (im Gegensatz zu nosologischer Abgrenzung).

Ein besseres Verständnis der Interaktion von Suchtmittelgebrauch und schizophrener Erkrankung erfordert deutliche Fortschritte im Verständnis beider Erkrankungen. Dies bedeutet ein besseres Verständnis nicht nur der biologischen Grundlagen, sondern auch eine bessere Erfassung der Veränderungen im subjektiven Erleben und im Verhalten. Um die Fortschritte der Neurowissenschaften für die Psychiatrie fruchtbar zu machen, erscheint es notwendig die Erfassung der Psychopathologie weiter zu entwickeln. Dies gilt zum einen für die Frage nach der Messung von subjektivem Erleben und Verhalten, zum anderen für die Frage der nosologischen Einordnung von Auffälligkeiten im Bereich von Verhalten und Psyche.

Die Neurowissenschaften spielen für die Psychiatrie, zumal für die biologisch orientierte Psychiatrie, eine immer wesentlichere Rolle. Vorklinische Untersuchungen, vor allem Tierversuche, basieren auf der gleichzeitigen Messung von Verhalten und neurobiologischer Mechanismen. In der Klinik werden psychopathologische Krankheiten mit neurobiologischen Daten korreliert. Dies sind zwei wesentlich unterschiedliche Vorgehensweisen. Nimmt man an, daß die neurowissenschaftlichen Untersuchungen und klinische Untersuchungen in Zukunft enger zusammenarbeiten werden, dann erscheint es notwendig Forschungsparadigmata anzugleichen. Dies ist in der Suchtforschung schon z. T. realisiert, d. h. im klinischen und im vorklinischen Bereich werden Verhaltensmessungen angewandt, die einen direkten Vergleich von klinischen Studien und Tierstudien erlauben. Gleichzeitig erhobene Daten zum subjektiven Erleben und Verhalten erlauben es zudem, die Verhaltensdaten mit Daten des subjektiven Erlebens zu korrelieren. Daraus ergibt sich die Erhebung von Daten auf 3 Ebenen:

- subjektives Erleben   *standardisierte Befragung*
                         (Fragebögen, VAS, etc.),.
- Verhalten   *standardisierte Beobachtung,*
                         „drug discrimination, self administration",
                         lokomotorische Aktivität, Blinkreaktion (PPI) etc.
- Neurobiologie   Neuropharmakologie, Neuroendokrinologie,
                         Elektroenzephalographie, Bildgebende Verfahren etc.

Neben diesen eher akuten Wirkungen werden zur Zeit auch die chronische Wirkungen von Suchtmitteln intensiv untersucht. Es kommt bei repeditiven Stimulationen von Rezeptoren zu Adaptationsvorgängen, die im wesentlichen als Toleranz und Sensitivierung beschrieben werden. Post hat schon vor 20 Jahren auf Parallelen im Ablauf bestimmter Psychosen und in den Veränderungen im Suchtmittelkonsum hingewiesen (Post u. Kopanda 1976). Durch Prozesse, die Ähnlichkeiten mit dem Kindling bzw. der Sensitivierung aufweisen, kann es zu einer Senkung der Auslöseschwelle kommen, die eine Depression bzw. eine psychotische Phase oder einen Schub auslösen, obwohl ähnlich starke Auslöser zuvor nicht gewirkt haben.

6.4 Grundlagenwissenschaftliche Aspekte

In den Untersuchungen der neurobiologischen Mechanismen der Sucht spielt gegenwärtig das dopaminerge mesolimbische System die zentrale Rolle. Bei der Vermittlung der akuten Wirkung sollen dopaminergen Mechanismen von grundlegender Bedeutung sein (Wise 1980) (s. auch Kap. 10 von Rommelspacher in diesem Band). Die Charakterisierung der Dopaminwirkung im Nucleus accumbens, die Interaktion von Nucleus accumbens und Ventralem Tegmentum mit andern Nervenbahnen und Nervenzentren sind Gegenstand intensiver Untersuchungen. Unterschiedliche Suchtmittel mit zunächst verschiedenen Angriffspunkten bewirken alle eine ähnliche Aktivierung der mesolimbischen Bahnen (DiChiari u. Imperato 1988). Die genauen Wirkmechanismen sind allenfalls teilweise verstanden. Während zunächst Theorien der Sucht auf den akuten Wirkungen der Suchtmittel beruhten (z. B. Wise u. Bozarth 1987) sind es aber zunehmend die chronischen Veränderungen nach regelmäßigem Konsum welche von besonderem Interesse sind. Hier sind es zur Zeit besonders die Prozesse der Sensitivierung die intensiv untersucht werden. Sensitivierung beinhaltet die vermehrte Antwort auf den gleichen Stimulus bei wiederholter Darbietung des gleichen Stimulus. Robinson u. Berridge (1993) haben vor kurzem eine „Incentive-sensitisation-Theorie" („Verlockungs-Sensitivierungs-Theorie") der Sucht entwickelt. Die Theorie hat zum Kern die Sensitivierung der „Verlockungs-Betonung" („incentive salience"), d. h. eine Veränderung des Erlebens der Substanzapplikation und der damit assoziierten Stimuli als übermäßig attraktiv und erstrebenswert. Auch diese Theorie basiert auf der Grundannahme, daß Suchtmittel die Ausschüttung von Dopamin im mesolimbischen System vermehren. Die „Verlockungs-Betonung" („incentive salience") soll unabhängig von dem subjektiven Erleben der angenehmen Drogeneffekte und der Entzugseffekte durch anderen neuronale Systeme vermittelt werden.

Der Effekt der Sensitivierung wird auf neuronaler Ebene unter anderem von Grace (1995) durch eine Veränderung der tonischen Dopaminausschüttung erklärt. Es läßt sich unterscheiden zwischen der tonischen (ständige niedrige Basisdopaminausschüttung) und der phasischen Dopaminausschüttung (massive Dopaminausschüttung als Reaktion auf einen spezifischen Reiz, z. B. einer Stimulanziengabe). Durch wiederholte Aktivierung des Systems kommt es zu einer Herabregulierung der tonischen Dopaminausschüttung. Grace sieht in der veränderten tonischen Dopaminausschüttung, welche z. T. von den Dopaminautorezeptoren außerhalb des synaptischen Spalts vermittelt werden, den Grundmechanismus der Sensitivierung. In eigenen Untersuchungen zeigte sich eine erhöhte Suchtvulnerabilität von Rattenstämmen mit einer reduzierten tonischen Dopaminausschüttung, welche eine genetisch höhere Sensitivität darstellen könnte.

Auf Grund der dopaminantagonistischen Wirkung von Neuroleptika wurde die „klassische Dopaminhypothese" der Schizophrenie entwickelt. Man kann bekanntlich vier grundlegende dopaminerge Bahnen unterscheiden. Das tuberoinfundibuläre System wie die chemorezeptive Triggerzone scheinen im

psychotischen Geschehen nicht involviert zu sein. Dem mesolimbischen meso-
kortikalen System wird eine zentrale Bedeutung in der Vermittlung der Wirkung der neuroleptischen Medikation, aber auch der schizophrenieformen
Symptome zugesprochen. Das nigrostriatale System wird vor allem für die
Vermittlung der Nebenwirkungen der neuroleptischen Medikation verantwortlich gemacht (Lidsky 1995). Auch hier spielen chronische Veränderungen und neuronale Plastizität konzeptionell eine zunehmend wichtige Rolle
(Post u. Weiss 1 988).

In einer Übertragung des Sensitivierungsmodells zeigt Grace (1991), daß
ähnliche Effekte möglicherweise die Entwicklung der schizophrenen Erkrankung erklären können. Die Veränderung der tonischen dopaminergen Ausschüttung erfolgt bei dieser Erkrankung nicht durch eine wiederholte
phasische Anreicherung von Dopamin im Nucleus accumbens, sondern durch
eine Dysregulation der glutamatergen Innervation des Nucleus accumbens
aus dem präfrontalen Kortex (Grace 1993). Es gibt gute Hinweise auf eine
Dysregulation der glutamatergen Innervation im präfrontalen Kortex einerseits (Tsai et al. 1995), gute Hinweise auf eine Regulation der tonischen
Dopaminausschüttung im Nucleus accumbens durch glutamaterge Innervation andererseits. In diesem Zusammenhang sei auf die Kreuzsensitivierung
zwischen Streß und stimulierenden Suchtmitteln hingewiesen. Streß führt zu
einer Sensitivierung der Amphetaminantwort, Amphetaminsensitivierung
wiederum führt zu einer Sensitivierung der Streßantwort (Piazza et al. 1990).

Es gibt im wesentlichen 3 Ebenen auf denen neuronale Effekte untersucht
werden. Die zelluläre Ebene ist zur Zeit die vielleicht am intensivsten untersuchte Ebene. Es gibt nur wenige Untersuchung zum suprazellulären Bereich,
als dem Bereich der systemischen Analyse. Von zunehmender Bedeutung ist in
den letzten Jahren jedoch der Bereich der subzellulären Forschung.
Sensitivierungsvorgänge nach regelmäßiger Applikation von Kokain und Opiaten werden zur Zeit intensiv untersucht (Hyman u. Nestler 1993). Die durch die
Sensitivierung bedingte neuronale Plastizität wird hier im Bereich der Rezeptor-Effektor-Koppelung gesucht. Im wesentlichen kommt es zu Veränderungen
des second, third etc. messangers. Die Rezeptor-Effektor-Koppelung besteht aus
einer Kaskade von Peptiden und anderen Substanzen, die Signale aus der Peri-
pherie in den Zellkern vermitteln und dort eine Aktivierung der Transkription
und der Proteinproduktion bedingt. Durch wiederholte Gabe von Substanzen
kommt es zu Veränderungen in diese Kaskade einerseits und zu einer veränderten Stimulationsantwort andererseits. Involviert in diesem Prozeß sind natürlich auch die „immediate early genes" und die nukleären Transmissionsfaktoren.
Die genauen Vorgänge sind zur Zeit nur unzureichend verstanden. Wie die drei
erwähnten Ebenen (suprazellulär, zellulär und subzellulär) wiederum miteinander verzahnt sind, ist bisher kaum untersucht worden.

Nach den oben beschriebenen Zusammenhängen ist es nicht verwunderlich, daß wesentliche Tiermodelle der schizophrenen Erkrankung auf Gabe
von Amphetaminen basieren oder anderen Manipulationen, die das dopaminerge mesolimbische System betreffen, wie z. B. die Gabe von NMDA-Antago-
nisten, Läsionen im Ventralen Tegmentum (VTA) und eng verbundenen

Systemen (Hippocampus oder periventrikulär), aber auch durch Kindling im Bereich des VTA oder der Amygdala. Ein weiteres Modell, das der sozialen Isolation führt auch zu Veränderungen im Bereich des mesolimbischen Systems (Lyon 1991). Bei den schizophrenen Erkrankung basiert wie bei anderen psychiatrischen Erkrankungen ein nicht unwesentlicher Teil der Grundlagenforschung mehr auf der Untersuchung der pharmakologischen Behandlung, als auf einer Untersuchung der Erkrankung selbst. Bei gleicher Symptomatik scheint die Sucht als „pharmakogene", eher verhaltensdefinierte Erkrankung grundlagenforschungsgerechter und kann daher auch als Modell für andere psychiatrische Erkrankungen dienen.

6.5 Zusammenfassung

Wesentliche Schnittstellen von Sucht und Schizophrenie ergeben sich zum einen im Bereich der klinischen Arbeit, zum anderen aber auch im Bereich der Erforschung biologischer Grundlagen dieser beiden Erkrankungen.

Im klinischen Bereich hat sich gezeigt daß Patienten mit Doppeldiagnosen eine besondere therapeutische Herausforderung darstellen. Die Erarbeitung und Umsetzung spezieller Behandlungskonzepte erscheint dringend notwendig. Ein Problem stellt hier ein deutliches Defizit an empirischen Daten zu einer Reihe von Fragen, unter anderem der gegenseitigen pathogenetischen und pathoplastischen Beeinflussung von Sucht und Schizophrenie. Von besonderer Bedeutung sind die suchtmittelinduzierten schizophrenieformen Psychosen, therapeutisch wegen der guten Prognose im Falle von Suchtmittelabstinenz, aus der Sicht der Forschung, weil sie möglicherweise ein Ansatzpunkt zum Verständnis von zugrundeliegenden biologischen Mechanismen bilden. Korreliert man nicht Krankheiten, sondern Symptome bzw. Syndromkomplexe (inhaltliche und formale Denkstörungen, Halluzinationen, Anhedonie etc.) mit biologischen Konkomitanten, dann bietet die Untersuchung des Rausches bzw. der akuten Intoxikationen einen möglichen Ansatzpunkt für weitere Forschungen.

Im Bereich der Grundlagenforschung der Sucht hat es in den letzten Jahren enorme Fortschritte gegeben. Daß dies im Bereich der Schizophrenieforschung vielleicht nicht ganz so ausgeprägt ist, liegt möglicherweise auch an einem Fehlen vergleichbarer Tiermodelle. Tiermodelle der Schizophrenie basieren auf Gabe von Amphetaminen oder anderen Manipulationen des mesolimbischen Systems. Bei beiden Erkrankungen scheint das dopaminerge mesolimbische System eine zentrale Rolle zu spielen. Seit einigen Jahren spielen Untersuchungen langfristiger Adaptationsprozesse in Form der Sensitivierung eine zunehmend bedeutende Rolle. Man erhofft sich nicht nur Erkenntnisse über die Entwicklung der Sucht (Rückfall, „Craving"), sondern über die der Mechanismen, die zur Ausbildung der schizophrenen Erkrankung führen. Wird in der Grundlagenforschung schon vermehrt auf Ergebnisse des Suchtmodells zurückgegriffen, so könnte dies bald auch für die klinische Forschung gelten, zumal wenn die Interaktion von Grundlagenforschung und klinischer Forschung intensiver wird.

Literatur

Allebeck P, Adamsson C, Engstrom A (1993) Cannabis and schizophrenia: A longitudinal study of cases treated in Stockholm County. Acta Psychiatr Scand 88: 21–24

Alterman AI, Erdlen DL, Laporte DJ, Erdlen FR (1982) Effects of illicit drug use in an inpatient psychiatric population. Addicit Behav 7: 231–242

Arndt S, Tyrell G, Flaum M, Andreasen NC (1992) Comorbidity of substance abuse and schizophrenia: the role of premorbid adjustment. Psychol Med 22: 379–388

Beer MD (1996) Psychosis: A history of a concept. Compr Psychiatry 37 (4): 273–291

Bohn MJ, Hersh D (1995) Drugs for the treatment of psychiatric comorbidity in alcoholics: Recent developements. In: Kranzler HR (ed) The pharmacology of alcohol abuse. Springer, Berlin, pp 415–442

Cuffel BJ (1992) Prevalence estimates of substance abuse in schizophrenia and their correlates. J Nerv Ment Dis 180: 589–592

Cuffel BJ, Heithoff KA, Lawson W (1993) Correlates of patterns of substance abuse among patients with schizophrenia. Hosp Community Psychiatry 44: 247–251

Di Chiari G, Imperato A (1988) Drugs abused by humans preferentially increase synaptic dopamine concentration in the mesolimbic system of freely moving rats. Proc Natl Acad Sci USA 85: 5274–5278

Dixon L, Haas G, Weiden P, Sweeney J, Frances (1990) Acute effects of drug abuse in schizophrenic patients: clinical observations and patients´ self-reports. Schizophr Bull 16 (1): 69–79

Drake RE, Wallach MA (1988) Mental patients´ attitudes toward hospitalization: a neglected aspect of hospital tenure. Am J Psychiatry 145: 29–34

Drake RE, Osher FC, Noordsy DL, Hurlbut SC, Teague GB, Beaudett MS (1990) Diagnosis of alcohol use disorders in schizophrenia. Schizophr Bull 16 (1): 57–67

Drake RE, McHugo GJ, Noordsy DL (1993) Treatment of alcoholism among schizophrenic outpatients: 4-year outcomes. Am J Psychiatry 148: 408–414

Freed EX (1975) Alcoholism and schizophrenia: The search for perspectives – a review. J Stud Alcohol 36: 853–881

Glass IB (1989a) Alcoholic hallucinosis: a psychiatric enigma-1. The developement of an idea. Br J Addict 84: 29–41

Glass IB (1989b) Alcoholic hallucinosis: a psychiatric enigma-1. Follow-up studies. Br J Addict 84: 151–164

Grace AA (1991) Phasic versus tonic dopamine release and the modulation of dopamine system responsivity: a hypothesis for the etiology of schizophrenia. Neuroscience 41: 1–24

Grace AA (1993) Cortical regulation of subcortical dopaminesystems and its possible relevance to schizophrenia. J Neural Transm 91: 111–134

Grace AA (1995) The tonic/phasic model of dopamine system regulation: its relevance for understanding how stimulant abuse can alter basal ganglia function. Drug Alcohol Dep 37: 111–129

Hambrecht M, Häfner H (1996) Führen Alkohol- oder Drogenmißbrauch zu Schizophrener Erkrankung? Nervenarzt 67: 36–45

Hermle L, Spitzer M, Bochardt E, Gouzoulis E (1992) Beziehungen der Modell- bzw. Drogenpsychosen zu schizophrenen Erkrankungen. Fortschr Neurol Psychiatr 60: 383–392

Hyman SE, Nestler EJ (1993) The molecular foundations of psychiatry. American Psychiatric Press, Washington DC

Javitt DC, Zukin SR (1991) Recent advances in the phencyclidine model of schizophrenia. Am J Psychiatry 148: 1301–1308

Kendler KS (1985) A twin study of individuals with both schizophrenia and alcoholism. Br J Psychiatry 147: 48–53

Khantzian EJ (1985) The self-medication hypothesis of addictive disorders: Focus on cocaine and heroin dependence. Am J Psychiatry 142: 1259–1264

Kringlen E (1994) Is the concept of schizophrenia useful from an aetiological point of view? A selective review of findings and paradoxes. Acta Psychiatr Scand 90: 17–25

Lidsky TI (1995) Reevaluation of the mesolimbic hypothesis of antipsychotic drug action. Schizophr Bull 21 (1): 67–74

Lieberman JA, Kinon BJ, Loebel AD (1990) Dopaminergic mechanisms in idiopathic and drug-induced psychoses. Schizophr Bull 16 (1): 97–110

Lyon M (1991) Animal models in mania and schizophrenia. In: Willner P (ed) Behavioral models in psychopharmacology: Theoretical, industrial and clinical perspectives. Cambrigde University Press, Cambridge

Monti MR, Stanghellini G (1996) Psychopathology: An edgeless razor? Compr Psychiatry 37 (3): 196–204

Mueser KT, Yarnold PR, Levinson DF, Singh H, Bellack AS, Kee K, Morrison RL, Yadalam KG (1990) Prevalence of substance abuse in schizophrenia: Demographic and clinical correlates. Schizophr Bull 16 (1): 31–56

Mueser KT, Nishith P, Tracy JI, DeGirolamo J, Molinaro M. (1995) Expectations and motives for substance use in schizophrenia. Schizophr Bull 21 (3): 367–378

Noordsy DL, Drake RE, Teague GB (1991) Subjective experiences related to alcohol use among schizophrenics. J Nerv Ment Dis 179: 410–414

Noordsy DL, Drake RE, Briesanz BA, McHugo GJ (1994) Family history of alcoholism in schizophrenicia. J Nerv Ment Dis 182: 651–655

Pearlson GD (1981) Psychiatric and medical syndromes associated with phencyclidine (PCP) abuse. Johns Hopkins Med J 148: 25–38

Piazza PV, Demiere JM, Le Moal M, Simon H (1990) Stress and pharmacologically induced behavioral sensitization increases vulnerability to acquisition of amphetamine self-administration. Brain Res 514: 22–26

Poole R, Brabbins C (1996) Drug induced psychosis. Br J Psychiatry 168: 135–138

Post RM, Kopanda RT (1976) Cocaine, kindling, and psychosis. Am J Psychiatry 133 (6): 627–634

Post RM, Weiss SRB (1988) Sensitization and Kindling: Implications for the evolution of psychiatric symptomatology. In: Kalivas PW, Barnes CD (eds) Sensitization in the nervous system. Telford Press, Boston

Pulver AE, Wolyniec PS, Wagner MG, Moorman CC, Mcgrath JA (1989) An epidemiologic investigation of alcohol-dependent schizophrenics. Acta Psychiatr Scand 79: 603–612

Regier DA, Farmer ME, Rae DS, Locke BZ, Keith SJ, Judd LL, Goodwin FK (1990) Comorbidity of mental disorders with alcohol and other drug abuse: Results from the epidemiological catchment area (ECA) Study. JAMA 264 (19): 2511–2518

Robins LN, Regier DA (1990) Psychiatric disorders in America. Free Press, New York

Robinson TE, Berridge TI (1993) The neural basis of drug craving: an incentive-sensitization theory of addiction. Brain Res Brain Res Rev 18 (3): 247–291

Satel SL, Edell SE (1991) Cocaine induced paranoia and psychosis proneness. Am J Psychiatry 148: 1708–1711

Sato M (1992) A lasting vulnerability to psychosis in patients with previous methamphetamine psychosis. Ann NY Acad Sci 654: 160–170

Schneier FR, Siris SG (1987) A review of psychoactive use and abuse in schizophrenia: Patterns of drug choice. J Nerv Ment Dis 175: 641–652

Schuckit MA (1995) Drug and alcohol abuse. Plenum Mediacal Book Company, New York

Schwoon DK, Krausz M (Hrsg) (1992) Psychose und Sucht: Krankheitsmodelle, Verbreitung, therapeutische Ansätze. Lambertus, Freiburg

Sellman D (1994) Alcoholism: developement of the diagnostic concept. Aust N Z J Psychiatry 28: 205–211

Sherer MA, Kumor KM, Cone EJ, Jaffe JH (1988) Suspiciousness induced by four-hour intravenous infusions of cocaine. Preliminary findings. Arch Gen Psychiatry 45 (7): 673–677

Siris SG (1990) Pharmacological treatment of substance-abusing schizophrenic patients. Schizophr Bull 16 (1): 111–122

Soni SD, Brownlee M (1991) Alcohol abuse on chronic schizophrenics: Implications for management in the community. Acta Psychiatr Scand 84: 272–284

Soyka M (1994a) Sucht und Schizophrene Erkrankung, 1. Alkoholismus und Schizophrene Erkrankung. Fortschr Neurol Psychiatr 62: 71–87

Soyka M (1994b) Sucht und Schizophrene Erkrankung, 2. Drogenabhängigkeit und Schizophrene Erkrankung. Fortschr Neurol Psychiatr 62: 186–196

Soyka M (1994c) Alcohol and drug abuse as risk factor for delinquency and violent behavior in schizophrenic patients – how strong is the evidence. J Clin For Med 1: 3–7

Soyka (1995) Die Alkoholkrankheit – Diagnose und Therapie. Chapman & Hall, London

Soyka M (1996a) Dual diagnosis in patients with schizophrenia. CNS Drugs 6: 414–425

Soyka M (1996b) Die Alkoholhalluzinose: Klinik, Pathophysiologie und Therapie. Nervenarzt 67: 891–895

Soyka M, Albus M, Kathmann N, Finelli A, Hofstetter S, Holzbach R, Immler B, Sand P (1993) Prevalence of alcohol and drug abuse in schizophrenic inpatients. Eu Arch Psychiatry Clin Neurosci 242: 362–372

Soyka M, Hollweg M, Preuss, Schütz C (1996c) Anti-Craving-Substanzen im klinischen Test. Nervenheilkunde 15: 473–478

Strassman (1995) Hallucinogenic drugs in psychiatric research and treatment: Perspectives and prospects. J Nerv Ment Dis 183: 127–138

Täschner KL (1980) Rausch und Psychose: Psychopathologische Untersuchungen an Drogenkonsumenten. Kohlhammer, Stuttgart

Test MA, Wallisch LS, Allness DJ, Ripp K (1989) Substance use in young adults with schizophrenic disorders. Schizophr Bull 15: 465–476

Treffert DA (1979) Marijuana use in schizophrenia: a clear hazard. Am J Psychiatry 135: 1213–1215

Tsai GC, Passani LA, Slusher BS, Carter R, Baer L, Kleinman JE, Coyle JT (1995) Abnormal Excitatory Neurotransmitter Metabolism in Schizophrenic Brains. Arch Gen Psychiatry 52: 829–836

Tsuang MT, Simpson JC, Kronfol Z (1982) Subtypes of drug use with psychosis: Demographic characteristics, clinical features and family history. Arch Gen Psychiatry 39: 146–149

Vollenweider FX (1992) Die Anwendung von Psychomimetika in der Schizophrenieforschung unter besonderer Berücksichtigung der Ketamin/PCP-ModellPsychose. Sucht 38 (6): 398–409

Winston M, Turner WM, Tsuang MT (1990) Impact of substance abuse on the course and outcome of schizophrenia. Schizophr Bull 16 (1): 87–95

Wise RA (1980) The dopamine synapse and the notion of „pleasure centers" in the brain. Trends Neurosci 3: 91–95

Wise RA, Bozarth MA (1987) A psychostimulant theory of addiction. Psychol Review 94: 469–492

Zisook S, Heaton R, Moranville J, Kuck J, Jernigan T, Braff D (1992) Past substance abuse and clinical course of schizophrenia. Am J Psychiatry 149: 552–553

Diskussion zu Vortrag 6

Von Priv.-Doz. Dr. C. Schütz

K.-L. Täschner
Wir haben die Psychopathologie von Psychosen bei etwa 230 Drogenkonsumenten untersucht, bei denen zugleich eine Schizophrenie bestand.
Dabei zeigte sich, daß Haschisch bei remittierten Schizophrenen die Psychose offenbar immer wieder anstößt. Beim Konsum von Haschisch scheint also
ein psychogener Faktor eine Rolle zu spielen. Wahrscheinlich ist das auch bei
anderen vergleichbaren Drogen der Fall.

Noch ein Wort zu der Frage: Was kommt zuerst, die Psychose oder der
Drogenkonsum? Nach unseren Erfahrungen besteht in etwa 60 % der Fälle
zunächst ein Drogenkonsum, und erst danach tritt die Psychose auf. Das deutet
darauf hin, daß der Konsum von Rauschdrogen offenbar Psychosen in Gang
setzen kann.

Daß der Konsum von Heroin in der Tat kaum zu Psychosen führt, ist ein
bemerkenswerter Befund, den wir bestätigen können. Schon Schrappe hat
darauf aufmerksam gemacht, daß Schizophrene kaum jemals süchtig werden.
Er sprach in diesem Zusammenhang von der Toxikomanophobie der Schizophrenen, konnte jedoch keine befriedigende Erklärung dafür geben. Auch
heute sind wir dazu nicht in der Lage, sondern können dieses Phänomen im
Grunde nur zur Kenntnis nehmen.

H. Rommelspacher
Bei alkoholpräferierenden Ratten ist die basale Dopaminausschüttung im
Nucleus accumbens, also im mesolimbischen System, vermindert. Die
Stimulierbarkeit durch Alkohol ist aber deutlich erhöht, d. h., Alkohol führt
bei diesen Tieren wesentlich leichter zur Ausschüttung von Dopamin. Folgt
man der Defizithypothese, daß beim Alkoholismus die Basalaktivität des
mesolimbischen Systems vermindert ist, dann sollte Alkohol in dieser Situation eine besonders ausgeprägte Wirkung haben. Daher prüft man bei reduzierter Dopaminausschüttung, ob das System auf Alkohol besser anspricht.
Es fragt sich, ob solche Tiermodelle aus der Alkoholismusforschung auch als
Schizophreniemodelle geeignet sind.

C. Schütz
Fischer-Ratten wurden wegen ihrer erhöhten Aktivität als Modell für hyperkinetische Kinder benutzt. Für die Schizophrenie ist mir das allerdings nicht
bekannt.

G. Ritzel

Was ist über Nikotin als Droge bei Schizophrenen bekannt? Möglicherweise besteht ja hier ein Zusammenhang, denn erfahrungsgemäß sind schizophrene Patienten häufig starke Raucher. Die Psychopathologie bei Rauchern ist zwar relativ unauffällig, die Folgekrankheiten sind es aber keineswegs. Diese Frage ist daher vielleicht nicht so unwichtig.

C. Schütz

Zu dieser Fragestellung sind mir keine speziellen Studien bekannt. Es gibt allerdings Untersuchungen, die einen Zusammenhang zwischen Depression und Rauchen aufzeigen.

J. Böning

Nikotin soll bei Parkinson- und Alzheimerkranken sogar einen protektiven Effekt haben. Das ist auch theoretisch begründet worden. Möglicherweise können sich Schizophrene mit Nikotin gegen die Anhedonie stimulieren.

Nach den Ergebnissen der Mannheimer Studie nimmt offenbar ein Teil der schizophrenen Patienten bereits im Prodromalstadium der Schizophrenie Drogen. Berücksichtigt man die molekularen Ansatzpunkte von Drogen und Alkohol und die pathophysiologischen Mechanismen, die bei Schizophrenie diskutiert werden, dann erscheint es durchaus denkbar, daß Drogenkonsum einen modulierenden oder induzierenden Einfluß auf die Entwicklung der Erkrankung haben könnte.

C. Schütz

Denkbar ist es schon, nur der Beweis gestaltet sich problematisch. Wir haben zur Zeit nur zwei Differenzierungsmöglichkeiten: zum einen anhand psychopathologischer Kriterien und zum anderen durch die zeitliche Auflösung epidemiologischer Studien. Die Psychopathologie ist in diesem Fall offenbar kein geeignetes Werkzeug. Auch die epidemiologischen Daten sind schwierig zu interpretieren, weil die Latenzphasen die zeitliche Auflösung verschlechtern.

W. Maier

Eine Frage zu dem vorgestellten Sensitivierungsmodell: Soweit mir bekannt ist, kommt der Effekt von Kokain und Amphetamin über die Besetzung des Dopamintransporters zustande. Dadurch wird die Rückaufnahme von Dopamin blockiert, und es kommt zu einer Anreicherung von Dopamin im synaptischen Spalt. Dem Anstieg der Dopaminkonzentration liegt also keine gesteigerte Dopaminausschüttung zustande, sondern eine Blockade seiner Wiederaufnahme.

C. Schütz

Das ist absolut korrekt. Amphetamine wirken als Wiederaufnahmehemmer au der äußeren Membran und an den inneren Vesikeln. Im Gegensatz dazu hemmt Kokain die Wiederaufnahme von Dopamin nur an der äußeren Membran, nicht aber an den inneren Vesikeln. Dieses Modell versucht im Wesentlichen aufzuzeigen, daß die Sensitivierung über eine Veränderung der tonischen Phase der Dopaminausschüttung vermittelt wird.

L. G. Schmidt

Welcher Mechanismus tatsächlich hinter der Sensitivierung steht, Herr Maier, ist bisher noch nicht ganz klar. Es ist durchaus möglich, daß es sich nicht nur um einen Angriff am Dopamintransporter handelt, sondern daß die gesamte Kaskade bis hin zur genomischen Regulierung verändert ist.

7 Psychotherapie der Alkoholabhängigkeit

K. Mann, P. Czisch und G. Mundle

Das therapeutische Vorgehen bei der Behandlung Alkoholabhängiger läßt sich in die Schritte Frühintervention, Entgiftung, Entwöhnung sowie ambulante Nachbetreuung und Selbsthilfe unterteilen. Beim Vorliegen einer Alkoholabhängigkeit erfolgt eine Frühintervention mit dem Ziel der Abstinenzmotivation. Die Entgiftung erfolgt in der Regel in den medizinischen Abteilungen der Allgemeinkrankenhäuser oder in psychiatrischen Kliniken. Die Entwöhnungsbehandlung schließt möglichst eng an die Entgiftung an. Eine Metaanalyse zahlreicher Behandlungsmodalitäten zeigte, daß es keine für alle Patienten anwendbare, überlegene Psycho-Therapieform gibt. Der erste Schritt in der psychotherapeutischen Behandlung muß in der Herstellung eines tragfähigen „Arbeitsbündnisses" zwischen Arzt und Patient bestehen. Therapeutenvariablen (z. B. Grad der Empathie) haben einen bislang weit unterschätzten Einfluß auf den Therapieerfolg. Ambulante und stationäre Therapie scheinen bei unausgewählten Patientenkollektiven vergleichbar effizient zu sein. Für besonders schwere Verläufe sollten stationäre Behandlungsmöglichkeiten aber unbedingt erhalten bleiben. Nach Abschluß der eigentlichen Therapie haben Patienten, die von Fachambulanzen oder Beratungsstellen ambulant über längere Zeit weiter betreut werden, eine deutlich verbesserte Prognose. Wie das Tübinger Behandlungsmodell gezeigt hat, scheint für eine bestimmte Gruppe von Alkoholikern eine kürzere Therapie mit einer Kombination unterschiedlicher Therapieelemente eine sinnvolle Ergänzung zum traditionellen Vorgehen einer Halbjahreskur zu sein.

7.1 Einleitung

In Lintorf bei Düsseldorf wurde 1851 die erste stationäre Einrichtung für Alkoholabhängige in Europa eröffnet. Geleitet wurde sie vom Dorfpfarrer. Nachdem er zunächst ganz im Sinne des „moral treatment" auf Besserung durch Vorbildfunktion und Vermittlung religiöser und ethischer Wertvorstellungen gesetzt hatte, stellte Pfarrer Hirsch dreißig Jahre später rückblickend fest, daß

Mit Unterstützung des Bundesministeriums für Bildung, Forschung und Technologie (BMBF 01 EB 4122)

zwei Bedingungen für den Erfolg der Behandlung entscheidend waren: ein
klares Abstinenzgebot mit Kontrollen und Sanktionen und eine Selektion von
Patienten.

Seither hat die Behandlung von Alkoholabhängigen eine stürmische Entwicklung erlebt. Die grobe Einteilung in somatisch orientierte Entgiftung und
psychotherapeutisch geführte Entwöhnung ist abgelöst worden durch ein
Phasenmodell in welchem spezifische Interventionen an den aktuellen Be-
dürfnissen des Patienten ausgerichtet werden. Sie umfaßen Frühinterven-
tionen, qualifizierte Entzugsmaßnahmen, stationäre oder ambulante Psychotherapie zur Festigung des Abstinenzwunsches und Strategien zur Rückfall-
bewältigung. Psychotherapie wird in allen Phasen der Entgiftung eingesetzt.
Umgekehrt können auch somatotherapeutische Interventionen in den früher
nahezu ausschließlich der Psychotherapie vorbehaltenen Entwöhnungsphasen
sinnvoll sein, wie die jüngsten Studien zur pharmakologisch gestützten
Rückfallverhütung zeigen (Sass et al. 1996; s. auch Kap. 8 von Soyka u. Kap. 9
von Gastpar u. Banger in diesem Band). Die folgenden Überlegungen orien-
tieren sich an dem skizzierten modernen Verständnis von Psychotherapie und
erweitern somit die häufig rein auf therapeutische Schulen eingeengte Be-
trachtung von Psychotherapie bei der Alkoholentwöhnung.

7.2 Motivation und Änderungsbereitschaft

Die Behandlung des Alkoholgefährdeten oder Alkoholabhängigen muß je nach
dem erreichten Krankheitsstadium individuell geplant werden. Von ausschlaggebender Bedeutung ist dabei die jeweilige Motivation des Betroffenen. Seine
Gründe Alkohol zu trinken hängen u. a. von Erwartungen ab (z. B. nach Entspannung). Alkohol soll je nach Dosis beruhigen, stimulieren, enthemmen, aber
auch zu sozialer Anerkennung führen. Aufgabe der Behandlung ist es, die Motivation zum Trinken abzubauen zugunsten einer Motivation zur Abstinenz.
Krankheitseinsicht, Bereitschaft zur Veränderung, innere Einstellung zur Ursache der Erkrankung spielen dabei ebenso eine Rolle wie spezifische Abwehr-
mechanismen, das Ausmaß an sozialer Unterstützung oder Angst vor Sanktionen (Verlust von Partnern, Führerscheinentzug, Arbeitsplatzverlust; Veltrup
1993). Früher wurde Motivation eher als eine Persönlichkeitseigenschaft gesehen im Sinne eines lang anhaltenden Persönlichkeitszuges („trait"). Dieses
statische Trait-Modell wurde jedoch vielfach als wenig hilfreich kritisiert. In
jüngerer Zeit rückte daher das dynamische Konzept von Motivation als einem
veränderbaren Zustand der Person („state") in den Vordergrund.

Dabei hat sich ein Modell bewährt, das die aktuelle Veränderungsbereitschaft des Betroffenen einer von vier Phasen zuordnet (Prochaska u.
DiClemente 1986). Es gilt prinzipiell für alle Abhängigkeiten und läßt sich in
allen Therapieabschnitten (Frühintervention, Entgiftung, Entwöhnung) verwenden. Voraussetzung für die Anwendung des Modells ist es, daß die Patienten zu kognitiven Leistungen der Problemwahrnehmung, Entscheidungs-
findung und zur Handlungsorganisation fähig sind.

Die identifizierten Phasen der Veränderungsbereitschaft sind:
- Vorbesinnung,
- Besinnung,
- Vorbereitung,
- Handlungsbereitschaft,
- Aufrechterhaltung.

Diese Phasen können über längere Zeiträume (bis hin zu mehreren Jahren) andauern und unterliegen potentiell zu jedem Zeitpunkt der Möglichkeit zum Rückfall in die Vorbesserungsphase bzw. des Übergangs in die nächste Phase. Erklärbar ist dies durch eine ambivalente motivationale Grundhaltung zwischen Behandlungsbereitschaft und Rückfall.

7.3 Frühinterventionen

Bei der Diagnose „schädlicher Gebrauch" ist eine „Minimalintervention" angezeigt. Sie kann in einem ärztlichen Gespräch bestehen, in dem auf die bereits vorliegenden Warnsymptome hingewiesen wird. Bereits dieser einfache ärztliche Rat (evtl. unter Hinzuziehung von Angehörigen) kann zu signifikanten Verringerungen der Trinkmengen und damit zu einer Reduktion des Risikos für die Entwicklung einer Abhängigkeit führen.

Beim Vorliegen einer Alkoholabhängigkeit erfolgt eine Frühintervention in Form eines aufklärenden und konfrontierenden Gespräches in dem Punkt für Punkt die im Kapitel 4 „Diagnostik" (von Schmidt in diesem Band) aufgeführten Diagnosekriterien und Laboruntersuchungen besprochen werden. Ziel ist die Abstinenzmotivation. Folgende Faktoren haben sich als besonders wichtig und hilfreich beim Motivationsprozeß herausgestellt:
- die Rückmeldung schon eingetretener negativer Folgen des Alkoholkonsums,
- eine eingehende Beratung zu Zielen und Vorgehensweisen,
- Aufzeigen möglicher Therapieformen,
- Empathie,
- Zuversicht ausdrücken und aufkeimende Hoffnung unterstützen.

In diesem Motivationsprozeß ist die Einbeziehung der Angehörigen sehr wichtig, da hier bereits von vielen Abhängigen ein charakteristisches Abwehrverhalten mit Bagatellisierungstendenzen gezeigt wird. Weitere mögliche Maßnahmen sind die Überweisung in eine Fachambulanz oder Suchtberatungsstelle.

7.4 Entgiftung

Sie erfolgt in den medizinischen Abteilungen der Allgemeinkrankenhäuser oder in psychiatrischen Kliniken, die seit einigen Jahren fast ausnahmslos über

spezialisierte Suchtbereiche verfügen. Die Spezialisierung der Entgiftungs-
behandlung hat zu enormen Fortschritten geführt.

Der rein körperliche Entzug von Alkoholkranken ohne Motivationsarbeit
weist hohe Rückfallraten auf und mündet nur in wenigen Fällen in eine weiterführende Entwöhnungsbehandlung. Angesichts der Häufigkeit der Alkoholabhängigkeit (5 % der erwachsenen Männer der BRD, s. Kap. 1 von Fichter in
diesem Band), und der guten Therapieergebnisse nach Antritt einer Entwöhnung, müssen die Entzugsbehandlungen dringend verbessert werden. Ziel
eines „qualifizierten Entzugs" ist die Motivation des Patienten und seine Vermittlung in die individuell notwendige nächste Behandlungsstufe.

Bei der qualifizierten Entzugsbehandlung (Mann et al. 1995) findet in der
Regel keine Patientenselektion statt. Entsprechend breit ist das Spektrum der
Hilfesuchenden, was bei der Gestaltung der einzelnen Therapiebausteine zu
berücksichtigen ist. Die Entzugsstation sollte in die regionale Versorgung
integriert sein.

Erstes Ziel der Behandlung ist die körperliche Entgiftung. Gravierende
vegetative Entzugserscheinungen werden medikamentös (z. B. mit Clome-
thiazol) behandelt. Es ist sinnvoll den Patienten neben dem Stationsarzt eine
Bezugsperson aus dem Pflegeteam zuzuordnen. Die Motivationsarbeit kann
aufgeteilt werden in gruppentherapeutische Programme mit unterschiedlicher
Akzentsetzung: Informationsvermittlung, Verhaltensdiagnostik, kognitive
Umstrukturierung und Ansätze zur Rückfallprävention. Daneben hat sich auch
der Einsatz von Selbsthilfeliteratur als motivationsfördernd erwiesen.

Katamnestische Untersuchungen sprechen für die Wirksamkeit solcher Programme (Mann et al. 1995; Stetter u. Mann, im Druck). Nahezu 50 % aller Patienten hatten sechs Monate später tatsächlich eine weiterführende Behandlung
angetreten. Der Einwand, ein derart außengesteuertes konfrontatives Motiva-
tionskonzept könne nicht zu stabilen Erfolgen führen, kann entkräftet werden,
da nur wenige der vermittelten Patienten innerhalb der ersten zwei Wochen
die angetretene Entwöhnungsbehandlung abbrachen, ein Prozentsatz, der im
Rahmen anderer Studien liegt (Küfner u. Feuerlein 1989). Inzwischen liegen
auch wissenschaftliche Evaluationen von anderen Entzugsmodellen vor. Sie beruhen auf ähnlichen Grundprinzipien der Motivationsförderung und sind auch
in der praktischen Durchführung vergleichbar (z. B. Veltrup et al. 1995).

7.5 Entwöhnung

7.5.1 Rahmenbedingungen

Die Entwöhnungsbehandlung schließt möglichst eng an die Entgiftung an.
Wichtigstes therapeutisches Ziel ist die Festigung des Abstinenzwunsches. Zu
diesem Zweck hat sich ein breites Spektrum von psycho- und soziothera-
peutischen Maßnahmen bewährt (s. unten).

Dominierten nach dem 2. Weltkrieg die sogenannten „Kuren" von 6 Monaten und länger, kam es in den letzten Jahren zu einer allmählichen Ver-

kürzung der stationären Behandlungszeiten. Dies wurde durch positive Ergebnisse in Modelleinrichtungen gefördert und steht in Einklang mit internationalen Erfahrungen. Heute ist man zu einer individualisierten Festsetzung der Therapiedauer gekommen. Je nach dem Stadium der Erkrankung und den persönlichen und sozialen Ressourcen eines Patienten wird entweder eine ambulante, eine teilstationäre, eine stationäre Kurzzeit- (4–6 Wochen) oder eine stationäre mittelfristige Behandlung (2–4 Monate) vorgeschlagen. Die Behandlung von 6 Monaten wird ihre Bedeutung behalten, insbesondere für Patienten mit schlechter Prognose und geringer sozialer Unterstützung.

7.5.2 Psychotherapie während der Entwöhnung

Die Psychotherapie von Suchtkranken in der Entwöhnungssituation greift auf die bekannten Verfahren der allgemeinen Psychotherapie zurück. In ihr gelten die gleichen grundlegenden Wirkfaktoren, wie sie auch für die allgemeine Psychotherapie beschrieben wurden (Grawe 1995):
- Problemaktualisierung,
- motivationale Klärung,
- Ressourcenaktivierung,
- aktive Hilfe zur Problembewältigung.

Aus psychoanalytischer Sicht unterscheidet Meyer (1990) folgende allgemeine Wirkfaktoren:
- „Mobilisierung von Hoffnung,
- Anwendung einer Theorie, wie Heilung erzielt werden kann,
- das Angebot einer Helferbeziehung,
- eine Klärung oder Neudefinition von Problemen,
- die Suche nach konstruktiveren Problemlösungsmöglichkeiten".

In der Behandlung von Suchtkranken gibt es trotz aller Gemeinsamkeiten mit der Psychotherapie anderer psychischer Störungen einige Besonderheiten, die die psychotherapeutische Vorgehensweise modifizieren.
- Abstinenz ist überragendes Ziel der Behandlung und zugleich – kurzfristig – Voraussetzung der traditionellen Psychotherapie von Abhängigen.
- Die Psychotherapie des Alkoholkranken zielt auf ein Annäherungsverhalten (die Einnahme eines Suchtmittels). Im Gegensatz hierzu steht in der Psychotherapie anderer Störungen häufig die Veränderung eines Vermeidungsverhaltens (z. B. Angst) im Vordergrund. Kann im letzteren Fall eine gestufte Erfolgshierarchie verfolgt werden, muß bei Abhängigen sofort eine umfassende Verhaltensänderung erzielt werden, die es dann zu stabilisieren gilt.
- Die Tradition der Selbsthilfebewegungen hat für die Psychotherapie von Abhängigen einen besonderen Stellenwert. Auch hier unterscheidet sie sich von der Behandlung anderer psychischer Störungen.

Aus diesen prinzipiellen Unterschieden folgen auch Modifikationen in der praktischen Durchführung der Behandlung. So besteht der erste und wesentliche Schritt darin, in kurzer Zeit ein tragfähiges Arbeitsbündnis herzustellen und die Voraussetzung für eine Entwöhnungsbehandlung in Form der Abstinenz sicherzustellen. Auch im weiteren Verlauf der Therapie liegt eine Besonderheit in der permanenten Gefährdung durch Rückfall. Auch wenn dieser nicht naturgesetzhaft zum Abbruch der Behandlung führen muß, wird diese Gefahr mit jedem weiteren Trinktag größer. Sowohl für die Initiierung wie auch für die eigentliche Durchführung der Psychotherapie von Abhängigen hat sich ein Bündel verschiedener, aufeinander abgestimmter Vorgehensweisen bewährt, das die oben genannten Besonderheiten berücksichtigt und der ausschließlichen Orientierung an einer psychotherapeutischen Schule überlegen ist. Der genannte Methodenpluralismus gewinnt so den Charakter einer gerade für Suchtkranke spezifischen Behandlungsweise.

7.5.3 Vergleich verschiedener Behandlungsmodalitäten

Trotz der soeben beschriebenen Sonderstellung der Psychotherapie von Abhängigen soll im folgenden eine Übersicht über den derzeitigen Kenntnisstand zur differentiellen Wirksamkeit einzelner Therapiemethoden gegeben werden. Nach einer umfassenden Zusammenstellung durch das Institute of Medicine (1990) gilt folgendes:

1. Aversionsverfahren: Sie basieren auf dem Prinzip der Dekonditionierung. Positive Assoziationen mit Alkohol werden durch aversive Stimuli ersetzt. Alkohol wird dabei mit unangenehmen Erfahrungen oder Bildern assoziiert. Ziel ist es, den Wunsch nach Alkohol zu verlieren und Trinken zu vermeiden. Hierzu wurden verschiedene Verfahren verwandt. Elektrische Stimuli wurden aus ethischen Gründen fallengelassen. Pharmakologische Aversionen lösen Übelkeit und Erbrechen aus. Die genannten Verfahren wurden in einigen unkontrollierten Studien als positiv bewertet. Allerdings fand sich in kontrollierten Untersuchungen nur wenig Unterstützung für diese frühen Ergebnisse.
2. Verdeckte Konditionierung: Dieses Verfahren ist eine Alternative zu den oben beschriebenen Aversionstherapien. Sie hat ebenfalls aversive Dekonditionierungen zum Ziel, verwendet dabei jedoch hauptsächlich Imaginationen. Medikamente und elektrische Reize sind somit überflüssig. Die Stärke der Konditionierung ist mit dem Behandlungseffekt korreliert.
3. Tiefenpsychologisch orientierte Psychotherapie: Fast alle Studien zur Beurteilung dieser Therapieform kommen aus den USA. In den frühen Studien um 1980 konnten keine klaren Erfolge nachgewiesen werden. Im Gegenteil hatte die einsichtsorientierte Behandlung bei Patienten mit niedrigem Selbstwertgefühl ausgesprochen negative Ergebnisse. (Zur Kritik dieser Aussage s. unten).
4. Kognitive Verfahren: Auch hier zeigte sich eine leichte Überlegenheit über die Kontrollbedingungen.

5. Selbstkontrolltechniken: Zwei Studien mit positiven Effekten stehen vier negative Studien entgegen.
6. Multimodale Behandlungsstrategien: Hier werden Informationsvermittlung (psychoedukatives Training) kombiniert mit dem Training sozialer Fertigkeiten und allgemeinen supportiven Maßnahmen. Häufig werden auch kognitive Restrukturierungsmaßnahmen hinzugenommen. Insgesamt überwiegen für diesen Ansatz die positiven Studien. Die Hinzunahme von Entspannungsverfahren wird als positiv beschrieben.
7. Rückfallverhütungsprogramme: Sie beruhen auf einer Konzeption von Marlatt u. Gordon (1985). Danach ist Rückfall nicht als ein plötzlich auftretendes Ereignis zu sehen, sondern eher als ein Entwicklungsprozeß. Zu ihm gehört eine Abfolge von kognitiven und verhaltenswirksamen Ereignissen, die schließlich zum Rückfall führen. Hieraus folgt, daß geeignete Maßnahmen die Wahrscheinlichkeit eines Rückfalles reduzieren können, sofern sie rechtzeitig und gezielt eingesetzt werden. Trotz der theoretischen Brillanz des Modelles gilt ebenso wie für die meisten der zuvor beschriebenen Therapiemodalitäten, daß einigen positiven Studien eine mindestens ebenso große Anzahl von Studien entgegenstehen, die keinen spezifischen Effekt der Rückfallprävention nachweisen konnten.

Nimmt man eine neuere Metaanalyse, die die derzeit verfügbaren, einem bestimmten methodischen Standard entsprechenden Studien umfaßt, so finden sich rund 30 experimentelle und 20 nichtexperimentelle Studien (Süß 1995). Rund 58 % aller Behandlungsgruppen dieser Studien wurden mit einer multidimensionalen Standardtherapie behandelt. 22 % der Gruppen erhielten eine verhaltenstherapeutische Behandlung, vier Gruppen wurden mit Paar- bzw. Familientherapie behandelt. Zusätzlich fanden sich acht Gruppen, die eine medikamentöse Therapie mit Disulfiram erhielten. Auch die verhaltenstherapeutisch behandelten Gruppen wurden, genauso die Gruppen mit Paar- und Familientherapie, jeweils durch zusätzliche Elemente aus der Standardtherapie ergänzt, so daß auch in diesen beiden Bereichen von einer eklektischen Breitbandtherapie gesprochen werden könnte.

Die Prüfung der differentiellen Wirksamkeit ergibt leichte Vorteile für die verhaltenstherapeutischen Behandlungen, die im Vergleich zur Standardmethode (der auch die Familien- und Paartherapien zugerechnet wurden) jedoch statistisch nicht signifikant war. Verglichen mit den Minimalinterventionen und der Disulfiramtherapie zeigten beide Behandlungsformen Unterschiede, die für den Bereich der Verhaltenstherapie auch statistisch gegen den Zufall abgesichert werden konnten. Bei diesen Ergebnissen muß jedoch kritisch eingewandt werden, daß die größte deutsche Studie nicht berücksichtigt wurde. Sie untersuchte die Wirksamkeit der Standardmethode mit tiefenpsychologischer Ausrichtung und kam zu bemerkenswerten Therapieergebnissen (Küfner u. Feuerlein 1989). Erfolgreiche Behandlungseinrichtungen zeichnen sich durch folgende Charakteristika aus (wir erinnern uns an die Erfahrungen von Pfarrer Hirsch vor mehr als 100 Jahren, s. Kap. 7.1):

- Es erfolgt eine Selektion prognostisch günstigerer Patienten.
- Das Modell der therapeutischen Gemeinschaft wird verfolgt.
- Ehepartner und Bezugspersonen werden aktiv einbezogen.
- Eine aktive Nachsorge und Nachbetreuung am Ende der stationären Therapie wird angestrebt.

Der Vergleich stationärer mit ambulanter Behandlung ist schwer zu beurteilen, da es nur eine sehr geringe Zahl entsprechender Studien gibt. Amerikanische Autoren (Miller u. Hester 1986) kamen zu dem Schluß, daß es keinen nennenswerten Unterschied im Therapieerfolg gibt. Dem wurde in letzter Zeit nachdrücklich widersprochen (s. unten). Es wurde argumentiert, daß die den zuvor zitierten Metaanalysen zugrunde liegenden Stichproben hinsichtlich des Schweregrades der Erkrankung nicht vergleichbar waren. Wird dieser berücksichtigt, zeigt sich nach wie vor eine Überlegenheit der stationären Behandlung, was eine ambulante Therapie in geeigneten Fällen natürlich nicht ausschließt (Pettinati u. Belden 1996). Therapeutenvariablen spielen wahrscheinlich eine größere Rolle für das Therapieergebnis als die bisher beschriebenen Settingvariablen. So fand sich in kontrollierten Studien, daß der Grad der Empathie des Therapeuten mit dem Therapieergebnis korrelierte (Institute of Medicine 1990). Konfrontatives und direktives Vorgehen führten zu einer höheren Rückfallrate in der 12monatigen Nachbeobachtungszeit im Vergleich zu unterstützender und akzeptierender Vorgehensweise. Das Ausmaß der Motivation (betrachtet als „trait") spielte keine Rolle für das spätere Therapieergebnis. Dieser Befund unterstreicht die in Kap. 7.2 gemachte Unterscheidung zwischen der „trait"- und „state"-Betrachtung von Motivation. Die Einbeziehung von Angehörigen, insbesondere der Ehepartner, hat sich als positiv in der Vermeidung von Therapieabbrüchen gezeigt.

In der schon mehrfach zitierten großen amerikanischen Übersichtsarbeit (Institute of Medicine 1990) wird zusammenfassend gefolgert:

1. Eine angemessene und spezifische Behandlung von Alkoholabhängigen kann zu eindeutig positiven Resultaten führen. Eine ganze Reihe spezifischer Behandlungsmodalitäten wurde mit einem Therapieerfolg assoziiert, wenn man sie in kontrollierten Studien mit Wartegruppen ohne Behandlung oder mit alternativen Behandlungsformen vergleicht.
2. Es gibt keine einzelne, den anderen Behandlungsmodalitäten überlegene Therapieform, die für alle Alkoholabhängige gültig wäre. *„Statt zu versuchen die Überlegenheit einer einzelnen Methode durch das Prüfen spezifischer Interventionen in heterogenen Stichproben nachzuweisen, sollten Outcome-Studien vielmehr die Charakteristika von Teilstichproben untersuchen, für die spezifische Behandlungsmodalitäten maximal erfolgreich sind."*
3. Therapeutenvariablen als Erfolgsdeterminanten wurden bisher deutlich unterschätzt. Fertigkeiten und Werthaltungen der Therapeuten sind wichtige Faktoren, die den Erfolg beeinflussen. Dies ist unabhängig von der psychotherapeutischen Ausbildung der Behandler.
4. Selbsthilfegruppen, insbesondere die Anonymen Alkoholiker, sind extrem weit verbreitet. Studien, die ihren Erfolg belegen könnten, fehlen jedoch

fast vollständig. Dennoch muß angenommen werden, daß die Selbsthilfegruppen insgesamt einen positiven und stabilisierenden Faktor in der Auseinandersetzung vieler Alkoholabhängiger mit ihrer Krankheit darstellen.

5. Die Behandlung anderer, mit dem Trinken zusammenhängender Lebensprobleme kann das Therapieergebnis positiv beeinflussen. Hierzu gehört das Training sozialer Fertigkeiten, Ehe- und Familientherapie, u. U. eine antidepressive, medikamentöse Behandlung, Streßmanagement und die Einbindung in gemeindenahe Hilfssysteme.

6. Der globale Behandlungserfolg unausgewählter Patienten scheint zwischen stationären und ambulanten Behandlungsformen keinen Unterschied aufzuweisen. Das Gleiche gilt für längerdauernde Behandlungen im Vergleich zu kürzeren. Einschränkend muß jedoch gesagt werden, daß bei einer größeren Schwere der Abhängigkeit und ausgeprägteren psychiatrischen Zusatzstörungen, sowie schon weiter fortgeschrittenen Alkoholfolgeschäden eine längere und stationäre Behandlung der kürzeren ambulanten überlegen ist.

7.5.4 Ergebnisse von „Project MATCH"

Die Ergebnisse der größten weltweit je durchgeführten Psychotherapiestudie mit Alkoholabhängigen unterstreicht die wesentlichen zuvor gemachten Feststellungen. Das Projekt „MATCH" untersuchte rund 1800 Patienten, die randomisiert drei unterschiedlichen Therapiearmen zugeteilt wurden (Project MATCH Research Group, 1997):

1. einer an das Zwölf-Stufen-Programm der Anonymen Alkoholiker angelehnte Therapie,
2. einer kognitiven Verhaltenstherapie zur Verbesserung von „coping skills",
3. einer Behandlung zur Förderung der Motivation.

Die Behandlungsdauer betrug 12 Wochen. Alle Therapiesitzungen wurden per Video kontrolliert, wobei festgestellt werden konnte, daß sich die Therapeuten tatsächlich an die jeweilige spezifische Behandlungsform gehalten hatten. In Nachuntersuchungen nach 3, 6, 9, 12 und 15 Monaten wurden über 90 % der Patienten erreicht. Neben der Wirksamkeit der drei Behandlungsarme lag das Hauptaugenmerk der Studie auf einer genauen Differenzierung der Patienten. Es wurde erwartet, daß je nach Patientenprofil die eine oder andere Therapieform erfolgreicher ist. Zu den entsprechenden „matching Variablen" gehörten u. a. kognitive Defizite, psychiatrischer Schweregrad, soziale Unterstützung des Trinkens, Geschlecht, Soziopathie, Typologien (Typ I und II nach Cloninger und Typ A und B nach Babor), die Bereitschaft zur Veränderung usw. Etwa die Hälfte der Patienten wurde primär ambulant behandelt, die andere Hälfte im Anschluß an eine stationäre Vorbehandlung.

Das globale Ergebnis der Studie war überaus positiv. Es fand sich ein hoch signifikanter Anstieg der trinkfreien Tage. Wurde doch getrunken, lag der Alkoholkonsum deutlich niedriger als vor der Behandlung. Überraschenderweise hatten alle drei Behandlungsmodalitäten einen vergleichbar guten Erfolg. Von den Matchinghypothesen konnte nur eine bestätigt werden: Bei niedrigem psychiatrischem Schweregrad (gemessen mit dem Addiction Severity Index, ASI) war das Zwölf-Stufen-Programm besser als die beiden übrigen Therapieformen. Trotz schwerer Ausgangssymptomatik schnitten die stationär vorbehandelten Patienten signifikant besser ab als die primär ambulant therapierten Patienten.

7.6 Ambulante Nachbetreuung und Selbsthilfe

Patienten, die von Fachambulanzen oder Beratungsstellen ambulant über längere Zeit weiterbetreut werden, haben eine deutlich bessere Prognose. Ähnliches gilt für die regelmäßige Teilnahme an Selbsthilfegruppen (z. B. Anonyme Alkoholiker, Blaukreuzler, Guttempler usw.) Bei einigen Patienten kann auch die Einleitung einer allgemeinen Psychotherapie bei einem niedergelassenen Arzt oder Psychologen indiziert sein. Dies gilt besonders beim Vorliegen von Komorbidität oder bei neurotischen Faktoren in der Genese der Abhängigkeit (Schwoon 1996).

7.7 Beispiel einer stationär-ambulanten Kombinationsbehandlung („Tübinger Behandlungsmodell")

Im folgenden soll ein integriertes stationär/ambulantes Therapiekonzept vorgestellt werden, das die zuvor genannten Forderungen erfüllt. Seine Evaluation kann Aufschluß geben über Erfolgsraten und die differentielle Indikation. Es wurde in der Tübinger Psychiatrischen Universitätsklinik entwickelt (Gruner u. Esser 1979; Mann 1991).

Die Behandlung besteht aus einem sechswöchigen stationären und einem einjährigen ambulanten Teil. Sie erfolgt ausschließlich in „geschlossenen Gruppen", d. h. alle Patienten werden an einem bestimmten Tag aufgenommen und 6 Wochen später gemeinsam entlassen. Die personelle Konstanz ist gewährleistet, da Therapeut und Kotherapeut die Gruppe sowohl stationär wie auch ambulant betreuen.

Die Indikationsstellung zur Behandlung erfolgt in Vorstellungsgesprächen. Von jährlich über 300 ambulanten Patienten werden ca. 100 in die Behandlung aufgenommen. Bei ihnen bestehen neben den Alkoholproblemen ausgeprägte psychiatrische Symptome wie Depressivität eventuell mit Suizidalität, Angst und massiven Partnerkonflikten. Ein zweites, schon erwähntes Kriterium ist die Gemeindenähe. Kein Patient sollte einen mehr als einstündigen Anfahrtsweg zur Klinik haben, da sonst die regelmäßig Teilnahme an den ambulanten Gruppensitzungen nicht gewährleistet ist.

Die stationäre Behandlung besteht aus Gruppentherapie, pädagogischem Rollenspiel, Bewegungs- und Beschäftigungstherapie, Autogenem Training und Informationsgruppen. Die Patienten planen selbständig Außenaktivitäten und Abendveranstaltungen. Jedem Patienten wird ein „Bezugstherapeut" für Einzelgespräche zugeordnet, wobei der Schwerpunkt der Behandlung jedoch auf der Gruppentherapie liegt. Einmal pro Woche findet eine Angehörigen-gruppe statt, zusätzlich wird an einem Wochenende ein Angehörigen-Seminar durchgeführt. Die ambulante Gruppentherapie findet einmal wöchentlich statt. Regelmäßige Atemluftanalysen dienen der Abstinenzkontrolle. Bei Verdacht auf einen Rückfall werden Blutproben entnommen.

Rückfällige Patienten können zu einer maximal einwöchigen Krisenintervention erneut auf die Station aufgenommen werden. Seit der Einführung der Anticravingsubstanzen, wie z. B. dem Acamprosat (Sass et al. 1996), werden rückfällige Patienten neben der üblichen suchttherapeutischen Aufarbeitung des Rückfalles zusätzlich auch pharmakologisch behandelt. Eine weitere Indikationsstellung sind Patienten „vor" einem Rückfall, die über ein starkes Craving bzw. über ein starkes Verlangen, Alkohol zu trinken, berichten. Wenngleich für diese spezifischen Indikationen noch keine kontrollierten Studien vorliegen, so sind die ersten Erfahrungen positiv.

Behandlungsergebnisse des Tübinger Modells: Zur Überprüfung der Behandlungsergebnisse wurden alle Patienten der Jahre 1982–1989 retrospektiv ausgewertet (n = 790) (Mann u. Batra 1993). Es wurde das „intention to treat model" angewandt, d. h. alle stationär aufgenommenen Patienten wurden in die Auswertung miteinbezogen. Behandlungsabbrecher oder in Katamnesen nicht mehr auffindbare Patienten wurden als rückfällig eingestuft. Zur Beurteilung des Behandlungserfolges wurden die Patienten in die Kategorien abstinent (Abschluß der Behandlung ohne Rückfall), rückfällig ohne Abbruch (Abschluß der Behandlung trotz eines passageren Rückfalles), rückfällig mit Abbruch (Ausschluß aus der Behandlung wegen mindestens eines Rückfalles), Abbruch ohne Rückfall (Abbruch der Therapie aus anderen Gründen) eingeteilt.

Tabelle 1. Behandlungserfolg 1982–1990 (n = 790)

Abstinent		57,1 %
Rückfall	Ohne Abbruch	11,2 %
Rückfall	Mit Abbruch	17,3 %
Abbruch	Ohne Rückfall	14,4 %
Erfolgreiche Therapie		68,3 %

Validität der Angaben der Patienten: Üblicherweise beruhen die Erfolgsraten suchtspezifischer Therapien auf den Selbstaussagen der Patienten. Diese Angaben werden immer wieder bezweifelt und die Überprüfung der Selbstaussagen mittels objektiver biologischer Marker gefordert. Zur Überprüfung der Validität der Angaben unserer Patienten bezüglich der Abstinenz wurden während des ambulanten Teiles der Behandlung, Querschnittsuntersuchungen in der Mitte, nach 6 Monaten und am Ende nach 12 Monaten durchgeführt. Verglichen wurden die Selbstaussagen der Patienten mit den biologischen Markern Gamma-GT, MCV und CDT. Von nicht validen Selbstaussagen wurde ausgegangen, wenn Patienten angaben, abstinent zu leben und gleichzeitig einer der drei Laborparameter erhöht war. Wurden bei Patienten, die im Rahmen der ambulanten Behandlung bereits über eine erneuten Alkoholkonsum berichteten, erhöhte Laborparameter gefunden, so waren in diesem Fall erhöhte Laborparameter ein Hinweis für die Richtigkeit der Angaben der Patienten. Insgesamt war zu beiden Untersuchungszeitpunkten bei knapp über 10 % der Patienten einer der Laborparameter erhöht. Allerdings zeigte sich, daß nur bei ungefähr 6 % der Patienten Unterschiede zwischen den Selbstaussagen der Patienten und den Laborparametern bestanden und somit von nicht validen Selbstaussagen ausgegangen werden mußte. Die überwiegende Mehrzahl der Patienten mit erhöhten Laborparametern berichteten bereits selbst im Rahmen der ambulanten Behandlung über ihren erneuten Alkoholkonsum. Die Behandlungsergebnisse der oben genannten retrospektiven Untersuchung können somit als valide angesehen werden (Mundle et al. 1995).

Längerfristige Erfolgsraten: In Katamneseuntersuchungen wurde der langfristige Behandlungserfolg nachuntersucht. Eine Zehnjahreskatamnese des Behandlungsjahrgangs 1976 (n = 94) ergab daß 50 Patienten (53,1 %) im Jahr vor der Nachuntersuchung vollständig abstinent gelebt hatten. 19 Patienten (20 %) waren mit einem Durchschnittsalter von 48 Jahren verstorben. Fünf Patienten (5,3 %) konnten nicht erreicht werden, 3 Patienten (3,1 %) gaben an, gebessert zu trinken, die übrigen 22 (23,4 %) tranken ungebessert (Längle et al. 1993).

Vergleich mit traditionellen Behandlungen: Um diese Ergebnisse mit anderen Behandlungseinrichtungen vergleichen zu können, wurde eine genaue Beschreibung der Patientenstichprobe durchgeführt. Beim Vergleich mit der Münchner Evaluationsstudie zur Alkoholismustherapie (MEAT) von Küfner u. Feuerlein (1989), bei der 1410 Patienten von Langzeitentwöhnungseinrichtungen mit Behandlungsdauer von 4–6 Monaten untersucht wurden, zeigten sich bis auf die Parameter Arbeitslosigkeit und Erfahrungen mit illegalen Drogen keine bedeutsamen Unterschiede bei den soziodemographischen (Alter, Geschlecht, Schulbildung, Partnerschaft) und trinkanamnestischen Daten (Trinkmenge, Vorbehandlungen usw.). Trotz des Unterschiedes bezüglich der stationären Behandlungsdauer von 4–6 Monaten bei traditionellen Behandlungseinrichtungen und 6 Wochen bei dem Tübinger Modell, zeigten sich bei den Erfolgsquoten keine signifikanten Unterschiede (Abstinenzrate: 46,3 % MEAT; 48,6 % Tübingen).

Aufgrund dieser Ergebnisse scheint für eine bestimmte Gruppe von Alkoholikern eine kürzere Therapie, bei der z. B. unterschiedliche Therapieelemente (ambulant/stationär) kombiniert werden, eine sinnvolle Ergänzung zu den traditionellen Angeboten darzustellen. Insbesondere durch eine gemeindenahe Behandlung, bei der eine Integration des sozialen Umfeldes (Partner, Familie, Freunde, Arbeitgeber) möglich ist, werden noch bestehende soziale Beziehungen unterstützt und therapeutisch fruchtbar gemacht. Angehörige von mehr als 80 % unserer Patienten nahmen an den Angehörigengruppen teil. Weiterhin gelingt es dem niedergelassenen Psychiater oder Hausarzt häufig leichter, Patienten zu einer Therapieteilnahme an einem integrativen gemeindenahen Behandlungsprogramm zu motivieren. Ängste im Rahmen einer längerfristigen Entwöhnungsbehandlung, den Arbeitsplatz oder Partner zu verlieren, treten in den Hintergrund.

Literatur

Grawe K (1995) Grundriß einer Allgemeinen Psychotherapie. Psychotherapeut 40: 130–145

Gruner W, Esser R (1979) Die regionale Suchtkrankenversorgung an der Tübinger Universitätsnervenklinik. Suchtgefahren 25: 29–36

Institute of Medicine (1990) Broadening the base of treatment for alcohol problems. National Academy Press, Washington D.C.

Küfner H, Feuerlein W (1989) In patient treatment for alcoholism. A multi center evaluation study. Springer, Berlin Heidelberg New York Tokyo

Längle G, Mann K, Mundle G, Schied HW (1993) Ten years after – The posttreatment course of alcoholism. Eur Psychiatry 8: 95–100

Mann K (1991) Neue Ansätze in der Erforschung und Behandlung der Alkoholabhängigkeit. In: Schneider F, Bartels M, Förster K, Gärtner H (Hrsg) Perspektiven in der Psychiatrie. Fischer, Stuttgart, S 183–191

Mann K, Batra A (1993) Die gemeindenahe Versorgung von Alkoholabhängigen – Evaluation eines kombinierten stationären und ambulanten Behandlungskonzeptes. Psychiatr Prax 3: 102–105

Mann K, Stetter F, Günthner A, Buchkremer G (1995) Qualitätsverbesserung in der Entzugsbehandlung von Alkoholabhängigen. Dtsch Ärzteblatt 92, 45: 3052–3059

Marlatt GA, Gordon JA (1985) Relapse prevention: maintancee strategies in the treatment of addictive behaviors. Guilford Press, New York London

Meyer AE (1990) Kommunale Faktoren in der Psychotherapie als Erklärung für nicht grob unterschiedliche Ergebnisse – Ein Mythos mehr in der Psychotherapieforschung? Psychother Psychosom Med Psychol 40: 152–157

Miller WR, Hester RK (1986) The effectiveness of alcoholism treatment. What research reveals. In: Miller WR, Heather N (eds) Treating addictive behaviors. Plenum, New York London, pp 121–174

Mundle G, Ackermann K, Günthner A, Stetter F, Mann K (1995) Der Behandlungserfolg bei Alkoholabhängigen. Ein Vergleich von Selbstaussagen und biologischen Markern. In: Mann K, Buchkremer G (Hrsg) Suchtforschung und Suchttherapie in Deutschland. Sonderheft der Zeitschrift SUCHT. Neuland, Hamm, S 155–159

Pettinati H, Belden P (1996) Ambulante versus stationäre Therapie bei Abhängigkeitserkrankungen: Neue Perspektiven. In: Mann K, Buchkremer G (Hrsg) Sucht. Grundlagen, Diagnostik, Therapie. Fischer, Stuttgart Jena New York, S 265–273

Prochaska JO, DiClemente CC (1986) Toward a comprehensive model of change. In: Miller WE, Heather N (eds) Treating addictive behaviors. Processes of change. Plenum Press, New York London, pp 3–27

Project MATCH Research Group (1997): Matching alcoholism treatments to client heterogeneity: Project MATCH posttreatment drinking outcomes. J Stud Alcohol 58: 7–29

Sass H, Soyka M, Mann K, Zieglgänsberger W (1996) Relapse prevention by acamprosate: results from a placebo controlled study in alcohol dependence. Arch Gen Psychiatry 53: 673–680

Schwoon D (1996) Nutzung professioneller Nachsorge und Selbsthilfegruppen durch Alkoholiker nach stationärer Kurzzeittherapie. In: Mann K, Buchkremer G (Hrsg) Sucht. Grundlagen, Diagnostik, Therapie. Fischer, Stuttgart Jena New York, S 281–287

Stetter F, Mann K (im Druck) Zum Krankheitsverlauf Alkoholabhängiger nach einer stationären Entgiftungs- und Motivationsbehandlung. Nervenarzt

Süß HM (1995) Zur Wirksamkeit der Therapie bei Alkoholabhängigen: Ergebnisse einer Meta-Analyse. Psychologische Rundschau 46: 248–266

Veltrup C (1993) Stationäre Motivationstherapie. Therapiewoche 43 (24/25): 1424–1425

Veltrup C, Weber J, Metten D, Driessen M, John U (1995) Katamnestische Untersuchungen bei Alkoholabhängigen. In: Mann K, Buchkremer G (Hrsg) Suchtforschung und Suchttherapie in Deutschland. Neuland, Geesthacht, S 172–173

Diskussion zu Vortrag 7

Von Prof. Dr. K. Mann et al.

J. Böning
Für eine Verbesserung der Therapieeffizienz müssen wir bei differentiellen Therapieeffekten die Behandlungserfolge von den verschiedenen Patientenvariablen und den verschiedenen Therapieinterventionen abhängig machen. Wegen der Vielfalt der Indikationsfragen und der Komplexität der zwischen ihnen bestehenden Zusammenhänge gibt es bisher kein umfassendes empirisch-statistisches Indikationsmodell, das alle Indikationsfragen beantworten könnte. Wir haben hochspezifische Indikationsmodelle, für bestimmte Situationen aber auch eher pragmatisch formulierte Modelle, also die ganze Spannbreite.

Herr Küfner hat kürzlich eine Reihe von Prinzipien zur differentiellen Therapieindikation zusammengestellt, von denen ich nur zwei Beispiele herausgreifen möchte: Zum einen die störungs- oder ressourcenspezifische Indikation. Hier sind als Grundvoraussetzung eine klare Ätiopathogenese und ausreichende Ressourcen zu fordern, denn was nutzt die Ätiopathogenese ohne ausreichende Therapieressourcen? Eine weitere Möglichkeit ist, nach einzelnen Merkmalen und Konstrukten vorzugehen, wobei anzumerken ist, daß die heute verfügbaren Konstrukte schon sehr brauchbar sind. In diesem Falle ist nach gesicherten Erkenntnissen über Zusammenhänge zwischen Patientenmerkmalen, Behandlungsmerkmalen und Behandlungserfolg zu suchen. Wir haben also noch viel Arbeit vor uns.

N. N.
Vielleicht noch eine generelle Bemerkung: Wir sind nun schon im 5. Jahr der Psych-PV, wir betreiben in den Kliniken Qualitätsmanagement und Qualitätssicherung und treiben einen erheblichen therapeutischen Aufwand. Ich denke, wir müssen auch aus Kostengründen, vor allem aber der inhaltlichen Arbeit wegen allmählich dazu übergehen, die Vorgaben der Psych-PV auch begrifflich anzuwenden. Vielleicht können wir dann bei den Kostenträgern auch auf ein besseres Verständnis und eine Bereitstellung höherer Ressourcen hoffen.

?? Hermanns
Ich habe einen Aspekt vermißt, den ich für sehr wichtig halte: Die Persönlichkeit des Therapeuten spielt für den Therapieerfolg eine ganz entscheidende Rolle. Besserungen sind ja zunächst immer als Übertragungsheilung zu sehen,

und erst nachdem der Patient das verarbeitet hat, kommt er eventuell auch zu einer Dauerabstinenz.

K. Mann
Ich stimme Ihnen weitgehend zu. In der Tat ist es ein wesentliches Ergebnis der Studie, die ich nur kurz skizziert habe, daß zwischen diesen drei Therapien kein Unterschied bestand und daß im Hinblick auf differentielle Indikationen praktisch keine Anhaltspunkte zu finden waren. Was sich allerdings bestätigt hat, ist die entscheidende Rolle des Therapeuten. Ob das allerdings in jedem Fall als Übertragungsheilung zu interpretieren ist, möchte ich einmal offenlassen.

M. Fichter
Es ist im Rahmen von Therapieevaluationen oft schwierig nachzuweisen, welche Faktoren wirksam sind. Wir haben beispielsweise vor einiger Zeit untersucht, welchen therapeutischen Nutzen die Einbindung der Hauptbezugsperson aus der Familie des Patienten mit sich bringt. Jeder, der therapeutisch mit Alkoholikern arbeitet, wird davon wahrscheinlich einen positiven Effekt erwarten. Zur allgemeinen Überraschung wurden die Ergebnisse aber dadurch auch nicht besser. Das ist eine Schwierigkeit, mit der man als Therapieevaluierer zu kämpfen hat.

K. Mann
Das sehe ich auch so. Aus diesem Grunde halte ich es für vorteilhafter, ein Bündel aufeinander abgestimmter Maßnahmen einzusetzen, wobei man gar nicht unbedingt wissen muß, welche spezifische Maßnahme wieviel zum Erfolg beiträgt. Ein solches Bündel ist, wie einige Studien zeigen, insgesamt doch besser wirksam als isolierte Einzelmaßnahmen.

G. Ritzel
Herr Mann, die Ergebnisse der amerikanischen MATCH-Studie, wonach die Erfolge von Verhaltenstherapie, Motivation Enhancement und AA-Programm praktisch gleich sind, bestätigen die häufig geäußerte Meinung, daß die Art der Therapiemethode relativ gleichgültig ist, sondern daß es vielmehr darauf ankommt, sie kompetent und intensiv einzusetzen. Und wenn sich Unterschiede zeigen, dann sind sie wahrscheinlich durch das vorausgehende Selektionsverfahren bedingt. Könnte man es so pointieren?

K. Mann
Ganz so weit würde ich nicht gehen. Gleichwohl liegt ein Teil der dahinterstehenden Überlegungen natürlich auf der Hand.

H.-J. Möller
Bei den Daten aus der Metaanalyse von Küfner und aus anderen Studien bleibt unklar, ob sie sich auf Intent-to-treat-Stichproben oder auf Efficacy-Stichproben beziehen. In diesem Bereich, wo ja hohe Drop-out-Quoten bestehen, wäre das aber wichtig zu wissen.

Und zweitens: Sie hatten aus dem Vergleich der Küfner-Metaanalyse mit den Daten aus Ihrem ambulanten Behandlungsprogramm geschlossen, daß beide Verfahren offenbar gleichwertig sind. Kann man das tatsächlich so sagen? Vielleicht sind es ja unterschiedliche Stichproben, und die Patienten, die bei Ihnen ambulant behandelt worden sind, hätten von einer stationären Behandlung möglicherweise mehr profitiert.

K. Mann

Zur ersten Frage: Das sind alles Intent-to-treat-Stichproben. Und zur zweiten: Ich hoffe nicht, daß ich es so formuliert habe. Die Erfolge beider Verfahren sind nicht vollständig gleich. Aber es gibt offenbar eine Untergruppe von Patienten, die natürlich noch näher zu charakterisieren wären, bei denen auch mit einem wesentlich weniger aufwendigen Verfahren ähnlich gute Ergebnisse zu erzielen sind. Natürlich war dieser unmittelbare Vergleich nicht prospektiv geplant, und im Nachhinein ist er nur mit Einschränkungen erlaubt. Wir wollen diesem Punkt aber doch weiter nachgehen, weil wir ihn für interessant und relevant halten. Wir werden daher die Originaldaten zusammen mit Herrn Küfner Variable für Variable noch einmal entsprechend evaluieren.

8 Psychopharmaka bei Alkoholabhängigkeit – Indikationen, Interaktionen und Wirksamkeit

M. SOYKA

In den letzten Jahren hat die Diskussion um die Pharmakotherapie der Alkoholabhängigkeit durch verschiedene klinische, aber auch neuro- und molekularbiologische Befunde zahlreiche neue Impulse erhalten. Dies betrifft die Pharmakotherapie mit Antidipstropika zur Rückfallprophylaxe, aber auch die „klassischen" Psychopharmaka, die ebenfalls zur Rückfallprophylaxe, aber auch zur Behandlung neuropsychiatrischer Folgeschäden oder komorbider psychischer Störungen eingesetzt werden. In seinem Beitrag geht der Autor auf mögliche Indikationsbereiche, aber auch Interaktionen klassischer Psychopharmaka, darunter Antidepressiva und Neuroleptika mit Alkohol ein. Beleuchtet werden unter anderem Klinik, Wirksamkeit und Nebenwirkungen von tri- und tetrazyklischen Antidepressiva, Monoaminoxidasehemmern, Serotoninwiederaufnahmehemmern und Lithium. Abschließend gibt der Autor einen Überblick über den Kenntnisstand zum Einsatz von Psychopharmaka zur Rückfallprophylaxe.

In den letzten Jahren hat die Diskussion um die Pharmakotherapie der Alkoholabhängigkeit durch verschiedene klinische, aber auch neuro- und molekularbiologische Befunde zahlreiche neue Impulse bekommen. Dies betrifft zum einen die Pharmakotherapie mit Antidipstropika, die häufig unter dem inhaltlich nicht ganz zutreffenden Begriff „Anti-Craving-Substanzen" subsumiert werden und den Indikationsbereich „Rückfallprophylaxe der Alkoholabhängigkeit" besitzen. Zu diesen Substanzen gehören z. B. Acamprosat und die Opiatantagonisten Naltrexon und Nalmefen, aber auch einige serotonerge und dopaminerge Substanzen (Übersicht bei Soyka 1995a, b, 1996a). Zum anderen ist aber auch das Interesse an der Therapie Alkoholabhängiger mit „klassischen" Psychopharmaka wieder gewachsen, die teilweise ebenfalls zur Rückfallprophylaxe, teilweise aber auch zur Behandlung neuropsychiatrischer Folgeschäden oder komorbider psychischer Störungen eingesetzt werden (Soyka 1997). Im Folgenden sollen mögliche Indikationsbereiche, aber auch Interaktionen von „klassischen" Psychopharmaka wie Antidepressiva, Neuroleptika und anderen mit Alkohol dargestellt werden. Aus didaktischen Gründen wird dabei zunächst über der Einsatz von Psychopharmaka bei psychiatrischen Störungen mit Alkoholabhängigkeit, dann über den möglichen Einsatz von Psychopharmaka bei Alkoholabhängigkeit sowie schließlich über einige klinisch wichtige Interaktionen referiert werden.

8.1 Komorbidität psychischer Störungen mit Alkoholismus

Viele, aber nicht alle psychischen Störungen gehen mit einem erhöhten Risiko für Alkoholismus einher. Dies gilt z. B. für die Drogenabhängigkeit, andere Süchte einschließlich der Bulimie sowie einige Persönlichkeitsstörungen. Zahlenmäßig relevant ist vor allem die Komorbidität von Alkoholismus mit „klassischen" psychiatrischen Störungen wie affektiven Erkrankungen, Schizophrenien und Angststörungen.

8.1.1 Affektive Erkrankungen

8.1.1.1 Alkohol und Depression

Die Komorbidität affektiver Erkrankungen mit Alkoholismus ist in den letzten Jahren vermehrt in das Bewußtsein gerückt. Ihr Schweregrad, die Dauer und Ätiologie sind aber unterschiedlich.

Folgende Klassifikation depressiver Syndrome bei Alkoholabhängigen ist möglich:
- affektive Erkrankung mit sekundärem Alkoholismus,
- organisch bedingte affektive Störung bei Alkoholismus,
- alkoholtoxisch bedingtes depressives Syndrom,
- depressives Syndrom im Rahmen des Alkoholentzugs
- reaktiv bedingtes depressives Syndrom mit Alkoholismus,
- depressives Syndrom im Rahmen einer anderen psychischen Störung (z. B. Schizophrenie) mit Alkoholismus,
- primäre (dem Alkoholismus vorangehende) oder sekundäre (dem Alkoholismus folgende) depressive Syndrome.

Die Prävalenz für affektive Erkrankungen bei Alkoholikern wird in vielen Studien zwischen 30–60 % angegeben (Übersicht bei Soyka et al. 1996 u. Kap. 5 von Maier et al. in diesem Band). Diese Angaben hängen von verschiedenen Variablen ab wie z. B. den eingesetzten Diagnose- und Untersuchungsinstrumenten (Keeler et al. 1979), dem Zeitpunkt der Untersuchung, dem aktuellen Trinkstatus und dem Geschlecht. Für primäre depressive Syndrome sind bei Alkoholikern Prävalenzraten von 2–12 % ermittelt worden, für sekundäre depressive Syndrome bei früher bestehendem Alkoholismus dagegen von 12–51 %. Sekundäre depressive Syndrome bei Alkoholikern sind also deutlich häufiger als primäre (Hasegawa et al. 1991). Für die Prognose und Therapie affektiver Störungen bei Alkoholabhängigen spielt die Frage des chronologischen Auftretens eine große Rolle: Depressive Syndrome bei primär Alkoholabhängigen bilden sich deutlich schneller zurück als bei primär affektiv Kranken.

Die klarsten Ergebnisse zur Komorbidität affektiver Erkrankungen mit Alkoholismus lieferte die Epidemiologic Catchment Area Study: Danach lag das Lebenszeitrisiko für depressive Störungen bei männlichen Alkoholikern bei 5 %, während es für weibliche 19 % betrug (Helzer u. Pryzbeck 1988).

8.1.1.2 Bipolare affektive Erkrankungen

Auch bei bipolaren affektiven Psychosen wurden mit wenigen Ausnahmen z. T. deutlich höhere Prävalenzraten für Alkoholismus ermittelt. In der epidemiologischen ECA-Studie wiesen Patienten mit Manien eine Alkoholismusrate von 43,7 % und damit ein 6,2fach erhöhtes Risiko für Alkoholismus auf (Helzer u. Pryzbeck 1988; Regier et al. 1990). Ein verstärkter Alkoholkonsum tritt vor allem während manischer Phasen auf. Einiges deutet darauf hin, daß Patienten mit gleichzeitigem Substanzmißbrauch ein höheres Risiko für einen Rapid-cycling-Verlauf haben (Keller et al. 1986; Sonne et al. 1994). Eine gehäufte familiäre Belastung mit Alkoholismus ist bei Patienten mit bipolaren Störungen unwahrscheinlich (Winokur et al. 1993).

8.1.2 Therapie mit Antidepressiva

Wegen der oft raschen Reversibilität depressiver Syndrome bei Alkoholabhängigen unter Abstinenz empfiehlt es sich grundsätzlich, etwa 2–4 Wochen zu warten, bevor die Indikation zu einer antidepressiven Behandlung gestellt wird.

Leider sind bei Alkoholkranken nur sehr wenige kontrollierte klinische Prüfungen mit Antidepressiva durchgeführt worden. Einige Studien mit Antidepressiva wurden mit dem Ansatz der Rückfallprophylaxe, andere auch zur Behandlung des Alkoholentzugssyndroms oder kognitiver Störungen durchgeführt. Mit Ausnahme einiger Untersuchungen mit Serotoninwiederaufnahmehemmern haben die meisten Studien enttäuschende Ergebnisse geliefert, so daß heute im wesentlichen bei Alkoholikern nur der Einsatz von Antidepressiva zur Therapie depressiver Syndrome gerechtfertigt erscheint.

Generell sind bei Alkoholabhängigen dieselben Risiken und Nebenwirkungen zu berücksichtigen und zu erwarten wie bei anderen Patienten. Dazu gehören Sedierung, Intoxikationen, Unverträglichkeitsreaktionen etc. Die wichtigsten pharmakologischen Interaktionen psychotroper Substanzen mit Alkohol sind in Tabelle 4 zusammenfassend dargestellt.

8.1.2.1 Tri- und tetrazyklische Antidepressiva

8.1.2.1.1 Wirksamkeit
Anders als die unten dargestellten selektiven Antidepressiva der zweiten Generation, speziell die Serotoninwiederaufnahmehemmer, beeinflussen sie in unterschiedlichem Ausmaß mehrere Neurotransmittersysteme und Rezeptoren gleichzeitig, vor allem das serotonerge, noradrenerge und cholinerge System.

Bei Alkoholikern wurden in früheren Studien vor allem Imipramin, Amitryptilin und Doxepin untersucht (Übersicht bei Jaffe et al. 1992; Bohn u. Hersh 1994). Die meisten Arbeiten lieferten enttäuschende Ergebnisse und zeigten, daß Trizyklika in der Behandlung depressiver Syndrome bei Alkoholikern nur von geringem Nutzen waren.

Gegen diese Untersuchungen lassen sich folgende Kritikpunkte anführen:
1. Die meisten Studien hatten nicht zwischen den verschiedenen Formen depressiver Syndrome unterschieden (z. B. Dysthymie oder primäre affektive Störungen).
2. Plasmaspiegel zur Kontrolle einer adäquaten Dosis und der Compliance waren nicht erfolgt.
3. Veränderungen der Depressivität und der Trinkgewohnheiten waren nicht adäquat erfaßt worden.
4. In den meisten Studien waren vergleichsweise geringe Dosen gewählt worden.
5. In den meisten Untersuchungen war die Behandlung etwa 2 Wochen nach Beginn der Abstinenz begonnen worden, also zu einem Zeitpunkt, zu dem bei Alkoholabhängigen eine große Anzahl von depressiven Syndromen spontan abklingen.
6. Die zusätzlich durchgeführte psychotherapeutisch-psychosoziale Therapie wurde kaum oder gar nicht spezifiziert.

Methodisch überzeugender sind einige neuere Untersuchungen, die der Frage der Wirksamkeit von Trizyklika in der Behandlung von Alkoholikern nachgingen. Dabei erwies sich in einer 6-monatigen plazebokontrollierten Doppelblindstudie an 42 Patienten – 16 mit, 26 ohne depressive Störungen – (Mason u. Kocsis 1991), daß die mit Desipramin (Pertrofran) behandelten Patienten (Durchschnittsdosis 275 mg/die) bei Studierende zwar weniger depressiv, nicht aber signifikant häufiger abstinent waren. Auch eine weitere plazebokontrollierte Doppelblindstudie mit Desipramin an 71 alkoholabhängigen Patienten, davon 28 mit sekundärer Depression, zeigte einen guten antidepressiven Effekt der Substanz, während die Rückfallrate der nichtdepressiven Alkoholiker durch Desipramin nicht beeinflußt wurde (Mason et al. 1996).

Nunes et al. (1993) führten eine 12wöchige offene Prüfung mit Imipramin (Tofranil) an 85 Patienten mit Dysthymie oder primären affektiven Erkrankungen durch. 60 Patienten mit einer Mindestdosis von 150 mg/die waren nach 4 Wochen noch in der Studie. Davon war bei 27 (45 %) eine deutliche Verbesserung der depressiven Symptomatik und eine Reduktion der Trinkmenge (oder Abstinenz) festzustellen. 3 weitere Patienten zeigten eine Verbesserung nach Erhöhung der Dosis, 5 weitere nach zusätzlicher Gabe von Disulfiram. 23 dieser insgesamt 35 Patienten wurden beim Studierende genauer untersucht. Von den Patienten, die weiter Imipramin nahmen, wurden 31 % rückfällig, während von den Patienten der Plazebogruppe 70 % rückfällig wurden (p = 0,09). Bei einer Reihe der Patienten der Plazebogruppe führte die Gabe von Imipramin zu einer Verbesserung von Stimmung und Trinkverhalten. Angesichts der sehr kleinen Fallzahl sind dieser Ergebnisse nur mit äußerster Zurückhaltung zu interpretieren, deuten aber auf einen gewissen Effekt von Imipramin bei depressiven Alkoholikern hin.

Eine weitere plazebokontrollierte Doppelblindstudie mit Imipramin an 69 Alkoholabhängigen mit primärer Depression, erstmals aufgetreten vor Beginn des Alkoholismus oder während längerer Abstinenzphasen, wurde von McGrath et al. (1996) durchgeführt. Imipramin erwies sich als sicheres und effektives Medikament in der Behandlung der Depression, während ein Einfluß auf das Trinkverhalten nicht nachgewiesen werden konnte.

Insgesamt dürften Trizyklika am ehesten bei Alkoholikern mit schweren depressiven Syndromen (Jaffe et al. 1992), weniger zur Veränderung des Suchtverhaltens indiziert sein.

8.1.2.1.2 Nebenwirkungen und Kontraindikationen

Bei alkoholkranken Patienten sind die üblichen Nebenwirkungen von Trizyklika zu bedenken. Kontraindiziert sind sie bei Patienten mit Epilepsie, schweren Herzerkrankungen und -rhythmusstörungen, Leber- und Nierenerkrankungen, Glaukom, Prostatahypertrophie, Blasenausgangsobstruktion, Gleichgewichtsstörungen, dementiellen Störungen. Wichtig ist vor allem die Beachtung kardialer Risiken: Auch bei niedrigeren Antidepressivaspiegeln wiesen Alkoholiker eine größere Verlängerung des P-R-Intervalls als Kontrollen auf, so daß regelmäßige EKG-Kontrollen notwendig erscheinen (Ciraulo et al. 1990). Weitere wichtige Nebenwirkungen sind Sedation, Verwirrtheit, und, erst recht bei gleichzeitigem Alkoholkonsum, Beeinträchtigung der Reaktionsfähigkeit (Fahrtüchtigkeit!). Die gleichzeitige Einnahme von Trizyklika und Alkohol kann zu sog. „blackouts" führen. Die Suizidrate depressiver Alkoholkranker ist noch höher als die ohnehin schon hohe anderer Alkoholabhängiger und Psychopharmaka, insbesondere Trizyklika, bieten sich als Mittel zum Suizid an. Daher sollten sie im ambulanten Bereich nicht in zu großen Mengen verordnet werden.

8.1.2.1.3 Spezielle Interaktion Alkohol-Trizyklika

Alkohol kann durch die Induktion der hepatischen mikrosomalen Aktivität den Metabolismus von Trizyklika beschleunigen. In einer Untersuchung von Ciraulo et al. (1982) war der Plasmaspiegel von Imipramin in einer Gruppe depressiver Alkoholiker niedriger als in der Kontrollgruppe nicht alkoholkranker Depressiver bzw. die Clearance 2,5mal höher als bei den Kontrollen. Ähnliche Ergebnisse zeigte eine Untersuchung bei Amitriptylin (Sandoz et al. 1983). Die Clearance von Desipramin wird wahrscheinlich weniger stark verändert als die von Imipramin (Ciraulo et al. 1988). Außerdem kann akute Alkoholzufuhr durch Interferierung mit dem First-pass-Metabolismus in der Leber zu einer Erhöhung der Plasmaspiegel von Amitriptylin führen. Erhöhte Imipraminspiegel können bei gleichzeitiger Disulfirameinnahme durch eine Inhibierung des MEOS-Systems hervorgerufen werden.

Umgekehrt beeinflussen Trizyklika wahrscheinlich auch den Alkoholmetabolismus: Imipramin, Clomipramin und Amitriptylin wirken in vitro inhibitorisch auf die Aktivität der Alkoholdehydrogenase (ADH), z. T. aber auch aktivierend (Roig et al. 1991).

8.1.2.2 Monoaminoxidase-Hemmer

Frühe Untersuchungen zur Wirksamkeit von MAO-Hemmern in der Behandlung von Alkoholabhängigen lieferten negative Ergebnisse (Übersicht bei Soyka 1995a). In einer Untersuchung von Schottenfeld et al. (1989) zeigte sich, daß bei sorgfältiger Erfassung medizinischer Begleiterkrankungen und anderer Ausschlußkriterien und Aufklärung der Patienten die praktische Durchführung einer Studie zur Behandlung depressiver Syndrome bei Alkoholikern mit MAO-Hemmern unmöglich war. Eine Therapie mit den – irreversiblen – Monoamin-Oxidase-Hemmern (Typ A) wäre bei Alkoholikern am ehesten in der Behandlung von Angstzuständen und Dysphorie (Jaffe et al. 1992) denkbar. Die strengen Diätvorschriften (tyraminarme Kost) und die Hepatotoxizität dieser Substanzgruppe stehen ihrem Einsatz bei Alkoholabhängigen aber im Wege. MAO-Inhibitoren können Disulfiram-ähnliche Reaktionen bei Alkoholikern hervorrufen. Manche alkoholischen Getränke, speziell Rotwein und dunkles Bier, enthalten Tyramin, was bei gleichzeitiger Einnahme von Alkohol zu schweren hypertensiven Krisen und intrazerebralen Blutungen führen kann. Außerdem sind bei alkoholabhängigen Patienten mit gleichzeitiger Einnahme von Sympathomimetika wie Kokain und Amphetaminen MAO-Hemmer kontraindiziert. Tranylcypromin inhibiert im übrigen in vitro die Aktivität der ADH (Roig et al. 1991).

Über die Behandlung Alkoholabhängiger mit den neueren reversiblen MAO-Hemmern (Typ B) liegen bislang kaum Befunde vor. Interessanterweise deuten eine Reihe von Untersuchungen darauf hin, daß bei Alkoholabhängigen die Aktivität des Enzyms Monoaminoxydase (MAO), das am Abbau des Neurotransmitters Dopamin beteiligt ist, vermindert ist. Dopamin spielt als sog. „Emotionstransmitter" wahrscheinlich eine große Rolle bei der Vermittlung psychotroper Effekte verschiedener Rauschdrogen einschließlich Alkohol. Der MAO A-Inhibitor Moclobemid scheint die Abstinenzrate bei Rauchern zu erhöhen, wie erste Untersuchungen belegen (Berlin et al. 1995). Möglicherweise bietet sich diese Substanz auch zur pharmakogestützten Rückfallprophylaxe bei Alkoholabhängigen an. Allerdings liegen hier noch keine entsprechenden Untersuchungen vor.

8.1.2.3 „Atypische" Antidepressiva

Auch hier liegen nur wenige Untersuchungen vor. Viloxazin (Vivalan) erwies sich in einer plazebokontrollierten Doppelblindstudie an 30 Alkoholikern in der Behandlung depressiver Verstimmungen als wirksam, während die Befunde hinsichtlich des Alkoholkonsums weniger überzeugen sind (Altamura et al. 1990). Vereinzelt wurde ein positiver Effekt von Trazodon (Thombran) auf Entzugssyndrome (Roccatagliata et al. 1980) und auch auf depressive Syndrome bei Alkoholikern (Stolberg-Stolberg 1982) berichtet. Die diesbezüglich vorliegenden Erkenntnisse rechtfertigen aber noch nicht konkrete Therapieempfehlungen.

Einige Befunde deuten darauf hin, daß das Antidepressivum Tianeptin die Alkoholaufnahme beeinflussen könnte. Die molekulare Struktur von Tianeptin (Trevilor) ähnelt dem der Trizyklika, die Substanz hat aber ein anderes Wirkprofil und steigert vor allem die Wiederaufnahme von 5-HT. In einer einjährigen Studie an depressiven Alkoholabhängigen zeigte sich, daß Tianeptin (Durchschnittsdosis 37,5 mg) ein wirksames und recht sicheres Antidepressivum ohne gravierende Nebenwirkungen ist (Malka et al. 1992). Die Gamma-GT als Hinweis auf Alkoholkonsum nahm im Therapieverlauf ab. In einer weiteren Untersuchung an depressiven Alkoholikern waren Tianeptin (Dosis 37,5 mg/die) und Amitriptylin (75 mg/die) gleich effektiv. Tianeptin zeigte dabei auch einen guten anxiolytischen Effekt (Lôo et al. 1988).

8.1.2.4 Serotoninwiederaufnahmehemmer

8.1.2.4.1 Exkurs: Alkohol und Serotonin

Eine Vielzahl von Befunden deuten auf eine Dysfunktion im serotonergen System, zumindest bei einem Teil der alkoholabhängigen Patienten hin. Veränderungen im Serotonin-System werden mit einer Vielzahl psychiatrischer Störungen in Verbindung gebracht, so mit Angst und affektiven Störungen, Störungen der Impulskontrolle, Anorexie, Aggression und Suizidalität. Ganz allgemein scheint der 5-HT-Stoffwechsel eine Bedeutung für Funktionen wie Nahrungs- und Flüssigkeitsaufnahme und Schmerzwahrnehmung zu besitzen.

In Tierversuchen konnte gezeigt werden, daß bei einem Teil alkoholgewöhnter Ratten durch 5-HTT-Agonisten und 5-HT-Wiederaufnahmehemmer die Alkoholaufnahme vermindert wird, während eine Zerstörung von Neuronen im Bereich der Raphe zu einer Steigerung der Alkoholaufnahme führte (Übersicht bei Soyka 1995a).

Eine Reihe von Befunden bei Alkoholikern oder deren Nachkommen deuten ebenfalls auf eine mögliche Dysfunktion im Serotonin-System bei Alkoholabhängigen hin. So wiesen Alkoholabhängige, aber auch sog. High-risk-Individuen (Kinder alkoholkranker Eltern) eine erniedrigte Konzentration von 5-Hydrodyindolessigsäure (5-HIAA) im Liquor auf, die bei schweren Alkoholikern besonders niedrig war. Die Erniedrigung der 5-HIAA-Konzentration im Liquor hängt auch vom Zeitpunkt der letzten Alkoholaufnahme ab. Interessanterweise konnte durch die Gabe von 5-HT-Agonisten „craving" bei Alkoholabhängigen induziert werden (George et al. 1990).

Eine ganze Reihe von Befunden belegen, daß bei einem speziellen Subtyp von Alkoholabhängigen, der klinisch durch einen früheren Krankheitsbeginn, Impulsivität, soziopathisches Verhalten, Angst und depressive Syndrome gekennzeichnet ist, ein serotonerges Defizit vorzuliegen scheint. Während eine funktionelle serotonerge Dysfunktion bei zumindest einer Subgruppe von Alkoholabhängigen also gut belegt ist, haben sich bislang relativ wenige Untersuchungen mit der Frage beschäftigt, ob es in den Gehirnen von Alkoholikern auch zu einer Schädigung bzw. Untergang serotonerger Neurone kommt. Nach neueren Befunden von Baker et al. (1996) scheint dies zumindest bei Patienten ohne Hepatopathie und Wernicke-Korsakow-Syndrom nicht der Fall zu sein, so daß das serotonerge Defizit eher funktionell, denn neuropathologisch begründbar erscheint.

8.1.2.4.2 Wirksamkeit
Es wurden eine große Zahl von klinischen Prüfungen durchgeführt, um die Wirksamkeit von Serotoninwiederaufnahmehemmern in der Rückfall-prophylaxe bei Alkoholabhängigen zu untersuchen (s. u. Tabelle 1). Insgesamt

Tabelle 1. Untersuchungen zur serotonerger Substanzen im Bereich Rückfallprophylaxe

Substanz		Bemerkungen
Serotonerge Pharmaka		
Sertralin – (nur Studien bei bei depressiven Alkoholikern)	n	Ergebnis
– Salvato et al. (1995, Abstract) (Falldarstellung)	1	Antidepressiv wirksam
– Moak u. Anton (1995, Abstract) (offene Prüfung, 12 Wochen Dosis 50–200 mg)	8	Antidepressiv wirksam, geringere Trinkmenge
Citalopram – Naranjo et al. (1987) (randomisiert, plazebokontrolliert)	216	Größere Anzahl abstinenter Tage
– Naranjo et al. (1992) (randomisiert,plazebokontrolliert)	16	dito
– Tiihonen et al. (1996) (randomisiert, plazebokontrolliert)	62	Geringere Trinkmenge und Drop-out-Rate, tendenziell niedrigere GGT
Fluoxetin – Naranjo et al. (1990) (randomisiert, plazebokontrolliert)	29	Trinkmenge um 17 % reduziert
– Kranzler et al. (1996) (randomisiert, plazebokontrolliert)	60	Kein sicherer Effekt. Typ B-Alkoholiker zeigten schlechtere Ergebnisse
Zimelidin – Naranjo et al. (1984) – Fagius et al. (1985)	?	Schwere Nebenwirkungen
Ritanserin – Monti u. Alterwain (1991) (offene Prüfung, 30 Tage)	5	Reduzierte Trinkmenge
– Naranjo et al. (1995) (doppelblind, 14tägige Behandlung, 5 oder 10 mg)	39	5 mg: vermindertes Craving, aber kein Effekt auf Trinkmenge 10 mg: kein überzeugender Effekt
– Böning (1996) (doppelblind, plazebokontrolliert Dosis 2,5, 5 und 10 mg/die)	über 400	Hohe Haltequote, aber kein Wirknachweis
Fenfluramin – Krasner et al. (1976)	50	Kein sicherer Effekt
– Romach et al. 1996) (randomisiert, plazebokontrolliert)	137	Kein nachweisbarer Effekt

haben sie eher unbefriedigende Ergebnisse erbracht. Günstiger sind die bisherigen Therapieerfahrungen mit Serotoninwiederaufnahmehemmern bei Alkoholabhängigen mit „major depression": In einer 8-wöchigen offenen Prüfung an 12 alkoholabhängigen Patienten mit „major depression" konnte Fluoxetin in einer Dosis von 20–40 mg/die Depressivität, aber auch das Trinkverhalten deutlich verbessern (Cornelius et al. 1992). Auch in einer weiteren Untersuchung an schwer depressiven Patienten zeigte Fluoxetin einen guten antidepressiven Effekt (Cornelius et al. 1993). Vom Ergebnis weiterer Doppelblindstudien wird es abhängen, ob Fluoxetin oder andere Serotoninwiederaufnahmehemmer bei depressiven Alkoholikern empfohlen werden können.

8.1.2.4.3 Nebenwirkungen
Zu den wichtigsten Nebenwirkungen der Serotoninwiederaufnahmehemmer gehören Übelkeit, Gewichtsverlust, Schlafstörungen und gelegentlich auch Angstzustände. Die meisten Studien zur Wirksamkeit von Serotoninwiederaufnahmehemmern bei Alkoholikern haben eine relativ gute Verträglichkeit und geringe Nebenwirkungen gezeigt. Eine Untersuchung mit Fluvoxamin zeigte allerdings eine sehr schlechte Verträglichkeit (Kranzler et al. 1990).

8.1.2.5 Therapie mit Medikamenten zur Phasenprophylaxe („mood stabilizers")

8.1.2.5.1 Lithium
Lithium hat sich in der Behandlung der Behandlung der Alkoholabhängigkeit als weitgehend wirkungslos erwiesen (Fawcett et al. 1987; s. Tabelle 2), wobei auch depressive Alkoholiker keine besseren Ergebnisse zeigten (Dorus et al. 1989; de la Fuente et al. 1989). Anders ist die Frage zu beurteilen, ob Lithium bei Alkoholabhängigen mit bipolaren affektiven Erkrankungen in Frage

Tabelle 2. Klinische Prüfungen mit Lithium bei Alkoholabhängigen

Autor	n	Ergebnis
Rückfallprophylaxe		
– Kline et al. (1974)	73	Positiver Effekt auf Trinkmenge
– Merry et al. (1976)	71	Effekt nur bei Subgruppe mit Depression
– Fawcett et al. (1987)	104	Kein Effekt
– Dorus et al. (1989)	457	Kein Effekt
Studien mit anderer Indikation		
Alkoholiker mit bipolarer affektiver Störung		
– Crane (1977)		Geringere Trinkmenge
– Young et al. (1977)		Geringere Trinkmenge
– Pond et al. (1981)		Kein Effekt
Andere Indikationen		
– Olbrich et al. (1991)		Kein Effekt bei HOPS
– Kellner u. Rada (1979)		Günstiger Effekt auf aggressives Verhalten

kommt. Zwar liegen hier nur sehr begrenzte Erfahrungen vor, die klinische Erfahrung zeigt aber, daß Patienten mit bipolaren affektiven Erkrankungen unter einer Lithiumtherapie weniger Alkohol trinken (Goodwin u. Jameson 1990) und neuere Untersuchungen deuten auf einen günstigen Effekt von Lithium auf Affekt und Trinkverhalten bei jungen Patienten mit bipolarer Erkrankung hin (Geller et al. 1992).

Sehr genau müssen gerade bei Alkoholabhängigen die Nebenwirkungen von Lithium beachtet werden: Übelkeit, Durchfall, Zittern, eine Schilddrüsenunterfunktion, zerebelläre oder andere neurologische Auffälligkeiten. Durch eine alkoholbedingte Diurese können sich die Serumspiegel vermindern. Die größte Gefahr droht angesichts der geringen therapeutischen Breite von Lithium durch akzidentelle oder suizidale Intoxikationen.

8.1.2.5.2 Carbamazepin

Carbamazepin (Tegretal, Timonil, Finlepsin u. a.) wird heute neben Lithium in der Therapie bipolarer affektiver Erkrankungen und vor allem schizoaffektiver Psychosen eingesetzt. Über die Wirksamkeit von Carbamazepin bei Alkoholabhängigen mit bipolaren affektiven Erkrankungen liegen keine gesicherten Erkenntnisse vor. Der Substanz kommt vor allem eine gewisse Bedeutung in der Behandlung des Alkoholentzugssyndroms zu (Übersicht bei Soyka 1995a) Als Anti-Craving-Medikament ist Carbamazepin bislang kaum überprüft worden; es liegt diesbezüglich nur eine Pilotuntersuchung vor (Müller et al. 1995). Carbamazepin kann zum jetzigen Zeitpunkt nur bei Patienten mit bipolarer affektiver Erkrankung empfohlen werden, bei denen eine Lithiumtherapie keinen Effekt zeigte.

8.1.2.5.3 Valproinsäure

Das Antiepileptikum Valproat (Ergenyl, Leptilan, Orfiril u. a.) ist ein Medikament zweiter Wahl in der Therapie bipolarer affektiver Erkrankungen. Aufgrund seiner hepatotoxischen Wirkung sollte es bei Alkoholabhängigen nur zurückhaltend eingesetzt werden. Über die Wirksamkeit von Valproat bei Alkoholabhängigen mit bipolaren affektiven Erkrankungen liegen nur wenige Erfahrungen vor. Immerhin konnten Brady et al. (1995) in einer 16-wöchigen offenen Untersuchung an 9 Patienten mit bipolarer affektiver Erkrankung und gleichzeitigem Substanzmißbrauch (in 5 Fällen Alkoholismus) zeigen, daß durch Valproat (Durchschnittsdosis ca. 1600 mg/die) sowohl die Psychopathologie als auch der Suchtmittelkonsum günstig beeinflußt werden konnte. Schwere Nebenwirkungen traten während der Behandlung nicht auf.

8.2 Angststörungen

8.2.1 Klinik

Klinisch unterscheidet man die Agoraphobie mit und ohne Panikstörung, die soziale Phobie, die einfache oder isolierte Phobie, die generalisierte Angststörung und die posttraumatische Belastungsstörung. In DSM-IV, nicht aber ICD-10, wird auch die Zwangsstörung unter den Angsterkrankungen aufgeführt. Leitsymptome der Panikstörung sind das periodische und unerwartete Auftreten intensiver Angst oder Unbehagen, verbunden mit verschiedenen psychovegetativen Symptomen – wie z. B. Zittern und Atemnot, Tachykardie, Schwitzen, Parästhesien, Übelkeit oder abdominellen Beschwerden – Symptomen also, wie sie auch beim Alkoholentzug auftreten. Oft ist die Panikstörung mit einer Agoraphobie gekoppelt. Die generalisierte Angststörung ist durch eine starke Erwartungsangst oder andere übertriebene Angst, verbunden mit Symptomen einer motorischen Spannung und vegetativen Übererregbarkeit (Zittern, Atemnot, Schwitzen, Mundtrockenheit) und einer erhöhten Aufmerksamkeit gekennzeichnet.

Eine Häufung von Angststörungen bei Patienten mit Alkoholismus ist empirisch gut belegt (Übersicht bei Kushner et al. 1990; Cox et al. 1990; George et al. 1990; s. auch Kap. 5 von Maier et al. in diesem Band). Auch epidemiologische Befunde zeigen eine Häufung der Angsterkrankung bei Alkoholabhängigen (Regier et al. 1990), wobei anscheinend vor allem Frauen betroffen sind. Die Ergebnisse der epidemiologisch konzipierten ECA-Studie belegen eine hohe Komorbidität der Panikstörung mit Alkoholismus bei jungen, nicht aber bei älteren Patienten (Krystal et al. 1992).

Als Erklärung für die häufige Assoziation von Angststörungen und Alkoholismus wird oft die Selbstbehandlungs- und Streßreduktionshypothese herangezogen (spannungslösender und anxiolytischer Effekt von Alkohol). Allerdings ist die Wechselbeziehung von Angsterkrankungen, speziell der Panikstörung, und Alkoholismus sehr komplex, da in einem erheblichen Teil der Fälle die Erstmanifestation der Angstsymptomatik dem Beginn des Alkoholismus folgt (Kushner et al. 1990). Dies gilt weniger für die Agoraphobie und soziale Phobie, sondern vor allem für die Panikstörung, die generalisierte Angsterkrankung und die Zwangsstörung. Interessanterweise kann durch die Zufuhr von Alkohol Angst, insbesondere Panikattacken, ausgelöst werden (Übersicht bei Cox et al. 1990).

Auf neurochemischer Ebene könnte sowohl eine Dysfunktion im noradrenergen System (George et al. 1990) als auch im GABA- und Serotoninsystem (Tollefson 1991) sowie eine erhöhte zerebrale Erregbarkeit für das Auftreten von Angst bei Alkoholikern von Bedeutung sein.

8.2.2 Therapie

Eine Reihe von Befunden belegen, daß Alkoholiker mit Angsterkrankung die Symptome eines Alkoholentzugssyndroms intensiver als andere Alkoholabhängige erleben bzw. schwere Entzugssymptome aufweisen. Eventuell sind hier höhere Dosen sedierende Medikamente notwendig. Speziell bei Patienten mit Panikstörung kann Koffein neue Angstattacken triggern, so daß unter präventiven Gesichtspunkten eine Vermeidung oder Reduktion des Koffeinkonsums angestrebt werden sollte.

Eine psychopharmakologische Behandlung von Alkoholabhängigen ist dann sinnvoll, wenn nach mindestens 2–4 Wochen Abstinenz die Angststörung persistiert. Für akute Angstattacken, speziell Panikattacken, bieten sich Anxiolytika an. Klassische Anxiolytika, etwa vom Typ der Benzodiazepine, besitzen aber ein erhebliches Suchtpotential und sind daher zur Therapie Alkoholabhängiger außerhalb der Entzugsbehandlung und bei akuten Panikattacken kontraindiziert. Außerdem ist die Beeinträchtigung kognitiver Funktionen und der Reaktionsfähigkeit durch Benzodiazepine zu bedenken, erst recht in Kombination mit Alkohol. Vergleichbares gilt für andere Sedativa/Anxiolytika.

Bei der Panikstörung ist vor allem an den Einsatz von Trizyklika zu denken. Das diesbezüglich am besten untersuchte Trizyklikum ist Imipramin (Tofranil). Hier sind im Regelfall zur Rezidivprophylaxe Dosen von 50–150 mg/die indiziert. Alternativ können Serotoninwiederaufnahmehemmer vom Typ des Fluvoxamin (Fevarin, bis 150 mg/die) oder Fluoxetin (Fluctin, 40–60 mg/die) versucht werden. Ein mögliches Problem kann dabei die relativ schlechte Verträglichkeit z. B. von Fluvoxamin bei Alkoholikern sein (Kranzler et al. 1990). Erst in zweiter und dritter Linie ist an andere Psychopharmaka wie z. B. niederpotente Neuroleptika, Trazodon (Thombran) und reversible MAO-Hemmern wie Moclobemid (Aurorix) zu denken (Böning 1992). Über den Einsatz von β-Blockern bei Alkoholabhängigen mit Angststörung liegen noch keine gesicherten Befunde vor, speziell bei Patienten mit sozialer Phobie kann aber ein solcher Therapieversuch gerechtfertigt sein.

Besonders gut untersucht ist bei Alkoholabhängigen mit Angststörung das serotonerg wirkende Anxiolytikum Buspiron (Bespar, s. Tabelle 3), das zudem den Vorteil hat, kein oder ein nur ganz geringes Suchtpotential zu besitzen (Bohn . Hersh 1994). Buspiron konnte im Tierversuch die Alkokolaufnahme senken. In einer offenen klinischen Untersuchung konnte gezeigt werden, daß Buspiron sowohl die Angstsymptomatik wie das Verlangen Alkohol zu trinken vermindern konnte (Kranzler u. Myers 1989). In eine ähnliche Richtung deuten frühere Befunde von Bruno (1989) und eine Untersuchung von Toll-

Tabelle 3. Buspiron bei Alkoholabhängigen – bei Alkoholikern mit Angstsymptomatik

Autor	n	Ergebnis
– Bruno (1989) (randomisiert, plazebokontrolliert)	50	Craving für Alkohol reduziert
– Tollefson et al. (1992) (randomisiert, plazebokontrolliert)	50	Geringere Drop-out-Rate, geringeres Craving und Alkoholkonsum
– Malcolm et al. (1992)	57	Kein Effekt auf Angst oder Alkoholkonsum
– Kranzler et al. (1995)	61	Verbesserung der Angstsymptomatik, geringere Trinkmenge
Ohne Angsterkrankung – Malec et al. (1996)	50	Kein Wirknachweis bei Alkoholikern ohne Angstsymptomatik

efson et al. (1992). In der erstgenannten Untersuchung, einer 8-wöchigen plazebokontrollierten Doppelblindstudie an 50 Patienten mit mäßigem Alkoholmißbrauch war die Drop-out-Rate in der Gruppe der mit Buspiron (15–30 mg) behandelten Alkoholiker signifikant niedriger als in der Kontrollgruppe und Buspiron schien sowohl das „craving" wie auch die Alkoholaufnahme deutlich zu reduzieren (Bruno 1989), während sich hinsichtlich der Gesamtmenge des konsumierten Alkohols zwischen den untersuchten Gruppen keine bedeutsamen Unterschiede fanden. Malcolm et al. (1992) wiederum fanden, daß Buspiron in einer Dosis von 45–60 mg/die weder den Alkoholkonsum, noch die Angstsymptomatik besser beeinflußte als Plazebo.

Dagegen zeigte eine 12-wöchige plazebokontrollierte Studie an 61 Alkoholabhängigen von Kranzler et al. (1995) einen signifikanten Effekt von Buspiron (40–60 mg/die) auf beide Variablen, wobei die meisten Patienten an einer generalisierten Angststörung litten. Begleitend zur Pharmakotherapie wurde eine Psychotherapie zur Rückfallprävention durchgeführt. Die Beeinflussung der Angstsymptomatik war dabei insgesamt deutlicher als der Effekt auf die Trinkmenge. Eine neuere plazebokontrollierte Doppelblindstudie an 57 Alkoholabhängigen ohne Angsterkrankung (Behandlungsdauer 2 Wochen) zeigte einen günstigen Effekt von Buspiron auf die Psychopathologie des Patienten, nicht aber hinsichtlich des Alkoholkonsums (Malec et al. 1996).

Am effektivsten ist im Regelfall die Kombination psychopharmakologischer mit psychotherapeutischen Verfahren. Hier ist in erster Linie an kognitiv-verhaltenstherapeutisch orientierte Therapien sowie Entspannungstechniken zu denken, erst in zweiter Linie an tiefenpsychologisch-analytisch ausgerichtete Therapien. Wichtige Therapieziele sind hier die Verbesserung des Selbstwertgefühls, Steigerung der Frustrationstoleranz und adäquater Umgang mit streß- und angstbesetzten Situationen.

8.3 Alkohol und Schizophrenie

8.3.1 Klinik

Zur Prävalenz von Alkoholmißbrauch und -abhängigkeit bei schizophrenen Patienten wurden in den letzten Jahren zahlreiche Untersuchungen vorgelegt, die fast durchgehend eine gegenüber der Normalbevölkerung erheblich gesteigerte Alkoholismusrate erkennen lassen (Mueser et al. 1990; Soyka 1994; s. auch Kap. 6 von Schütz u. Soyka in diesem Buch). In einer Reihe von überwiegend angloamerikanischen, klinisch-empirischen Arbeiten wurden Prävalenzzahlen für Alkoholmißbrauch/-abhängigkeit bei Schizophrenen von 12–59 % mitgeteilt. In einigen selektonierten Stichproben wurden z. T. noch höhere Raten ermittelt. Neben Alkohol konsumieren Schizophrene vor allem Cannabis und Psychostimulantien, dagegen seltener Narkotika, speziell Opiate. In eigenen Untersuchungen an zwei großen Kollektiven schizophrener Patienten wurde eine „lifetime"-Prävalenz für Alkoholmißbrauch von 17,5 % bzw. 34,6 % gefunden (Soyka et al. 1993). In der amerikanischen „Epidemiological

Catchment Area"-Studie (Regier et al. 1988) konnte bei Schizophrenen mit rund 34 % eine vierfach erhöhte Alkoholismusrate gefunden werden (Helzer u. Pryzbeck 1988). In den meisten Fällen entwickelt sich ein Alkoholismus erst nach Erstmanifestation der Psychose, obwohl auch gegenteilige Verläufe vorkommen. Klinisch unterscheiden sich schizophrene Patienten mit Alkoholismus von anderen Schizophrenen in vielerlei Hinsicht. Sie weisen in der Regel mehr produktiv-psychotische und eher weniger „Negativ"-Symptome auf, haben einen ungünstigeren Krankheitsverlauf, eine höhere Rehospitalisierungsrate, auch eine höhere Rate von Suizidversuchen und aggressiven und deliquenten Handlungen.

8.3.2 Therapie

Bislang liegen nur wenige gesicherte Befunde zur Pharmakotherapie alkoholkranker Schizophrener vor. Die psychopharmakologische Behandlung unterscheidet sich dabei nicht grundsätzlich von der anderer schizophrener Patienten (Mueser et al. 1992;Soyka 1994, 1996). Neuroleptika sollten bei der Exazerbation einer psychotischen Symptomatik in eher mittleren Dosierungen gegeben werden (Siris 1990). Höhere Dosierungen haben sich als therapeutisch kaum überlegen erweisen, außerdem ist bei süchtigen Schizophrenen eine Remission alkohol- oder drogeninduzierter psychotischer Symptome unter Abstinenz zu erwarten. Während ein vermindertes therapeutisches Ansprechen auf Neuroleptika bei verschiedenen Drogen wie z. B. Cannabis beschrieben und ein Cannabis-Neuroleptika-Antagonismus diskutiert wurde (Knudsen u. Vilmar 1984), sind die Befunde hinsichtlich der Interaktion von Alkohol und Psychopharmaka weniger klar. Die hohe Rate an psychotischen Rezidiven bei Schizophrenen mit Substanzmißbrauch könnte neben einer offenkundig hohen Non-Compliance z. T. auch pharmakologische Gründe haben: Soni et al. 1991) fanden, daß Alkohol zu einer Verringerung der Serumspiegel von Neuroleptika (Fluphenazin) führt. Im Einzelfall kann deswegen bei ungenügendem klinischen Ansprechen, wenn möglich, die Messung von Plasmaspiegeln sinnvoll sein. Wegen der hohen Rate an psychotischen Rezidiven und der häufigen Non-Compliance ist bei alkoholkranken Schizophrenen die Indikation zur Behandlung mit Depot-Neuroleptika wie z. B. Haldol-Decanoat sorgfältig in Erwägung zu ziehen. Ein bei Alkoholkranken möglicherweise besonders geeignetes Neuroleptikum ist Flupentixol (Fluanxol), das sowohl oral wie in Depotform gegeben werden kann. Der antipsychotische Effekt dieses Neuroleptikums ist gesichert, und eine Reihe von Befunden deuten auf einen möglichen Anti-Craving-Effekt von Flupentixol bei Alkoholabhängigen hin, wie auch eigene kasuistische Erfahrungen mit Schizophrenen belegen (Soyka u. Sand 1995).

Andere mögliche pharmakologische Interventionen bei alkoholkranken Schizophrenen seien unter Verweis auf weiterführende Literatur (Siris 1990; Soyka 1996b) nur stichwortartig genannt: Biperiden (Akineton) und andere Anticholinergika können helfen, das Risiko für extrapyramidalmotorische

Nebenwirkungen, häufig als Erklärung für einen Substanzmißbrauch bei Schizophrenen genannt, zu vermindern.

Einige Befunde deuten daraufhin, daß Schizophrene mit Alkoholmißbrauch und -abhängigkeit gehäuft an Spätdyskinesien erkranken (Dixon et al. 1992; Olivera et al. 1990). Aus dem selben Grund ist eine Therapie mit atypischen Neuroleptika, in erster Linie Clozapin (Leponex) trotz des bekannten Agranulozytoserisikos und der bei Rauschdrogen verstärkt zu befürchtenden pharmakologischen Interaktionen zu diskutieren. Bei persistierenden depressiven Syndromen, die im Einzelfall manchmal schwierig von pharmakogen induzierten Depressionen abzugrenzen sind, kann auch eine antidepressive Behandlung notwendig werden.

Disulfiram (Antabus), das bei alkoholabhängigen Schizophrenen gelegentlich eingesetzt wird (Kirgsbury u. Salzman 1990), ist bei Schizophrenen im Regelfall kontraindiziert, da Disulfiram selbst schizophrenieähnliche Psychosen verursachen bzw. psychotische Symptome bei remittierten Schizophrenen provozieren kann.

8.4 Psychopharmaka im Indikationsbereich Rückfallprophylaxe

Über den Einsatz bei komorbiden psychischen Störungen hinaus wurden eine Reihe von Psychopharmaka und verwandte Substanzen bei Alkoholabhängigen hinsichtlich der Wirksamkeit im Bereich Rückfallprophylaxe überprüft, wobei hier speziell serotonerge Pharmaka, aber auch einige andere Substanzen überprüft wurden. Dabei ergibt sich nach heutigem Kenntnisstand folgendes Bild:

8.4.1 Serotoninwiederaufnahmehemmer

In einer Reihe von offenen und z. T auch plazebokontrollierten Doppelblindstudien hatten sich verschiedene Serotoninwiederaufnahmehemmer wie Fluoxetin, Citalopram, Sertalin und Fluvoxamin in der Verminderung der Alkoholaufnahme als effektiv erwiesen (Übersicht bei Soyka 1995a). Viele dieser Untersuchungen sind allerdings von kurzer Dauer und die Fallzahl klein. Die meisten Untersuchungen zur möglichen Wirksamkeit von Serotoninwiederaufnahmehemmern als Anti-Craving-Substanz wurden mit Fluvoxamin durchgeführt. Leider konnte eine große europäische plazebokontrollierte Doppelblindstudie an über 500 Patienten keinen Wirksamkeitsnachweis liefern (s. dazu Böning 1996). Ärgerlicherweise sind die Ergebnisse bislang nicht publiziert worden. Negative Ergebnisse lieferten auch eine Untersuchung mit Citalopram (Balldin et al. 1994) und eine größere Doppelblindstudie mit Fluoxetin (Kranzler et al. 1995): In einer 12-wöchigen plazebokontrollierten Untersuchung an 101 alkoholkranken Patienten ohne depressives Syndrom war Fluoxetin in einer Dosis von bis zu 60 mg gegenüber Plazebo hinsichtlich der Beeinflussung der Trinkmenge nicht überlegen. Auch andere Untersuchungen zeigten überwiegend negative Ergebnisse (s. Tabelle 1). Günstigere Befunde lieferte dagegen eine neuere finnische Untersuchung mit Citalopram (Cipramil), die einen gewissen Effekt auf die Abstinenzrate zeigte (Tiihonen et al. 1996). Eine klinisch relevante pharmakologische Interaktion von Citalopram mit Alkohol ist unwahrscheinlich (Lader et al. 1986).

8.4.2 5-HT-Antagonisten

Hier wurde bislang vor allem der 5-HT$_2$-Antagonist Ritanserin untersucht. Tierexperimentelle Befunde hatten eine Effizienz von Ritanserin bei Alkoholabhängigen nahegelegt (Meert u. Janssen 1992). Monti und Alterwain (1991) beschrieben bei 5 alkoholkranken Patienten eine deutliche Minderung von depressiven und ängstlichen Symptomen und eine höhere Abstinenzrate unter einer Therapie mit 10 mg Ritanserin. In einer großen plazebokontrollierten Doppelblindstudie zur Frage der rückfallvermindernden Wirkung bei Alkoholabhängigen war Ritanserin (Dosis 10 mg und 40 mg) gegenüber Plazebo allerdings nicht überlegen (unpublizierte Studie, s. dazu Böning 1996) und auch eine weitere Untersuchung von Naranjo et al. (1995) hat negative Befunde ergeben. Der Einsatz von Ritanserin bei Alkoholikern kann zur Zeit nicht empfohlen werden.

8.4.3 Serotoninagonisten

Die einzige serotoninagonistische Substanz, der derzeit eine gewisse Bedeutung in der Pharmakotherapie der Alkoholabhängigkeit zukommt, ist Buspiron. Zu diesem Medikament ist weiter oben Stellung bezogen worden. Über den möglichen Nutzen anderer serotoninagonistischer Substanzen wie z. B. Ipsapiron oder den 5-HT3-Rezeptor-Antagonisten Ondansetron speziell hinsichtlich des Indikationsbereichs Rückfallprophylaxe liegen noch keine gesicherten Erkenntnisse vor. Immerhin konnte Ondansetron in einer 6-wöchigen Pilotuntersuchung an 71 Patienten einen moderaten Effekt zeigen (Sellers et al. 1994).

8.5 Wichtige pharmakologische Interaktionen von Alkohol mit Psychopharmaka

An dieser Stelle sollen nur die wichtigsten pharmakologischen Interaktionen von Psychopharmaka mit Alkohol dargestellt werden, die in Tabelle 4 zusammenfassend dargestellt sind und z. T. schon oben angesprochen wurden. Dabei spielen sowohl Veränderungen der Bioverfügbarkeit sowie verschiedene pharmakodynamische und pharmakokinetische Interaktionen eine Rolle. Relativ selten sind dagegen toxische Interaktionen vom Disulfiram-Typ (z. B. Chloralhydrat). Akute Alkoholeinnahme führt zu einer Verminderung der

Tabelle 4. Wichtige Interaktionen von Psychopharmaka mit Alkohol

Amphetamin und Metamphetamin:
Fragliche Verringerung der sedierenden Effekte von Alkohol

Anticholinergika:
Verstärkte Beeinträchtigung der Aufmerksamkeit bei gleichzeitiger Einnahme von Alkohol und Atropin

Antiepileptika:
Verstärkung der sedierenden Wirkung, evtl. Verminderung der antikonvulsiven Wirkung

Antihistaminika:
Verstärkte Sedierung und Beeinträchtigung der psychomotorischen Leistungsfähigkeit vor allem bei sedierenden Antihistaminika (Promethazin, Diphenhydramin u. a.)

Barbiturate:
Verstärkte Sedierung, Koordinationsstörungen, Beeinträchtigung der psychomotorischen Leistungsfähigkeit, Hangover. Gefahr von Intoxikationen

Benzodiazepine und andere Hypnotika/Sedativa:
Verstärkte Sedierung, Beeinträchtigung der psychomotorischen Leistungsfähigkeit, Hangover. Gefahr von Intoxikationen
Gelegentlich paradoxe Wirkung von Benzodiazepinen

Bromocriptin:
Evtl. Alkoholunverträglichkeit

Kalziumantagonisten:
Verapamil kann zu einer Erhöhung der BAK führen. Die Bioverfügbarkeit von Nifedipin kann gesteigert sein

Chloralhydrat:
Verstärkung, evtl. sogar Potenzierung der sedierenden Effekte. Gelegentliches Auftreten von disulfiramähnlichen Interaktionen

Lithium:
Fraglich Beeinträchtigung der Koordination und Fahrtüchtigkeit
MAO-Hemmer (Typ A):
Gefahr hypertensiver Krisen bei Einnahme tyraminhaltiger Getränke (Rotwein)

Maprotilin:
Verstärkte Sedierung

Meprobamat:
Verstärkte Sedierung, Gefahr von Intoxikationen

Methaqualon, Diphenhydramin:
Verstärkte Sedierung, Gefahr von Intoxikationen

Metoclopramid:
Fragliche Verstärkung der Absorption von Alkohol und Sedierung

Narkotika (Opiate):
Verstärkung der zentral dämpfenden Wirkung. Gefahr von Polyintoxikationen

Neuroleptika:
Verstärkung, evtl. sogar Potenzierung der zentral dämpfenden Effekte. Beeinträchtigung der psychomotorischen Leistungsfähigkeit und Fahrtauglichkeit in erster Linie durch sedierende Phenothiazine, weniger durch Haloperidol oder Sulpirid. Gefahr (supra-) additiver Verstärkung der zentral dämpfenden Effekte. Evtl. gehäuftes Auftreten extrapyramidalmotorischer Nebenwirkungen

Tabelle 4. Fortsetzung

Nonbenzodiazpin-Anxiolytika:
  Keine direkte Interaktion mit Buspiron, fragliche Beeinträchtigung der Fahrtauglichkeit.
  Verstärkte Sedierung durch Suriclon

Paraldehyd:
  Verstärkte Sedierung, Gefahr von Intoxikationen

Serotoninwiederaufnahmehemmer:
  Die meisten Serotoninwiederaufnahmehemmer wie Fluoxetin scheinen nicht mit Alkohol zu
  interagieren. Fraglich geringe Beeinträchtigung der Aufmerksamkeit durch Fluvoxamin

Sympathomimetika:
  Geringe Verminderung der Wirkung von Adrenalin und Noradrenalin

Traxodon:
  Beeinträchtigung der psychomotorischen Leistungsfähigkeit

Tri- und tetrazyklische Antidepressiva:
  Verstärkung der zentral dämpfenden Wirkung und psychomotorischen Leistungsfähigkeit.
  Die klarsten Befunde liegen für Amitriptylin, Doxepin und Mianserin vor. Plasmaspiegel von
  Trizyklika können z. T. erniedrigt (Amitriptylin,Imipramin), z. T. erhöht sein. Verstärkung
  der Nebenwirkungen im Magen-Darm-Kanal. Cave Intoxikationen!

mikrosomalen Enzymaktivität in der Leber und kann so die Halbwertszeit verschiedener Medikamente beeinflussen, z. B. Antidepressiva. Längere Alkoholbelastung führt dagegen zu einer Induktion des MEOS-Systems und somit u. U. zu einer schnelleren Metabolisierung von Pharmaka. Für die meisten Psychopharmaka gilt: die dämpfende Wirkung der meisten Substanzen wird durch Alkohol verstärkt.

Literatur

Altamura AC, Mauri MC, Girardi T, Panetta B (1990) Alcoholism and depression: a placebo controlled study with Viloxazine. Int J Clin Pharmacol Res X (5): 293–298
Babor TF, Hofmann M, DelBoca FK, Hesselbrock V, Meyer RE, Dolinsky ZS, Rounsaville B (1992) Types of alcoholics, I. Evidence for an empirically derived typology based on indicators of vulnerability and severity. Arch Gen Psychiatry 49: 599–608
Baker KG, Halliday GM, Kril JJ, Harper CG (1996) Chronic alcoholics without Wernicke-Korsakoff syndrome or cirhosis do not lose serotonergic neurons in the dorsal raphe nucleus. Alcohol Clin Exp Res 20: 61–66
Balidin J, Berggren U, Engel J, Eriksson M (1994) Neuroendocrine evidence for reduced serotonergic neurotransmission during heavy drinking. Alcohol Clin Exp Res 18: 822–825
Berlin I, Sald S, Spreux-Varoquanx O et al. (1995) A reversible monoamine oxidase A inhibitor (moclobemide} facilitates smoking cessation and abstinence in heavy, dependent smokers. Clin Pharmacol Ther 58: 444–452
Bohn MJ, Hersh D (1994) Drugs for the treatment of psychiatric comorbidity in alcoholics: recept developments. In: Born GVR, Cuatrecasas P, Ganten D, Herken H, Melmon KI (eds) The pharmacology of alcohol abuse. Springer, Berlin Heidelberg New York Tokyo (Handbook of experimental pharmacology, vol 114, pp 416–441)

Böning J (1992) Pathophysiologische und klinische Grundlagen medikamentöser Rückfall-prophylaxe bei Abhängigkeitserkrankungen. In: Riederer P, Laux G, Pöldinger W (Hrsg) Neuropsychopharmaka, Bd. 6. Springer, Wien New York, S 158–188

Böning J (1996) Supportive medikamentöse Rückfallprophylaxe bei der Alkoholabhängigkeit. Nervenheilkunde 15: 72–79

Brady KT, Sonne SC, Anton R, Ballenger JC (1995) Valproate in the treatment of acute bipolar affective episodes complicated by substance abuse: a pilot study. J Clin Psychiatry 56: 118–121

Bruno F (1989) Buspirone in the treatment of alcoholic patients. Psychopathology 22 (Suppl 1): 49–59

Ciraulo DA, Alderson LU, Chapron DJ, Jaffe, DH, Subbarao B, Kramer DA (1982) Imipramine disposition in alcoholics. J Clin Psychopharmacol 2: 2–7

Ciraulo DA, Barnhill JG, Jaffe JH (1988) Clinical pharmacokinetics of imipramine and desimipramine in alcoholics and normal volunteers. Clin Pharmacol Ther 43: 509–518

Ciraulo DA, Barnhill JG, Jaffe JH et al. (1990) Intravenous pharmakokinetics of 2-hydro-xyimipramine in alcoholics and normal controls. J Stud Alcohol 51: 366–372

Cornelius JR, Fisher BW, Salloum IM, Cornelius MD, Ehler JG (1992) Fluoxetine trial in depressed alcoholics. Alcohol Clin Exp Res 16: 362

Cornelius J, Salloum IM, Cornelius MD, Perel JM, Thase ME, Ehler JG, Mann JJ (1993) Fluoxetine trial in suicidal depressed alcoholics. Psychopharm Bull 29: 195–199

Cox BJ, Norton GR, Swinson RP, Endler NS (1990) Substance abuse and panic-related anxiety: A critical review. Behav Res Ther 28: 385–393

Crane DL (1977) Manic depressive disease in alcoholism. In: Seixas FA (ed) Currents in alcoholism, vol. 2. Grune & Stratton, New York

de la Fuente J-R, Morse RM, Niven RG, Ilstrup DM (1989) A controlled study of lithium carbonate in the treatment of alcoholism. Maxo Clin Proc 64: 177–180

Dixon L, Weiden PJ, Haas G, Sweeney J, Frances AJ (1992) Increased tardive dyskinesia in alcohol-abusing schizophrenic patients. Compr Psychiatry 33: 121–122

Dorus W, Ostrow DG, Anton R et al. (1989) Lithium therapy of depressed and nondepressed alcoholics. JAMA 262: 1646–1652

Fagius J, Osterman PO, Wiholm B-E (1985) Guillain-Barre syndrome following zimelidine treatment. J Neurol Neurosurg Psychiatry 48: 65–69

Fawcett J, Clark DC, Aagesen CA et al. (1987) A double-blind, placebo-controlled trial of lithium carbonate therapy for alcoholism. Arch Gen Psychiatry 44: 248–256

Geller B, Cooper TB, Watts HE, Cosby CM, Fox LW (1992) Early findings from a pharma-cokinetically designed, double-blind, placebo-controlled study of lithium for adolescents with comorbid bipolar and substance dependence disorders. Prog Neuropsychopharmacol Biol Psychiatry 16: 281–299

George DT, Adinoff B, Ravitz B et al. (1990) A cerebrospinal fluid study of the pathophysiology of panic disorder associated with alcoholism. Acta Psychiatr Scand 82: 1–7

Goodwin FK, Jameson KR (1990) Manic depressive illness. Oxford University Press, New York

Hasegewa K, Mukasa H, Nakazawa Y, Kodama H, Nakamura K (1991) Primary and secondary depresion in alcoholism clinical features and family history. Drug Alcohol Depend 27: 275–281

Helzer JD, Pryzbeck TR (1988) The co-occurence of alcoholism with other psychiatric disorders in the general population and its impact on treatment. J Stud Alcohol 49: 219–224

Jaffe JH, Kranzler HR, Ciraulo DA (1992) Drugs used in the treatment of alcoholism. In: Mendelson JH, Mello NK (eds) Medical diagnosis and treatment of alcoholism. McGraw Hill, New York, pp 421–461

Keeler MH, Taylor CI, Killer WC (1979) Are all recently detocified alcoholics depressed? Am J Psychiatry 136: 586–588

Keller MB, Lavori PW, Coryell W et al. (1986) Differential outcome of pure mania, mixed/cycling, and pure depressive episodes in patients with bipolar illness. JAMA 255: 3138–3142

Kellner R, Rada RT (1979) Pharmacotherapy of personality disorders. In: Davis JM, Greenblatt D (eds) Psychopharmacology update: new and neglected areas. Grune & Stratton, Nww York, pp 29–63

Kingsbury SJ, Salzman C (1990) Disulfiram in the treatment of alcoholic patients with schizophrenia. Hosp Community Psychiatry 41: 133–134

Kline NS, Wren JC, Cooper TB, Varga E, Canal O (1974) Evaluation of lithium therapy in chronic and periodic alcoholism. Am J Med Sci 268: 15–22

Knudsen P, Vilmar T (1984) Cannabis and neuroleptic agents in schizophrenia. Acta Psychiatr Scend 69: 162–174

Kranzler HR, Myers RE (1989) An open trial of buspirone in alcoholics. Clin Psychopharmacol 9: 379–380

Kranzler HR, Del Boca FK, Korner P, Brown J (1990) Fluvoxamine is poorly tolerated by alcoholics. In: Naranjo CA, Sellers EM (eds) Novel pharmacological interventions for alcoholism. Springer, Berlin Heidelberg New York Tokyo, pp 304–308

Kranzler HR, Burleson JA, Del Boca FK. Babor TF, Korner P, Brown J, Bohn MJ (1994) Buspirone treatment of anxious alcoholics. A placebo-controlled trial. Arch Gen Psychiatry 51: 720–731

Kranzler HR, Burleson JA, Korner P, Del Boca FK, Bohn MJ, Brown J, Liebowitz N (1995) Placebo controlled trial of fluoxetine as an adjunct to relapse prevention in alcoholics. Am J Psychiatry 152: 391–397

Kranzler HR, Burleson JA, Brown J, Babor TF (1996): Type B alcoholics have poorer drinking related outcomes with fluoxetine treatment. Alcohol Clin Exp Res 20 (Suppl): 89 (Abstract Nr. 516)

Krasner N, Moore MR, Goldberg A, Booth JCD, Frame AH, McLaren AD (1976) A trial of fenfluramine in the treatment of the chronic alcoholic patient. Br J Psychiatry 128: 346–353

Krystal JH, Leaf PJ, Bruce ML, Charney DS (1992) Effects of age aid alcoholism on the prevalence of panic disorder. Acta Psychiatr Scand 85: 77–82

Kushner MG, Sher KJ, Beitman BD (1990) The relationship between alcohol problems and the anxiety disorders. Am J Psychiatry 147: 685–695

Lader M, Melhuish A, Frcka G, Fredricson Overo K, Christensen V (1986) The effects of Citalopram in single and repeated doses and with alcohol on physiological and psychological measures in healthy subjects. Eur J Clin Pharmacol 31: 183–190

Lôo H, Malka R, Defrance R et al. (1988) Tianeptine and amitryptiline. Controlled double-blind trial in depressed alcoholic patients. Neuropsychobiology 19: 79–85

Malcolm R, Anton RF, Randall CL, Johnston A, Brady K, Thevos A (1992) A placebo-controlled trial of buspirone in anxious inpatient alcoholics. Alcohol Clin Exp Res 16: 1007–1013

Malec E, Malec T, Gagné MA, Dongier M (1996) Buspirone in the treatment of alcohol dependence: a placebo-controlled trial. Alcohol Clin Exp Res 20: 307–312

Malka R, Loo H, Ganry H, Souche A, Marey C, Kamoun A (1992) Long-term administration of tianeptine in depressed patients after alcohol withdrawal. Br J Psychiatry 160: 66–71

Mason BJ, Kocsis JH (1991) Desipramine treatment of alcoholism. Psychopharmacology Bull 27: 155–161

Mason BJ, Kocsis JH, Ritvo EC, Cutler RB (1996) A double-blind, placebo-controlled trial of desipramine for primary alcohol dependence stratified on the presence or absence of major depression. JAMA 275: 761–767

McGrath PJ, Nunes EV, Stewart JW et al. (1996) Imipramine treatment of alcoholics with primary depression. A placebo-controlled clinical trial. Arch Gen Psychiatry 53: 232–240

Meert TF, Janssen PAJ (1992) Ritanserin, a new therapeutic approach for drug abuse. Part 1: Effects on alcohol. Drug Develop Res 24: 235–249

Merry J, Reynolds CM, Bailey J, Coppen A (1976) Prophylactic treatment of alcoholism by lithium carbonate: a controlled study. Lancet II: 481–482

Moak DH, Anton RF (1995) An opel-label trial of Sertraline in depressed alcoholic outpatients. Alcohol Clin Exp Res 19 (Suppl): 17A (Abstract Nr. 82)

Monti JM, Alterwain P (1991) Ritanserin decreases alcohol intake in chronic alcoholics. Lancet 337: 60

Müller TI, Rudden S, Stout R, Recupero PR, Gordon A, Brown R (1995) Carbamazepine for alcohol dependence – a pilot study. Alcohol Clin Exp Res 19 (Suppl): 17A (Abstract-Nr.84A)

Mueser KT, Yarnold PR, Levinson DF et al. (1990) Prevelence of substance abuse in schizophrenia: Demographic and clinical correlates. Schizophrenia Bull 16: 31–56

Mueser K, Bellack A, Blanchard J 11992) Comorbidity of schizophrenia and substance abuse: Implications for treatment. J Consult Clin Psychol 60: 845–856

Naranjo CA, Sellers EM, Roach CA, Woodley DV, Sanchez-Craig M, Sykora K (1984) Zimelidine-induced variations in alcohol intake by non depressed heavy drinkers. Clin Pharmacol Ther 35: 374–381

Naranjo CA, Sellers EM, Sullivan JT, Woodley DV, Kadlec K, Sykora K (1987) The serotonine uptake inhibitor citalopram attentuates ethanol intake. Clin Pharmacol Ther 41: 266–274

Naranjo CA, Kadlec KE, Sanhuezza P, Sellers EM (1990) Fluoxetine differentially alters alcohol intake and other consumatory behaviors in problem drinkers. Clin Pharmacol Ther 47: 490–498

Naranjo CA, Poulos CX, Bremner KE, Lanctôt KL (1992) Citalopram decreases desirability, liking, and consumption of alcohol in alcohol-dependent drinkers. Clin Pharmacol Ther 51: 729–739

Naranjo CA, Poulos CX, Lanctôt L, Bremner KE, Kwok M, Umana M (1995) Ritanserin, a central 5-HT2 antagonist, in heavy social drinkers: desire to drink, alcohol intake and related effects. Addiction 90: 893–905

Nunes EV, McGrath PJ, Quitkin FM, Stewart JW, Harrison W, Tricamo E, Ocepete-Welikson K (1993) Imipramine treatment of alcoholism with comorbid depression. Am J Psychiatry 150: 963–965

Olbrich R, Watzl H, Völter M, Siedow H (1991) Lithium in der Behandlung chronischer Alkoholkranker mit zerebralen Schädigungen – eine kontrollierte Studie. Nervenarzt 62: 182–186

Olivera AA, Kiefer MW, Manley NK (1990) Tardive dyskinesia in psychiatric patients with substance abuse. Am J Alcohol Abuse 16: 57–66

Pond SM, Becker CE, Vandervoort R, Phillips M, Bowler RM, Peck CC (1981) An evaluation of the effects of lithium in the treatment of chronic alcoholism. I. clinical results. Alcoholism 5: 247–251

Regier DA, Boyd JH, Burke JD et al. (1988) One-month prevalence of mental disorders in the United States. Arch Gen Psychiatry 45: 977–986

Regier DA, Farmer ME, Rae DS et al. (1990) Comorbidity of mental disorders with alcohol and other drug abuse. Results from the Epidemiologic Catchment Area (ECA) Study. JAMA 264: 2511–2518

Roccatagliata G, Albano C, Maffini M, Farelli S (1980) Alcohol withdrawal syndrome: treatment with trazodone. Int. Pharmacopsychiatry 15: 105–110

Roig MG, Bello F, Burguillo FJ, Cachaza JM, Kennedy JF (1991) In vitro interaction between psychotropic drugs and alcohol dehydrogenase activity. J Pharm Sci 80: 267–270

Romach MK, Sellers EM, Kaplan HL, Somer G, Sobell MC, Sobell LC (1996) Efficacy of dexfenfluramine (DEX) in the treatment of alcohol dependence. Alcohol Clin Exp Res 20 (Suppl): 90 (Abstract Nr. 520)

Salvato FR, Mason BJ, Williams LD (1995) Sertraline treatment of depression concomitant with nalmefene treatment of alcoholism: a case study. Alcohol Clin Exp Res 19 (Suppl): 17A (Abstract Nr. 79)

Sandoz M, Vandel S, Vandel B, Bonin B, Allers G, Valmont R (1983) Biotransformation of amitryptiline in alcoholic depressive patients. Eur J Clin Pharmacol 24: 615–621

Schottenfeld RS, O'Malley sS, Smith L et al. (1989) Limitation and potential hazards of (?) maois in the treatment of depressive symptoms in abstinent alcoholics. Am J Drug Alcohol Abuse 15: 339–344

Sellers EM, Toneatto T, Romach MK, Somer GR, Sobell LC, Sobell MB (1994) Clinical efficacy of the 5-HT$_3$ antagonist ondansetron in alcohol abuse and dependence. Alcohol Clin Exp Res 18: 879–885

Siris SG (1990) Pharmacological treatment of substance abusing schizophrenic patients. Schizophrenia Bull 16: 111–122

Soni SD, Bamrah JS, Krska J (1991) Effects of alcohol on serum fluphenazine levels in stable chronic schizophrenics. Hum Psychopharmacol 6: 310–316

Sonne SC, Brady KT, Morton A (1994) Substance abuse and bipolar affective disorder. J Nerv Ment Dis 182: 349–352

Soyka M (1994) Sucht und Schizophrenie. Nosologische, klinische und therapeutische Fragestellungen. 1. Alkoholismus und Schizophrenie. Fortschr Neurol Psychiatr 62: 71–87

Soyka M (1995a) Die Alkoholkrankheit – Diagnostik und Therapie. Chapman & Hall, Weinheim

Soyka M (1995b) Naltrexon in der Behandlung von Abhängigkeitserkrankungen. Psychopharmakotherapie 3: 110–114

Soyka M (1996a) Clinical efficacy of acamprosate in the treatment of alcoholism. In: Soyka M (ed) Acamprosate in relapse prevention of alcoholism. Springer, Berlin Heidelberg New York Tokyo, pp 155–171

Soyka M (1996b) Dual diagnosis in patients with schizophrenia. Issues in pharmacological treatment. CNS Drugs 5: 414–425

Soyka M (1997) Alkoholismus – eine Krankheit und ihre Therapie. Stuttgart, Wissenschaftliche Verlagsgesellschaft

Soyka M, Sand P (1995) Flupenthixol treatment in a patient with both schizophrenia and alcoholism. Pharmacopsychiatry 28: 64–65

Soyka M, Albus M, Finelli A et al. (1993) Prevelence of alcohol and drug abuse in schizophrenic inpatients. Eur Arch Psychiatry Clin Neurosci 242: 362–372

Soyka M, Hollweg M, Naber D (1996) Alkohol und Depression. Nervenarzt 67: 891–895

Stolberg-Stolberg Graf zu H (1982) Die Behandlung depressiver Syndrome bei chronischem Alkoholismus mit Trazodon. Therapiewoche 32: 1397–1399 Tiihonen J, Ryynänen O-P, Kauhanen J, Hakola HPA, Salaspuro M (1996) Citalopram in the treatment of alcoholism: a double-blind placebo-controlled study. Pharmacopsychiatry 29: 27–29

Tollefson GD (1991) Anxiety and alcoholism: a serotonin link. Br J Psychiatry 159 (Suppl 12): 34–49

Tollefson GD, Montague-Clouse J, Tollefson SL (1992) Treatment of comorbid generalized anxiety in a recently detoxified alcoholic population with a selective serotonergic drug (buspirone). J Clin Psychopharmacol 12: 19–26

Winokur G, Cook B, Liskow B, Fowler R (1993) Alcoholism in manic depressive (bipolar) patients. J Stud Alcohol 54: 574–576

Young LD, Keeler MH, Martin M (1977) Sobering data on lithium in alcoholism. Lancet 2: 481–482

Diskussion zu Vortrag 8

Von Priv.-Doz. Dr. M. Soyka

D. Ladewig
Zur Zeit müssen wir meines Erachtens die Situation so hinnehmen wie sie ist, denn es gibt noch keine echten Alternativen. Wir brauchen dringend weitere Untersuchungen, auf deren Basis sich einheitliche Therapieempfehlungen ableiten lassen. Insbesondere von der biologischen Forschung erhoffe ich die Identifizierung diagnostisch nutzbarer Kriterien, anhand derer sich Subgruppen von Alkoholabhängigen differenzieren lassen, die idealerweise spezifisch psychopharmakologisch behandelt werden können.

W. Zieglgänsberger
Welchen Mechanismus betrachtet man denn als entscheidend für die Anti-Craving-Wirkung von Flupentixol? An welchen Strukturen soll die Dopaminblockade wirksam werden?

M. Soyka
Fluanxol ist meines Wissens bisher das einzige Neuroleptikum, das als Anti-Craving-Medikament erforscht wird. Es beeinflußt verschiedene Rezeptoren. Der D1-Antaganismus wird aber als der wesentliche Mechanismus angesehen.

L. G. Schmidt
Es gibt auch zum Haldol eine Arbeit, die gezeigt hat, daß es in niedriger Dosierung das Craving reduziert. Als Wirkungsmechanismus diskutiert man eine Blockade des Autorezeptors mit Zunahme der synaptischen Dopaminkonzentration.

J. Böning
Denselben Mechanismus vermutet Herr Janssen übrigens auch für Flupentixol. Neben dem direkten Angriff an D1- und D2-Rezeptoren beeinflußt Flupentixol nach dieser Hypothese auch D1- und D2-Autorezeptoren im mesolimbischen System.

Das von Herrn Ladewig angesprochene Problem des Plazeboeffektes kann ich nur unterstreichen. Das ritualisierte Procedere und die Rahmenbedingungen des Programms der Rückfallprophylaxe haben einen entscheidenden Einfluß. Von den Substanzen, die wir in den letzten Jahren geprüft haben, hatte Ritanserin mit etwa 80 % die höchste Haltequote im Halbjahr – obwohl es nachweislich unwirksam ist.

W. Maier
Wieviele Anxiolytika sind denn bezüglich ihrer rückfallprophylaktischen Wirksamkeit bei Patienten mit Alkoholabhängigkeit und primärer Angsterkrankung schon geprüft worden? Die Wirksamkeit von Bespar läßt ja vermuten, daß möglicherweise auch andere Anxiolytika bei alkoholabhängigen Patienten mit primärer Angsterkrankung wirksam sind.

M. Soyka
Diese Vermutung liegt natürlich nahe. Mir sind aber für andere Anxiolytika keine Studien zur Rückfallprophylaxe bei Alkoholabhängigen bekannt.

W. Maier
Könnte das vermehrte Auftreten tardiver Dyskinesien bei alkoholabhängigen Schizophrenen den 5-HT2A-Rezeptor involvieren? Wenn nämlich Alkohol 5-HT2A-agonistisch wirkt, dann bestände die Chance, daß sich tardive Dyskinesien durch 5-HT2A-Antagonisten bessern. Gibt es Untersuchungen in dieser Richtung?

M. Soyka
Das ist schwer zu sagen. Auch die Autoren dieser Studien bieten keine Erklärung dafür an, warum tardive Dyskinesien bei alkoholabhängigen Schizophrenen häufiger auftreten. Spekulieren läßt sich natürlich viel. Vielleicht ist die Hirnschädigung die Ursache oder eine veränderte Sensitivität von Dopaminrezeptoren. Ein Zusammenhang mit dem Serotoninstoffwechsel wurde zwar meines Wissens bisher noch nicht diskutiert. Aber denkbar wäre er schon.

P. de Jongh
Für die rückfallprophylaktische Wirksamkeit von Buspiron bei Alkoholabusus ist wahrscheinlich auch von Bedeutung, daß Buspiron auch eine relativ hohe Affinität zu dopaminergen Rezeptoren besitzt. Ursprünglich wurde es sogar als Neuroleptikum entwickelt.

N. N.
Tardive Dyskinesien und Akathisien treten auch beim Entzug von Opiatabhängigen auf. Hier scheint also ebenfalls ein Zusammenhang zu bestehen, für den es noch keine befriedigende Erklärung gibt.

M. Soyka
Bei Haschischkonsomenten konnte man zeigen, daß tardive Dyskinesien offenbar häufiger auftreten. Für andere Rauschdrogen ist das meiner Kenntnis nach nicht so klar erwiesen.

G. Ritzel
Liegen schon breitere Erfahrungen zur routinemäßigen Anwendung von Acamprosat vor?

M. Soyka

Aus klinischen Prüfungen mit Acamprosat liegen bisher europaweit Erfahrungen an etwa 4000 Patienten vor. Die breiteste klinische Erfahrung mit Acamprosat dürfte in Frankreich vorhanden sein, dort ist das Präparat seit etwa 4 Jahren im Handel. Leider gibt es aber fast keine aussagefähige Begleitforschung, die uns die Indikationsstellung erleichtern würde.

Ich glaube, Acamprosat wird den ihm zustehenden Platz in der Behandlung der Alkoholabhängigkeit erlangen. Wir wissen allerdings noch nicht, welche Patientengruppen für eine Therapie mit Acamprosat besonders geeignet sind. Eine differentielle Indikationsstellung würde sicher die Responderquoten verbessern, sie ist aber erst möglich, wenn klar abgrenzbare Subtypen der Alkoholabhängigkeit identifiziert worden sind. Das ist aber ein grundsätzliches Forschungsdefizit, das nicht nur Acamprosat betrifft, sondern alle in diesem Bereich eingesetzten Pharmaka.

N. N.

Wir setzen Acamprosat breit ein und haben damit sehr positive Erfahrungen. Selbst stark abhängige, langjährig erkrankte und häufig rückfällige Patienten mit eher ungünstiger Prognose zeigen unter diesem Medikament oftmals eine erstaunliche Besserung.

M. Soyka

Das berichten auch Kollegen aus Bezirkskrankenhäusern des öfteren. Zum Teil wird auch ein gewisser anxiolytischer Effekt gesehen. Aus eigener Erfahrung kann ich das nicht so bestätigen.

W. Zieglgänsberger

Wie ich kürzlich von Herrn Ulmer erfahren habe, beobachtet er hinsichtlich der Wirksamkeit von Acamprosat je nach Trinkstil des Patienten ganz auffällige Unterschiede: Gute Erfolge sieht er bei sog. Spiegeltrinkern, die mehr oder weniger kontinuierlich höhere Alkoholmengen zu sich nehmen. Gar keinen Effekt sieht er dagegen bei Patienten vom Typ des Quartalssäufers, der sich nur alle 5–6 Wochen einmal richtig betrinkt. Diese Beobachtung halte ich für sehr interessant, denn genau das würde ich nach unseren molekularbiologischen Daten auch erwarten. Bei einem diskontinuierlichen Trinkstil wie im Falle des Quartalssäufers können sich nämlich bestimmte neuroplastische Vorgänge, über die ich noch reden werde, nicht so ausprägen wie bei stetigem Alkoholkonsum.

J. Böning

Herr Lesch, Österreich, sieht eine sehr gute Wirkung von Acamprosat bei Alkoholikern vom Typ 1 der von ihm entwickelten Typologie, der einem primär Alkoholabhängigen ohne Komorbidität entspricht. Bei diesem Typ wirkt die Substanz insbesondere auch gegen das Craving, das frühe konditionierte Entzugssyndrom. Auch beim Typ 2, dem Alkoholiker mit ängstlich getönten, depressiven Zügen, ist noch ein Effekt feststellbar. Bestehen jedoch ausgeprägte affektive Störungen wie beim Typ 3, oder Zeichen einer hirnorganischen Schädigung wie beim Typ 4, dann wirkt es überhaupt nicht.

N N. (Tübingen)
Eine kurze Bemerkung zum unterschiedlichen Abschneiden von Naltrexon in den Studien zur Therapie des Craving: Wie eine neue Untersuchung aus den USA zeigt, tritt der Anti-Craving-Effekt von Naltrexon möglicherweise erst bei Tagesdosen ab 100 mg in Erscheinung. In der Mehrzahl der Studien wurden aber nur 50 mg verwendet, d. h., vielleicht war es dort einfach unterdosiert.

G. A. Wiesbeck
Noch einmal zum Naltrexon: In der erwähnten Studie von Volpicelli et al. bestand mindestens die Hälfte der Patienten aus impulskontrollgestörten Psychopathen. Diese Klientel mit den Standardalkoholikern zu vergleichen, wie wir sie in Unterfranken normalerweise rekrutieren, ist absolut unmöglich. Das sind völlig verschiedene Typen.

N. N. (Tübingen)
Vergleicht man die positiven Abstinenzraten, dann war Naltrexon in dieser Studie ebenso gut wirksam wie Acamprosat. Daß für Naltrexon trotzdem kein signifikanter Effekt herauskam, lag an der hohen Plazeboeffizienz. Im Vergleich dazu war die Plazebo-Response beim Acamprosat deutlich niedriger. Möglicherweise ist das also eine Frage des Settings und nicht eine Frage des Medikaments.

J. Böning
Auch ich habe – trotz des negativen Gesamtergebnisses der deutschen multizentrischen Studie – nach unseren eigenen Erfahrungen eher den Eindruck, daß Naltrexon in der Therapie des Alkoholismus wirksam ist, sowohl in der Rückfallprophylaxe als auch als Anti-Craving-Substanz. Möglicherweise haben sich bei der Gesamtauswertung einzelne Zentrumseffekte überdeckt, so daß der therapeutische Effekt nivelliert worden ist.

9 Rückfallprophylaxe bei Alkoholabhängigkeit

M. Gastpar und M. Banger

Obwohl die chronische Alkoholabhängigkeit eine schwerwiegende psychische Erkrankung mit Neigung zu Progredienz und zum Rezidiv ist, gibt es – neben der klassischen, hochschwelligen, mehrmonatigen stationären Entwöhnungsbehandlung – wenig allgemeine akzeptierte Verfahren zur Rückfallprophylaxe. Vor dem Hintergrund neuer Forschungsergebnisse über die biologischen, psychologischen und psychosozialen Entstehungsbedingungen der Abhängigkeit hat sich in der Therapie des Alkoholismus ein Paradigmawechsel vollzogen. So führen Rückfälle während der Therapie nicht mehr automatisch zum Abbruch oder zum Rückversetzen an den Behandlungsbeginn, sondern zu einer intensiven therapeutischen Bearbeitung der intrapsychischen Situation vor und nach dem Rückfall unter Berücksichtigung moderner Craving-Konzepte. Zur Zeit stehen die unterschiedlichen therapeutischen Strategien (stationäre Entwöhnung, psychosozial orientierte ambulante Behandlung, medikamentöse „Anti-Craving"-Therapien und verhaltenstherapeutische Interventionen) kaum hierarchisiert nebeneinander. Da der größte Teil der Patienten ausschließlich vom Hausarzt behandelt wird, muß im Versorgungsbereich eine Vernetzung der Kliniken mit den komplementären Diensten und den niedergelassenen Ärzten in regionale Verbundsysteme realisiert werden.

Bei einer Reihe von psychischen Erkrankungen gehört eine qualifizierte Rückfallprophylaxe bereits zum psychiatrischen Standardrepertoire (Helmchen u. Pietzcker 1983). Obwohl die chronische Alkoholabhängigkeit eine schwerwiegende, psychische Erkrankung mit Neigung zur Progredienz und zum Rezidiv ist, sieht dies bei ihr anders aus. Die allgemeine Meinung der Bevölkerung zur Behandlung von Abhängigen ist, daß diese Behandlungsformen ineffektiv sind (O´Brian 1994). Im Kontrast hierzu kennen die meisten aus der Bevölkerung Personen, die an Diabetes, koronarer Herzerkrankung oder Arthritis leiden, Krankheiten, die ebenfalls persistieren. In der öffentlichen Meinung ist die Behandlung dieser Erkrankungen dagegen nicht ineffektiv. Vermutlich haben die Alkoholismusforscher in der Vergangenheit diese Sichtweise dadurch unterstützt, daß sie sich auf das Konzept der völligen Abstinenz konzentriert haben. Damit ist jeder Rückfall als Behandlungsversagen zu werten. Neben der klassischen, hochschwelligen, mehrmonatigen, stationären Ent-

Bayer-ZNS-Symposium, Bd. XII
Alkoholismus als psychische Störung
Hrsg. M. Soyka u. H.-J. Möller
© Springer-Verlag Berlin Heidelberg 1997

wöhnungsbehandlung gibt es wenig allgemein akzeptierte Verfahren zur Rückfallprophylaxe in der Bundesrepublik Deutschland. Insbesondere Betroffene mit
ungünstiger Prognose, wenig Eigenmotivation, Mehrfachabhängigkeit, Chronifizierung, Komorbidität, Multimorbidität und Folgeschäden wurden und werden durch dieses System nicht erreicht. Die Weiterentwicklung des Wissens über
die biologischen, psychologischen und psychosozialen Entstehungsbedingungen
der Abhängigkeit haben zur Notwendigkeit geführt, das Hilfesystem für alkoholabhängige Patienten zu reformieren (Finkbeiner et al. 1996). Dabei hat sich auch
ein Paradigmawechsel vollzogen. Rückfälle während einer laufenden Therapie
führen nicht mehr automatisch zur Behandlungsbeendigung oder zur Rückversetzung an den Behandlungsbeginn, sondern zu einer intensiven therapeutischen Bearbeitung der intrapsychischen Situation vor und nach dem Rückfall unter Berücksichtigung moderner Cravingkonzepte. Um die Ergebnisse
unterschiedlicher Präventionsstrategien überhaupt miteinander vergleichen zu
können, sind methodische Fragen im Vorfeld zu klären (Fichter u. Frick 1992).
Hierzu zählen die Sektionsmechanismen, die bei der Stichprobenauswahl wirksam waren, die Repräsentativität und Homogenität der Stichprobe, die Frage,
ob die Untersuchung prospektiv ausgerichtet ist, das Katamneseintervall, die
Berücksichtigung längerfristiger Verläufe, die Operationalisierung der Behand-
lungsinterventionen, die Erfassung von psychosozialen Umfeldfaktoren etc.
Außerdem ist es notwendig, zentrale Begriffe scharf zu definieren (Körkel u.
Lauer 1988) wie den Ausschluß der Behandlung durch andere Institutionen und
Outcome-Kriterien. Ist der einmalige Genuß einer alkoholhaltigen Praline ein
Rückfall („relapse") oder ein Ausrutscher („slip") oder unterhalb der Relevanz-
grenze? Rückfälle gehören auch bei langjährig abstinenten alkoholabhängigen
Patienten zum klinischen Bild. Als Metapher für einen Rückfall entwickelte
Marlatt (1985) das Bild einer Safirnadel, die beim Abspielen einer Platte aus
der Rille springt. Die Nadel bewegt sich in der Rille von der Vergangenheit in
die Zukunft, doch die Entgleisung („lapse") der Nadel tritt unmittelbar im gegenwärtigen Augenblick auf. So wird ein Rückfall als ein Ereignis, das zumindest zeitweise das Gesamtprogramm einer Gewohnheitsänderung unterbricht,
aufgefaßt. Wie Tonabnehmer und Tonarm wirken viele Kräfte auf das Zusam-
menspiel von Nadel und Rille ein und viele verschiedene Faktoren können zu
einer Entgleisung der Nadel (Rückfall) führen. Der Auslösemechanismus einer
solchen Entgleisung ist aber nur das letzte Glied einer längeren Kette (Abb. 1;
Soyka 1995a). DiClemente (1981) und DiClemente u. Prochaska (1985) haben
ein bei Rauchern empirisch fundiertes integriertes Phasenmodell der Motiva-
tionsentwicklung vorgestellt (Abb. 2). Entscheidend für das Modell ist, daß es
nicht nur darum geht, bestimmte Bewältigungsreaktionen einzugehen, sondern,
daß auch der Zeitpunkt von ausschlaggebender Bedeutung ist. Danach stellt
sich der Ablösungsprozeß von Suchtmitteln in fünf Phasen dar, die im Sinne
eines Kreislaufes mehrfach durchlaufen werden können. Dieses „Drehtür-
schema" beginnt mit der Besinnungsphase, mündet in die „Entscheidungsstufe",
führt dann, wenn der Kreislauf nicht verlassen wird zur „Umsetzungsphase". In
der darauffolgenden „Beibehaltungsphase" spielen sich Einstellungsänderungen
und Neubewertungsprozesse ab. Wird die betreffende Person rückfällig, so

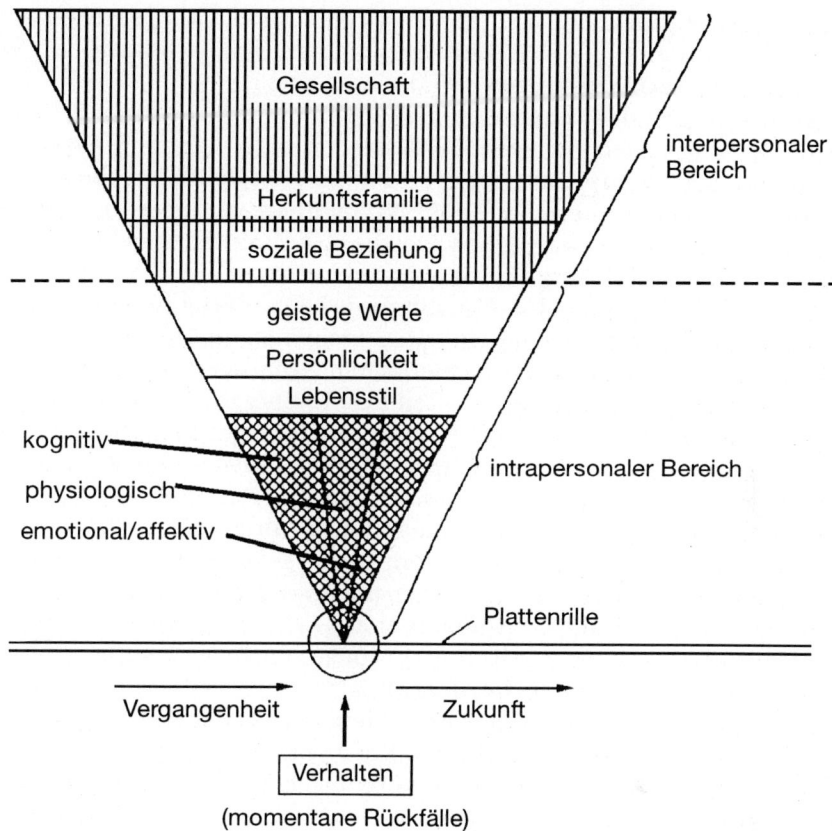

Abb. 1. Entstehung eines Alkokolrückfalls nach Marlatt (1985). (Nach Soyka 1995a)

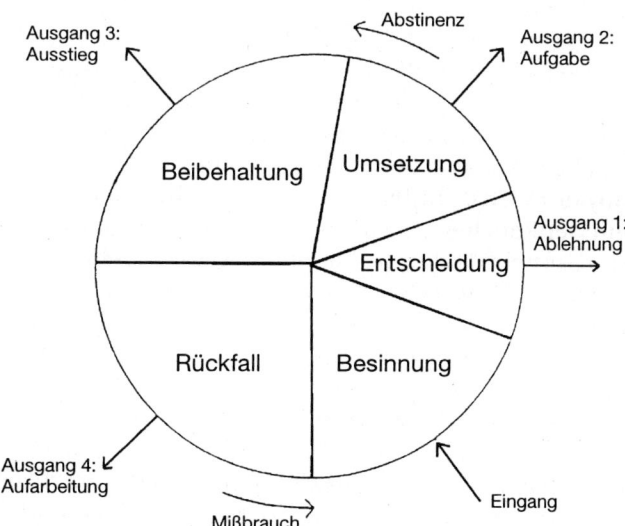

Abb. 2. Das Phasen-modell der Motivations-entwicklung nach Di-Clemente u. Prochaska (1985). (Nach Petry 1993)

kommt es in der „Rückfallphase" zu schwierigen Verarbeitungsprozessen, woraus sich anschließend ein neuer Versuch zur Überwindung der Suchtproblematik ergeben kann (Petry 1993).

In einer großen deutschen Multicenterstudie konnten Küfner u. Feuerlein (1989) konkrete Daten vorlegen. 56 % der Patienten lebten 6 Monate nach Beendigung der Therapie abstinent und 9 % waren deutlich gebessert. Nach weiteren 12 Monaten berichteten 46 %, abstinent zu leben und 10 % der Patienten waren gebessert. Doch welche Alkoholiker wurden eigentlich untersucht? Nach Wienberg (1995) nehmen in Deutschland pro Jahr nur 1 % aller Alkoholabhängigen eine Entwöhnungsbehandlung in Anspruch. Etwa 2,5 % der Abhängigen werden ein- oder mehrmals im Jahr körperlich entgiftet, ca. 25 % werden aus unterschiedlichen Gründen in allgemeinen Krankenhäusern behandelt. Der größte Teil der Alkoholabhängigen (70 %) wird von Allgemeinärzten zumindest einmal pro Jahr gesehen. Somit sind die Behandlungsprogramme, wie Mann u. Mundle (1996) schließen, zwar effizient, erreichen aber nur wenige Betroffene. Die Patienten sind besonders in den ersten Monaten nach einer Behandlung vulnerabel für einen Alkoholrückfall. Neue Konzepte, die auch vom niedergelassenen Allgemeinarzt in Zusammenarbeit mit Suchttherapeuten angewandt werden können, sind somit dringend notwendig. Weithmann et al. (1996) berichteten, daß der Anteil von Patienten, die innerhalb von 10 Monaten mehrfach entzugsbehandelt wurden, im Psychiatrischen Landeskrankenhaus Weißenau bei 51,8 % lag. Diese Patienten stellten nicht nur unter dem Aspekt der Behandlungskosten eine problematische Teilpopulation dar. Mit jeder Wiederaufnahme wird die Gefahr vergrößert, daß sich bei den Betreuern eine Haltung therapeutischer Hoffnungslosigkeit verfestigen kann. Daneben beschreiben die Autoren, daß durch die stationären Einweisungen auch soziale, psychische und physische Folgen von Trinkexzessen für den Patienten bzw. seine soziale Umgebung kurzfristig soweit „entschärft werden", daß eine grundlegendere Veränderung der Lebenskonstellation nicht mehr notwendig erscheint. Die Möglichkeit einer stationären Entgiftung ist dann in den Routineablauf eines weiterhin alkoholzentrierten Lebensstils integriert und kann zu dessen Chronifizierung beitragen. Die Komplexität der Ausgangslage, die unzureichenden Langzeitergebnisse unter Berücksichtigung aller alkoholabhängigen Menschen in der Bevölkerung, daneben auch divergierende Meinungen unter den Experten, fahrt dazu, daß neue Standards formuliert werden müssen.

Die amerikanische Vereinigung der Psychiater (APA) hat solche Guidelines entwickelt und 1995 publiziert. Die folgenden Ausführungen sind hieran angelehnt.

9.1 Ziele der Behandlung

1. Abstinenz oder Reduktion der Substanzeinnahme. Das ideale Ergebnis einer Behandlung eines Patienten mit Alkoholabhängigkeit ist die völlige

Beendigung des Substanzmißbrauchs. Jedoch sind viele Patienten nicht in der Lage oder nicht ausreichend motiviert, dieses Ziel zu erreichen, insbesondere in frühen Phasen der Behandlung. Solchen Patienten kann dennoch geholfen werden, um direkte oder indirekte Effekte des Substanzmißbrauches zu reduzieren oder zu minimieren.

2. Reduktion in der Frequenz und in dem Schweregrad der Rückfälle. Ein wesentlicher Fokus bei der Rückfallprävention ist, Patienten dabei zu helfen, Situationen zu identifizieren, die für sie mit einem hohen Rückfallrisiko einhergehen und alternative Möglichkeiten für sie zu entwickeln. High-risk-Situationen können Craving einschließen. In der Literatur wird unterschieden zwischen dem physiologisch determinierten Craving, das sich nach dem Absetzen einer abhängigkeitserzeugenden Substanz und somit als Symptom eines körperlichen Entzugssyndroms entwickelt, und dem psychischen Craving (Newlin 1992). Das psychische Craving kann auch nach einer längeren alkoholfreien Phase auftreten und z. B. einen Rückfall begünstigen oder sogar auslösen (Marlatt 1985). Aus verhaltenstheoretischer Sicht ist Craving ein kontrollierter kognitiver Prozeß der Annäherung und Orientierung an Drogen (Tiffany 1990). Darüber hinaus umfaßt psychisches Craving affektive und Verhaltenskomponenten (Newlin 1992). Es ist wichtig für Psychiater und für ihre Patienten, den chronischen, zum Rückfall neigenden Charakter der Alkoholabhängigkeit zu erkennen. Eine Reduktion der Frequenz im Schweregrad eines Rückfalls ist häufig ein realistischeres Ziel, als die komplette Verhinderung weiterer „nasser Episoden".

3. Verbesserung in der psychosozialen Adaptation. Alkoholmißbrauch ist häufig assoziiert mit Auseinandersetzungen in der sozialen Umgebung, Vereinsamung, Problemen mit dem Partner, mit der Familie, verschlechterten Schul- oder Arbeitsleistungen, finanziellen und rechtlichen Probleme. Alkoholabhängigkeit ist regelmäßig verbunden mit der unzulänglichen Entwicklung, altersadaptierte interpersonelle „coping skills" zu entwickeln (Khantzian u. Treece 1985).

9.2 Bestimmung des Status Quo

Die Bestimmung schließt die folgenden Bereiche mit ein:

1. Systematische Exploration über den Schweregrad einer etwaigen Intoxikation, dem Schweregrad von damit verbundenen Entzugssyndromen, letzte Einnahme des Alkohols, die Quantitäten, die Häufigkeit und die Dauer des Mißbrauchs, subjektive Effekte nach Alkoholingestion.

2. Eine allgemeinmedizinische, internistische und psychiatrische Anamnese, die einen kompletten somatischen und mentalen Status mit einschließt, um sicherzugehen, die Gegenwart oder Abwesenheit anderer somatischer oder psychischer Störungen nachweisen zu können. In einigen Fällen sind auch psychologische und neuropsychologische Tests indiziert.

3. Die Behandlungsvorgeschichte ist wesentlich, darin mit eingeschlossen ist jeweils die freiwillige oder die unfreiwillige Motivation, die Compliance des Patienten, die Dauer der Behandlung und die Effektivität.
4. Eine komplette Familien-, Sozial- und Alkoholanamnese.
5. Eine klinisch-chemische Untersuchung der Transaminasen, des Blutbildes, der Nierenwerte, Amylase, etc., ein Urinscreening auf Drogen.
6. Screening für Infektionskrankheiten.

9.3 Das psychiatrische Management

Eine erfolgreiche Behandlung der Alkoholabhängigkeit bezieht viele spezifische Behandlungen in unterschiedlichen Settings mit ein, dabei ist die Frequenz, die Intensivität und der Fokus individuell an die Möglichkeiten des Patienten und seine Bedürfnisse anzupassen (Banger 1996). Der Psychiater stellt dabei die zentrale Kommunikationsfigur dar, ist so Bindeglied zwischen den unterschiedlichen beteiligten Berufsgruppen. Die Art der Patientenbehandlung kann über den Behandlungszeitraum sehr variieren und hängt von dem klinischen Status des Patienten ab.

9.3.1 Behandlungselemente

1. Aufbau und Erhalten einer therapeutischen Allianz,
2. Monitoring des klinischen Status des Patienten,
3. Behandlung der akuten Intoxikation und der Entzugsbeschwerden,
4. Reduktion der alkoholinduzierten Folgeerkrankungen,
5. Entwicklung eines Behandlungsplanes zur Rückfallvorbeugung,
6. Weitergabe von Informationen über die Alkoholabhängigkeit und ihre Behandlungsmöglichkeiten,
7. Diagnostik und Behandlung von assoziierten Störungen.

Da ein Großteil der alkoholabhängigen Patienten ausschließlich von den Hausärzten betreut wird, ist es notwendig, im Versorgungsbereich eine Vernetzung der Kliniken mit den komplementären Diensten und den niedergelassenen Hausärzten in regionale Verbundsysteme zu realisieren. Eine kooperative Vernetzung der Therapieanbieter erhöht die gegenseitige Kompetenz, führt zu einem verbesserten Informationsaustausch und kann dazu führen, die Rückfallprophylaxe bei alkoholabhängigen Patienten effektiver zu gestalten, insbesondere können High-risk-Personen frühzeitig identifiziert und entsprechende Maßnahmen eingeleitet werden. Im stationären Bereich erhalten die für die qualifizierte Entgiftung zuständigen Einheiten eine wichtige Screening und Verteilungsfunktion und Kommunikationsfunktion.

9.3.2 Therapieelemente

9.3.2.1 Kognitive Verhaltenstherapie

Die kognitive Verhaltenstherapie fokussiert sich darauf, den kognitiven Prozeß, der zu der Maladaptation im Verhalten führt, bei Alkoholabhängigen zu verändern. Weiterhin werden Interventionen in der für den Alkoholiker typischen Verhaltenskette gesetzt. Der Patient soll erfolgreich lernen, mit dem akuten oder chronischen Alkoholcraving umzugehen. Verstärkung und Verbesserung der Entwicklung von sozialen Fähigkeiten und Verhaltensweisen des Patienten in den alkoholfreien Zeiten.

a) Die kognitive Therapie
   Die kognitive Therapie, initial entwickelt von Beck et al. (1985), für die Behandlung der Depression und Angststörungen, wurde modifiziert für die Gruppe der Patienten mit Substanzmißbrauch (Wright et al. 1993).

b) Rückfallprophylaxe („relaps prevention")
   Es ist ein Ansatz in der Behandlung, in dem kognitive und Verhaltenstechniken genutzt werden, um dem Patienten zu helfen, eine größere Selbstkontrolle zu entwickeln, um einen Rückfall zu vermeiden (Marlatt u. Gordon 1985; Annis u. Davis 1989). Die spezifischen Rückfallpräventionsstrategien schließen eine Diskussion der Ambivalenz ein, die Identifizierung emotionaler und Umgebungsfaktoren des Cravings und des Substanzmißbrauchs führen zur Entwicklung von spezifischen Copingstrategien, um mit internalen oder externalen Stressoren umgehen zu lernen. Patienten lernen von kurzen Rückfallepisoden („slip") zu profitieren, können so die Trigger erkennen und lernen, effektive adäquate Techniken für eine frühzeitige Prävention zu entwickeln (Marlatt u. Gordon 1985; Annis 1986).

c) Motivationsverstärkungstherapie
   Die Motivationsverstärkungstherapie basiert auf dem Verstärkungssystem und sozialpsychologischer Persuasionstechnik. Es wurden positive Effekte in 8 von 9 Studien gezeigt (Miller et al. 1993). Diese kurze Behandlungsmodalität ist dadurch charakterisiert, daß der Therapeut versucht, die Motivation des Patienten zu fördern, indem er ihn über die Pros und Kontras seines spezifischen Verhaltens befragt. Er versucht, die Ziele des Patienten zu explorieren und hört reflektiert zu.

9.3.2.2 Verhaltenstherapien

Bei dem operanten Konditionieren als Therapieelement wird genutzt, daß Patienten, die ein gewünschtes Verhalten zeigen (z. B. Therapie-Compliance), belohnt werden; wenn sie ein unerwünschtes Verhalten zeigen (z. B. ein Verhalten, das assoziiert ist mit einem Rückfall), werden sie sanktioniert (Higgins et al. 1991), wobei in der Bundesrepublik dieser Ansatz eher kritisch gesehen wird. In diesem Zusammenhang ist auch die „cue-exposure" dabei ihren Platz zu finden. Der Cue-exposure-Behandlungsansatz basiert darauf, daß versucht wird, ein Alkoholcraving bei dem Patienten zu induzieren. Weiterhin kann diese Expositionstechnik zusammen mit Relaxationstechniken oder auch mit negativen Sanktionen verbunden werden, um dieses Verhalten auszulöschen (Klajner et al. 1984; Childress et al. 1988). Obgleich einige Studien der Cue-exposure-Technik hervorragende Resultate gezeigt haben (Monti et al. 1993; O´Brien et al. 1990), wird von der APA zum jetzigen Zeitpunkt der generelle Einsatz noch nicht empfohlen. Eine Aversionstherapie, die die Droge oder den Alkoholgebrauch an unerwünschte Erfahrungen koppelt (milder Elektroschock oder pharmakologisch induziertes Erbrechen), wird in einzelnen Einrichtungen der USA verwendet. Die kontrollierten Untersuchungen brachten keine eindeutigen Resultate (Cannon et al. 1981; Holder et al. 1991). Daneben gibt es ältere Arbeiten und wieder neue Ansätze, Patienten mit Disulfiram zu behandeln, nicht im Sinne einer Aversionstherapie, vielmehr um den Rückfallschwellenwert zu erhöhen (Malcolm u. Madden 1973).

9.3.3.3 Individuelle psychodynamische resp. interpersonelle Therapien

a) Die Effektivität von ausschließlich psychodynamisch orientierten Therapien konnte in kontrollierten Studien bisher nicht nachgewiesen werden (APA Practice Guideline 1995).
b) Individuelle interpersonelle Therapie

Die interpersonelle Therapie wurde von Klerman et al. (1984) eingeführt und fokussiert sich auf die Schwierigkeiten in gegenwärtigen interpersonellen Funktionsgefügen, nutzt dabei psychodynamische Prinzipien und Techniken mit einigen Modifikationen in einem strukturierten zeitlimitierten Behandlungszeitraum. Die interpersonelle Therapie konnte bei Abhängigen, hier insbesondere bei Opiatmißbrauchern und Kokainmißbrauchern mit einem niedrigen Abhängigkeitsgrad als effektive Behandlungsform nachgewiesen werden (Rounsaville et al. 1983). Insofern wird auch ein Ansatz bei alkoholabhängigen Patienten realisiert. Weder die interpersonelle Therapie noch die psychodynamisch orientierten Psychotherapien sind bei Patienten mit ausgesprochenen kognitiven Defiziten indiziert.

9.3.3.4 Gruppentherapien

Eine Reihe von Psychiatern und Psychotherapeuten sehen die Gruppentherapien als die vorzuziehende Methode des psychotherapeutischen Regimes bei alkokolabhängigen Patienten. Unterschiedliche Gruppentherapien sind bisher eingesetzt worden, wie eine modifizierte psychodynamische, interpersonelle, interaktive, rational emotive, Gestalt- und Psychodrama-Behandlung (Zinsberg et al. 1978; Brandsma u. Pattison 1985). Die Gruppentherapie ermöglicht dem Patienten, sich mit anderen aus der Gruppe zu identifizieren, die ähnliche Probleme haben wie sie so können sie von deren Erfahrungen profitieren und etwas über ihre eigenen Gefühle und die Gefühle und Reaktionen der anderen Mitglieder lernen, daneben auch lernen, ihre kommunikativen Fähigkeiten zu verbessern und ihre Gefühle zu äußern.

9.3.3.5 Familientherapien/Paartherapien

Dysfunktionale Familien sind charakterisiert durch problematische Kommunikationsstrukturen und assoziiert mit schlechteren Kurz- und Langzeitergebnissen bei alkokolabhängigen Patienten (McKay et al. 1992). Die Ziele der Familientherapie in einer formalisiert laufenden therapeutischen Beziehung oder auch in periodischen Kontakten schließen die familiäre Unterstützung ein, um einen abstinenten Lebensstil zu fördern. Es werden Informationen über die Abhängigkeit weitergegeben, und es soll die Behandlungscompliance gefördert werden, damit die Langzeitresultate verbessert werden (Steinglass et al. 1987; Stanton 1979). Kontrollierte Studien haben gezeigt, daß Familientherapien effektiv sind, gerade für alkoholabhängige Heranwachsende. Die Paar- und Familientherapie ist häufig nützlich, um die Rollendifferenzierung innerhalb der Familie zu fördern und auch weitere Informationen über die Abhängigkeit, über den Behandlungsplan und über die Außenkontakte auszutauschen. In Paartherapien können spezifische pathologische Interaktionsmuster herausgearbeitet werden und ggf. kann auch eine Koabhängigkeitsproblematik bearbeitet werden. Wesentlich ist hierbei, daß nach der formalen Beendigung der Familientherapie der Patient nicht alleingelassen wird, sondern daß im Anschluß daran wieder feste Einzelkontakte zum Patienten aufgebaut werden, um die Abstinenzfähigkeit des Patienten zu erhöhen (Heath u. Stanton 1991).

9.3.3.6 Medikamentenunterstützte Rückfallprophylaxe

Bei den Anti-Craving-Substanzen in der Rückfallprophylaxe der Alkoholabhängigkeit gibt es neue Ansätze. In einer Übersicht stellt Soyka (1995b) verschiedene Stoffe vor. Folgende Substanzen erscheinen klinisch vor allem interessant: Tiaprid, Naltrexon, Acamprosat.

Für jede der drei Substanzen wird ein eigenes Wirkprinzip angenommen.
1. Tiaprid. Das Dopaminsystem scheint große Bedeutung für die positive Verstärkung motivations- und antriebsabhängiger Emotionen und Aufmerksamkeits- und Lernprozesse zu haben (Wise 1987), wobei eine funktionelle Beziehung des dopaminergen zum endogen opioidergen System besteht. Shaw et al. (1987) verglichen in einer randomisierten Doppelblindstudie bei 32 Alkoholabhängigen Tiaprid (100 mg/die), einem besonders mesolimbisch aktiven Dopamin-Antagonisten, mit Plazebo und fanden in der Verumgruppe eine im Vergleich niedrigere Trinkmenge bzw. längere Abstinenzzeiten. In weiteren, größeren Doppelblindstudien muß die Wirksamkeit an unterschiedlichen Kollektiven noch überprüft werden, bevor

Tiaprid als eindeutige Anti-Craving-Substanz beschrieben werden kann. Entsprechende Studien laufen.

2. Naltrexon. Für die Bedeutung der endogenen Opioide, insbesondere für die durch den Alkoholkonsum vermittelten positiven, verstärkenden Wirkungen, gibt es seit langem Hinweise (Trudeau et al. 1991). In zwei plazebokontrollierten Doppelblindstudien konnte ein abstinenzfördernder Einfluß des Opiatantagonisten Naltrexon bei einer geringen Rate an unerwünschten Wirkungen nachgewiesen werden (Volpicelli et al. 1992; O'Malley et al. 1992). In den USA wurde Naltrexon trotz der noch kleinen Zahl untersuchter Patienten von der FDA für die Behandlung der Alkoholabhängigkeit bereits zugelassen. Weitere europäische Studien zum generellen Wirksamkeitsnachweis sind deshalb noch nötig und stehen vor dem Abschluß.

3. Acamprosat. Eine Substanz, die zur Gruppe der Glutamatantagonisten gerechnet wird mit einem leicht opiatantagonistischen Effekt konnte tierexperimentell, aber auch in einigen großen europäische Doppelblindstudien, seine Wirksamkeit nachweisen (Sass et al. 1996). In dieser 48-wöchigen plazebokontrollierten Doppelblindstudie war am Ende der Behandlung der Anteil der abstinenten Gruppe signifikant höher als in der Plazebogruppe (42,8 % vs. 20,7 %). Dabei war die Verträglichkeit der Substanz gut, eine psychotrope Wirkung oder ein Suchtpotential nicht erkennbar. Es traten relativ wenig Nebenwirkungen auf. Sie betrafen insbesondere den Gastrointestinaltrakt. Anfang 1996 erfolgte für die Bundesrepublik Deutschland die Zulassung für den Indikationsbereich: Adjuvante Therapie zur Erhaltung der Abstinenz bei Alkoholabhängigkeit. Nachdem in den kontrollierten Studien der Haupteffekt in den ersten 3 Monaten erfolgt, ist die Frage der Behandlungsdauer noch zu klären.

9.3.3.7 Selbsthilfegruppen

Obgleich es kaum kontrollierte Daten zur Effektivität der Selbsthilfegruppen gibt, ist es doch aufgrund der klinischen Erfahrungen weltweit deutlich geworden, daß die Selbsthilfegruppen einen wichtigen Teil im Behandlungsplan des Patienten darstellen. Die Beschreibung einer speziellen Zielpopulation steht aber noch aus.

9.3.3.8 Therapeutisches Netzwerk

Bei der hohen Prävalenz der Alkoholabhängigkeit in der Bevölkerung und den enormen psychosozialen und ökonomischen Folgeschäden ist es notwendig, sich wirkungsvoll für eine verbesserte Rückfallprophylaxe einzusetzen. Dabei reicht es nicht aus, nur die Kompetenz der psychiatrisch tätigen Kollegen verbessern zu können. Im Rahmen des generellen Auftrags zur Qualitätssicherung und Qualitätsverbesserung in der medizinischen Versorgung

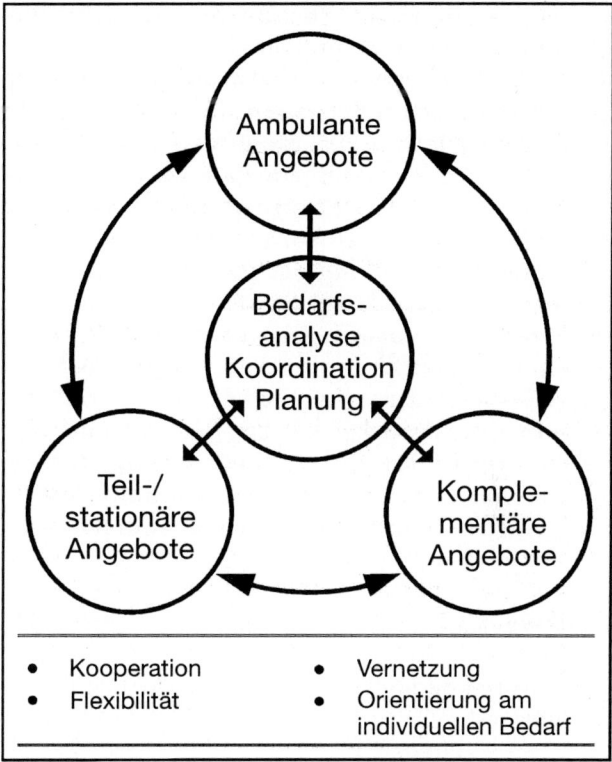

Abb. 3. Das Verbundsystem als Grundlage vernetzter Versorgungssysteme

sind die in der Suchtbehandlung tätigen Ärzte direkt angesprochen. Die Aufgaben, die eine weitergehende suchttherapeutische Qualifizierung einer Lösung näherbringen sollte, sind folgende:
– stärkeres Engagement in der präventiven Beratung der Patienten,
– bessere Erkennung und Behandlung der Abhängigkeitskranken in der Grundversorgung,
– gezielte Überweisung zu fachlicher Beratung, fachärztlicher Behandlung, qualifizierter Entgiftung, Suchtberatungsstellen (Abb. 3).

In der Grundversorgungsstufe sind vor allem Allgemeinmediziner und Internisten betroffen. Dabei ist von ca. 10 % alkoholabhängigen Patienten in ihrer Praxis auszugehen (Linden et al. 1996). Ihre Suchtkompetenz könnte durch eine entsprechende Fachkunde mit Curriculum verbessert werden. Entscheidend ist hierbei auch die Formulierung von abrechenbaren Leistungen, wie z. B. in der Diagnostik (MALT, ASI), inklusive psychosozialer Umgebungsabklärung und der Therapie, wobei ein Volumen für zusätzliche Laboruntersuchungen in Diagnostik und Therapiekontrolle vorgesehen werden muß. In der zweiten Stufe muß das suchtspezifische Können der Ärzte für Psychiatrie und Psychotherapie gefördert werden. Eine dritte Stufe mit Hochspezialisierung in der Suchtmedizin als Schwerpunktbildung wird zur Zeit diskutiert.

In der Bundesrepublik Deutschland gibt es eine ausgesprochene Vielfalt an Behandlungsinstitutionen im Suchtbereich mit sehr unterschiedlichen Aufnahmekriterien, Behandlungsansätzen und unterschiedlicher Behandlungsdauer. Die unterschiedlichen Vorstellungen müssen unter Berücksichtigung des Primats einer Behandlung vor Ort und einer, wenn möglich, ambulanten Behandlung neu konzeptualisiert werden.

Um die Behandlung der Alkokolabhängigkeit zu validieren und zu verbessern, wurde das Projekt MATCH (Connors et al. 1994) ins Leben gerufen und steht z. Z. vor der Auswertung. Wesentliche Forschungsfragen in der Alkoholismusforschung sind aber heute noch offen. In den nächsten Jahren gilt es insbesondere empirisch überprüfbare Differentialindikationen zu entwickeln unter Berücksichtigung der Dauer der Abhängigkeit, des Geschlechts, der Komorbidität, der Persönlichkeit, etwaiger kognitiver Defizite, der Therapieresponseanamnese, der Alkoholismustypisierung, der Definition der individuellen biopsychosozialen Ressourcen sowie der Lebensqualität.

Danksagung

Die Autoren bedanken sich bei Frau M. Schäfer für das Schreiben des Manuskriptes.

9.4 Zusammenfassung

Bei einer Reihe von psychischen Erkrankungen gehört eine qualifizierte Rückfallprophylaxe bereits zum psychiatrischen Standardrepertoire. Obwohl die chronische Alkoholabhängigkeit eine schwerwiegende psychische Erkrankung mit Neigung zur Progredienz und zum Rezidiv ist, sieht dies bei ihr anders aus. Neben der klassischen hochschwelligen mehrmonatigen stationären Entwöhnungsbehandlung gibt es wenig allgemein akzeptierte Verfahren zur Rückfallprophylaxe. Insbesondere Betroffene mit ungünstiger Prognose, wenig Eigenmotivation, Mehrfachabhängigkeit und Chronifizierung wurden und werden durch dieses System nicht erreicht. Die Weiterentwicklung des Wissens über die biologischen, psychologischen und psychosozialen Entstehungsbedingungen der Abhängigkeit haben zu der Notwendigkeit geführt, das Hilfssystem für alkoholabhängige Patienten zu reformieren. Dabei hat sich auch ein Paradigmawechsel vollzogen. Rückfälle während einer laufenden Therapie führen nicht mehr automatisch zur Behandlungsbeendigung oder zur Rückversetzung an den Behandlungsbeginn, sondern zu einer intensiven therapeutischen Bearbeitung der intrapsychischen Situation vor und nach dem Rückfall unter Berücksichtigung moderner Craving-Konzepte. In diesem Zusammenhang ist auch die „Cue-Exposure" dabei, ihren Platz zu finden.

Die unterschiedlichen therapeutischen Strategien zur Behandlung der Alkoholabhängigkeit wie die stationäre Entwöhnung, die psychosozial orientierte ambulante Behandlung, medikamentöse „Anti-Craving"-Therapien und verhaltenstherapeutische Interventionen stehen z. Z. kaum hierarchisiert nebeneinander und werden individuell interaktiv an die Möglichkeiten des Patienten angepaßt. Den ambulanten Hilfsangeboten ist dabei allerdings Vorrang einzuräumen. Da ein Großteil der alkoholabhängigen Patienten ausschließlich von den Hausärzten betreut wird, ist es notwendig im Versorgungsbereich eine Vernetzung der Kliniken mit den komplementären Diensten und den niedergelassenen Hausärzten in regionale Verbundsysteme zu realisieren. Eine kooperative Vernetzung der Therapieanbieter erhöht die gegenseitige Kompetenz, führt zu einem verbesserten Informationsaustausch und kann dazu führen, die Rückfallprophylaxe bei alkoholabhängigen Patienten effektiver zu gestalten. Insbesondere können High-risk-Personen frühzeitig identifiziert und entsprechende Maßnahmen eingeleitet werden. Im stationären Bereich erhalten die für die qualifizierte Entgiftung zuständigen Einheiten eine wichtige Screening- und Verteilungsfunktion. Wesentliche Forschungsfragen sind hierbei noch offen. In den nächsten Jahren gilt es insbesondere empirisch überprüfbare Differentialindikationen zu entwickeln unter Berücksichtigung der Dauer der Abhängigkeit, des Geschlechts, der Komorbidität, der Persönlichkeit, etwaiger kognitiver Defizite, der Therapieresponseanamnese, der Alkoholismustypisierung, der Definition der individuellen, biopsychosozialen Ressourcen sowie der Lebensqualität.

Literatur

American Psychiatric Association Practice Guidelines (1995) American Psychiatric Press, Washington

Annis HM (1986) A relapse prevention model for treatment of alcoholics. In: Miller WR, Heather NH (eds) Treating addictive behaviors: process of change. Plenum Press, New York

Annis HM, Davis CS (1989) Relapse prevention. In: Hester RK, Miller WR (eds) Handbook of alcoholism treatment approaches. Pergamon Press, New York

Banger M (1996) Pädagogische Aspekte in der stationären Behandlung Alkoholabhängiger. Nervenheilkunde 15: 151–153

Beck AT, Emery GE, Greenberg RL (1985) Anxiety disorders and phobias: a cognitive perspective. Basic Books, New York

Brandsma J, Pattison EM (1985) The outcome of group psychotherapy in alcoholics: an empirical review. Am J Drug Alcohol Abuse 11: 151–162

Cannon DS, Baker TB, Wehl CK (1981) Emetic and electric shock alcohol aversion therapy: six and twelve month follow-up. J Consult Clin Psychol 49: 360–368

Childress A, Ehrmann R, McLellan A, O'Brien C (1988) Update on behavioral treatments for substance abuse. NIDA Res Monogr 90: 183–192

Connors GJ, Allen JP, Cooney NL, DiClemente CC, Tonigan JS, Anton RF (1994) Assessment issues and strategies in alcoholism treatment matching research. J Stud Alcohol Suppl 12: 92–100

DiClemente CC (1981) Self-efficacy and smoking cessation maintenance. Cogn Therapy Research 5: 175–187

DiClemente CC, Prochaska JO (1985) Processes and stages of self-change: Coping and competence in smoking behavior change. In: Shiffman S, Will TA (eds) Coping and substance use. Academic Press, Orlando, pp 319–343

Feuerlein W (1996) Zur Mortalität von Suchtkranken. In: Mann K, Buchkremer G (Hrsg) Sucht. Fischer, Stuttgart

Fichter MM, Frick U (1992) Therapie und Verlauf von Alkoholabhängigkeit. Springer, Berlin Heidelberg New York Tokyo

Finkbeiner T, Wellnitz M, Gastpar M (1996) Neuere Möglichkeiten in der Langzeitbehandlung und Rehabilitation Suchtkranker. Nervenheilkunde 15: 278–285

Heath AW, Stanton MD (l991) Family therapy. In: Frances RJ, Miller SI (eds) Clinical textbook of addictive disorders. Guilford Press, New York

Helmchen H, Pietzcker A (1983) Die psychische und soziale Dimension der neuroleptischen Langzeitmedikation. In: Hippins H, Klein HE (Hrsg) Therapie mit Neuroleptika. Perimed Fachbuch, Erlangen

Higgins ST, Delaney DD, Budney AJ, Bickel WK, Hughes JR, Foerg F, Fenwick JW (1991) A behavioral approach to achieving initial cocaine abstinence. Am J Psychiatry 148: 1218–1224

Holder HD, Longabaugh R, Miller WR, Rubonis AV (1991) The cost effectiveness of treatment for alcoholism: a first approximation. J Stud Alcohol 52: 517–540

Khantzian EJ, Treece C (1985) DSM-III psychiatric diagnosis of narcotics addicts: recent findings. Arch Gen Psychiatry 42: 1067–1071

Klajner F, Hartmann LM, Sobell MB (1984) Treatment of substance abuse by relaxation training: a review of its rationale, efficacy and mechanisms. Addict Behav 9: 41–55

Klerman G, Weissman M, Rounsaville B, Chevron E (1984) Interpersonal psychotherapy of depression. Basic Books, New York

Körkel J, Lauer G (1988) Der Rückfall des Alkoholabhängigen: Einführung in die Thematik und Überblick über den Forschungsstand. In: Körkel J (Hrsg) Der Rückfall des Suchtkranken. Springer, Berlin Heidelberg New York Tokyo, S 3–122

Küfner H, Feuerlein W (1989) In-patient treatment for alcoholism. A multi-centre evaluation study. Springer, Berlin Heidelberg New York Tokyo

Linden M, Maier W, Achberger M et al. (1996) Psychische Erkrankungen und ihre Behandlung in Allgemeinarztpraxen in Deutschland. Ergebnisse aus einer Studie der Weltgesundheits-organisation (WHO). Nervenarzt 3: 205–215

Malcolm MT, Madden JS (1973) The use of Disulfiram implantation in alcoholism. Brit J Psychiatry 123: 41–45

J Mann K, Mundle G (1996) Die pharmakologische Rückfallprophylaxe bei Alkoholabhängigen – Bedarf und Möglichkeiten. In: Mann K, Buchkremer G (Hrsg) Sucht – Grundlagen, Diagnostik, Therapie. Fischer, Stuttgart Jena New York, S 317–321

Marlatt GA (1985) Relapse prevention. Theoretical rationale and overview of the model. In: Marlatt GA, Gorden JR (eds) Relapse prevention. Maintenance strategies in the treatment of addictive behaviors. Guilford Press, New York, pp 320–378

Marlatt GA, Gordon JR (1985) Relapse prevention: maintenance strategies in the treatment of addictive behaviors. Guilford Press, New York

McKay JR, Longabaugh R, Beattie MC, Maisto SA (1992) The relationship of pretreatment family functioning to drinking behavior during follow-up by alcoholic patients. Am J Drug Alcohol Abuse 18: 445–460

Miller WR, Benefield RG, Tonigan JS (1993) Enhancing motivation for change in problem drinking: a controlled study of two therapist styles. J Consult Clin Psychol 61: 455–461

Monti PM, Rohsenow DJ, Rubonis AV et al. (1993) Cue exposure with coping skills treatment for male alcoholics: a preliminary investigation. J Consult Clin Psychol 61: 1011–1019

Mundle G, Ackermann K, Günthner A, Stetter F, Mann K (1995) Der Behandlungserfolg bei Alkoholabhängigen. Ein Vergleich von Selbstaussagen und biologischen Markern. In: Mann K, Buchkremer G (Hrsg) Suchtforschung und Suchttherapie in Deutschland. Sonderheft der Zeitschrift Sucht. Neuland, Hamm, S 90–92

Newlin DB (1992) A comparison of drug conditioning and craving for alcohol and cocaine. In: Galanter M (ed) Recent developments in alcoholism, vol 10. Alcohol and cocaine, similarities and differences. Guilford Press, New York, pp 329–378

O´Brien CP (1994) Treatment of alcoholism as a chronic disorder. Alcohol 6: 433–437

O´Brien CP, Childress AR, McLellan T, Ehrmann R (1990) Integrating systemic cue exposure with standard treatment in recovering drug dependent patients. Addict Behav 15: 355–365

O´Malley SS, Jaffe AJ, Chang G, Schottenfeld RS, Meyer RE, Rounsaville B (1992) Naltrexone and coping skills therapy for alcohol dependence. A controlled study. Arch Gen Psychiatry 49: 881–887

Petry J (1993) Behandlungsmotivation: Grundlagen und Anwendungen in der Suchttherapie. Psychologie-Verlags-Union, Weinheim

Rounsaville BJ, Glazer W, Wilber CH, Weissman MM, Kleber HD (1983) Short-term interpersonal psychotherapy in methadone-maintained opiate addicts. Arch Gen Psychiatry 40: 629–636

Sass H, Soyka M, Mann K, Zieglgänsberger W (1996) Relapse prevention by Acamprosate. Arch Gen Psychiatry 53: 673–680

Shaw GK, Majumdar SK, Waller S, MacGarvie J, Dunn G (1987) Triapride in the long-term management of alcoholics of anxious or depressive temperament. Br J Psychiatry 150: 164–168

Soyka M (1995a) Die Alkoholkrankheit – Diagnose und Therapie. Chapman & Hall, Weinheim

Soyka M (1995b) Anti-Craving-Substanzen in der Rückfallprophylaxe der Alkoholabhängigkeit. Sucht. Z Wissenschaft Praxis 4: 265–276

Stanton MD (1979) Family treatment approaches to drug abuse problems: a review. Fam Process 18: 251–280

Steinglass P, Bennet L, Wolin S, Reiss D (1987) The alcoholic family. Basic Books, New York

Tiffany ST (1990) A cognitive model of drug urges and drug-use behavior: role of automatic and nonautomatic processes. Psychol Rev 97: 147–168

Trudeau LE, Aragon CMG, Amit Z (1991) Involvement of endogenous opioid mechanisms in the interaction between stress and ethanol. Psychopharmacology 103: 425–429

Volpicelli JR, Alterman AI, Hayashida M, O´Brien CP (1992) Naltrexone in the treatment of alcohol dependence. Arch Gen Psychiatry 49: 876–880

Weithmann G, Hoffmann H, Rothenbacher H (1996) Einmal- und Mehrfachaufnahmen in Entzugsbehandlung: ein Vergleich. Sucht 42: 30–38

Wienberg G (1995) Das Alkoholproblem in der medizinischen Primärversorgung. In: Mann K, Buchkrember G (Hrsg) Suchtforschung und Suchttherapie in Deutschland. Sonderheft der Zeitschrift Sucht. Neuland Hamm, S 13–17

Wise RA (1987) The role of reward pathways in the development of drug dependence. Pharmacol Ther 35: 227–263

Wright FD, Beck AT, Newman CF, Liese BS (1993) Cognitive therapy of substance abuse: theoretical rationale. NIDA Res Monogr 137: 123–146

Zinsberg S, Wallace J, Blume SB (1978) Practical approaches to alcoholism psychotherapy. Plenum Press, New York

Diskussion zu Vortrag 9

Von Prof. Dr. M. Gastpar

J. Böning

Ich kann fast alles unterstreichen, Herr Gastpar. Uns fehlt bislang noch die gemeinsame Sprache, um deren Entwicklung wir aufgrund der verschiedenen fachübergreifenden Behandlungskomponenten kämpfen müssen. Denn erst eine gemeinsame Sprache impliziert auch verbindliche differential-diagnostische Vorgehensweisen und methodische Standards. Das wiederum impliziert die notwendige Suche nach konstruktvaliden Typologien, nach psychobiologischen Vulnerabilitätsindikatoren und Prognoseprädiktoren, und natürlich auch die Etablierung hoher Standards in der Überprüfung sogenannter Anti-Craving- oder Rückfallprophylaktika.

Wenn man die Studien bilanziert, die mit potentiellen Anti-Craving-Substanzen und einem einigermaßen akzeptablen methodischen Standard in Deutschland und Großbritannien durchgeführt worden sind, dann sind – abgesehen von den noch nicht abgeschlossenen Untersuchungen mit Fluanxol – alle negativ verlaufen. Insbesondere alle serotonergen Substanzen haben enttäuscht. Daß nun mit Campral eine anscheinend vielversprechende Substanz gefunden wurde, ist natürlich erfreulich. Das Dilemma ist nur, daß wir noch nicht wissen, bei welchen Patienten, zu welchem Zeitpunkt, wie lange und unter welchen Zielkriterien wir diese Substanz einsetzen können. Im übrigen darf auf keinen Fall der Eindruck entstehen, daß hier Pillen gegen Promille auf den Markt kommen. Es besteht also ein immenser Forschungsbedarf. Ich glaube aber, wenn es uns gelingt, einzelne differentielle Fragen zu klären, könnte dies zu einer Optimierung der Suchttherapie und der Rückfallprophylaxe beitragen.

M. Soyka

Herr Gastpar, welche Rolle spielt das Disulfiram in der Rückfallprophylaxe des Alkoholismus heute noch aus klinischer Sicht?

M. Gastpar

Ich denke, für bestimmte Patienten ist es immer noch ein exzellentes Mittel. Es gibt eine ganze Reihe sozial gut eingeordneter Alkoholiker, die mit Disulfiram über viele Jahre hinweg ausgezeichnet behandelbar sind. Daß zwei neuere Doppelblindstudien nicht so überzeugend für Disulfiram ausfielen, kann auch an methodischen Problemen liegen, denn ein doppelblindes Design ist mit Disulfiram verständlicherweise gar nicht so einfach durchzuführen. In den skandinavischen Ländern wird Disulfiram nach wie vor relativ häufig eingesetzt, jedenfalls wesentlich häufiger als bei uns.

Schlußwort

H.-J. MÖLLER

Meine Damen und Herren, die Tatsache, daß selbst zu später Stunde die Diskussion kaum zu bremsen war, zeigt, daß wir ein sehr spannendes und anregendes Symposion hatten. Die Suchtforschung hat in den letzten beiden Jahrzehnten eine enorme Entwicklung durchlaufen. Die Konzepte haben sich beträchtlich erweitert. Wir betrachten die Ätiopathogenese und Therapie psychiatrischer Erkrankungen heute nicht mehr vornehmlich aus psychosozialer Warte, sondern beziehen im Sinne eines multifaktoriellen Konzeptes zunehmend auch biologische Kriterien in unsere Überlegungen ein. Auch die Forschungsmethodik ist mittlerweile weitaus detaillierter und ausgefeilter, und zwar im klinischen wie auch ganz besonders im grundlagenwissenschaftlichen Bereich. Damals war Sucht ein Forschungsthema, das außer Psychosoziotherapeuten kaum jemanden interessierte, und mit dem man sich lieber nicht befaßte, wenn man es in der Psychiatrie „zu etwas bringen" wollte. Diese Situation hat sich inzwischen erfreulicherweise gründlich gewandelt. Die Suchtforschung hat sich etabliert.

Ich bedanke mich bei meinem Co-Chairman, der auch die Anregung zu diesem Thema gegeben hat, für die immense Detailarbeit, die er bei der Vorbereitung dieses Symposions geleistet hat. Ich danke den Referenten für ihre fundierten Beiträge und Ihnen allen für die kritische und engagierte Diskussion. Nicht zuletzt möchte ich Herrn Dr. Grobe-Einsler als dem Stellvertreter der Firma Bayer ganz herzlich für seine Gastfreundschaft danken und für die Möglichkeit, unser Symposion in diesem würdigen und angenehmen Rahmen zu gestalten.

Sachverzeichnis